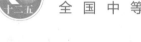

国家卫生和计划生育委员会"十二五"规划教材

全国中等卫生职业教育教材

供护理、助产专业用　　　　　第3版

五官科护理

主　　编　张秀梅　王增源

副 主 编　范国正　姜宪辉

编　　者（以姓氏笔画为序）

王增源（云南省大理卫生学校）

古　源（广东省湛江卫生学校）

吴雅楠（山西省长治卫生学校）

张同良（山东省莱阳卫生学校）

张秀梅（河南理工大学医学院）

范国正（湖南省娄底市卫生学校）

姜宪辉（大连铁路卫生学校）

姜瑞中（河南理工大学医学院）（兼秘书）

U0208009

人民卫生出版社

图书在版编目（CIP）数据

五官科护理 / 张秀梅，王增源主编 . —3 版 . —北京：
人民卫生出版社，2015

ISBN 978-7-117-20851-2

Ⅰ. ①五… Ⅱ. ①张…②王… Ⅲ. ①五官科学 – 护理
学 – 医学院校 – 教材 Ⅳ. ①R473.76

中国版本图书馆 CIP 数据核字（2015）第 156617 号

| 人卫智网 | www.ipmph.com | 医学教育、学术、考试、健康，购书智慧智能综合服务平台 |
| 人卫官网 | www.pmph.com | 人卫官方资讯发布平台 |

五官科护理

第 3 版

主　　编：张秀梅　　王增源

出版发行：人民卫生出版社（中继线 010-59780011）

地　　址：北京市朝阳区潘家园南里 19 号

邮　　编：100021

E - mail：pmph @ pmph.com

购书热线：010-59787592　　010-59787584　　010-65264830

印　　刷：三河市潮河印业有限公司

经　　销：新华书店

开　　本：787×1092　1/16　　印张：17

字　　数：424 千字

版　　次：1999 年 10 月第 1 版　　2015 年 8 月第 3 版
　　　　　2023 年 1 月第 3 版第 15 次印刷（总第 52 次印刷）

标准书号：ISBN 978-7-117-20851-2

定　　价：43.00 元

打击盗版举报电话：010-59787491　　E-mail：WQ @ pmph.com

质量问题联系电话：010-59787234　　E-mail：zhiliang @ pmph.com

出 版 说 明

为全面贯彻党的十八大和十八届三中、四中全会精神,依据《国务院关于加快发展现代职业教育的决定》要求,更好地服务于现代卫生职业教育快速发展的需要,适应卫生事业改革发展对医药卫生职业人才的需求,贯彻《医药卫生中长期人才发展规划(2011—2020年)》《现代职业教育体系建设规划(2014—2020年)》文件精神,人民卫生出版社在教育部、国家卫生和计划生育委员会的领导和支持下,按照教育部颁布的《中等职业学校专业教学标准(试行)》医药卫生类(第一辑)(简称《标准》),由全国卫生职业教育教学指导委员会(简称卫生行指委)直接指导,经过广泛的调研论证,启动了全国中等卫生职业教育第三轮规划教材修订工作。

本轮规划教材修订的原则:①明确人才培养目标。按照《标准》要求,本轮规划教材坚持立德树人,培养职业素养与专业知识、专业技能并重,德智体美全面发展的技能型卫生专门人才。②强化教材体系建设。紧扣《标准》,各专业设置公共基础课(含公共选修课)、专业技能课(含专业核心课、专业方向课、专业选修课);同时,结合专业岗位与执业资格考试需要,充实完善课程与教材体系,使之更加符合现代职业教育体系发展的需要。在此基础上,组织制订了各专业课程教学大纲并附于教材中,方便教学参考。③贯彻现代职教理念。体现“以就业为导向,以能力为本位,以发展技能为核心”的职教理念。理论知识强调“必需、够用”;突出技能培养,提倡“做中学、学中做”的理实一体化思想,在教材中编入实训(实践)指导。④重视传统融合创新。人民卫生出版社医药卫生规划教材经过长时间的实践与积累,其中的优良传统在本轮修订中得到了很好的传承。在广泛调研的基础上,修订教材与新编教材在整体上实现了高度融合与衔接。在教材编写中,产教融合、校企合作理念得到了充分贯彻。⑤突出行业规划特性。本轮修订紧紧依靠卫生行指委,充分发挥行业机构与专家对教材的宏观规划与评审把关作用,体现了国家规划教材一贯的标准性、权威性、规范性。⑥提升服务教学能力。本轮教材修订,在主教材中设置了一系列服务教学的拓展模块;此外,教材立体化建设水平进一步提高,根据专业需要开发了配套教材、网络增值服务等,大量与课程相关的内容围绕教材形成便捷的在线数字化教学资源包,为教师提供教学素材支撑,为学生提供学习资源服务,教材的教学服务能力明显增强。

人民卫生出版社作为国家规划教材出版基地,获得了教育部中等职业教育专业技能课教材选题立项24个专业的立项选题资格。本轮首批启动了护理、助产、农村医学、药剂、制药技术专业教材修订,其他中职相关专业教材也将根据《标准》颁布情况陆续启动修订。

3

全国卫生职业教育教学指导委员会

全国中等卫生职业教育"十二五"规划教材目录

护理、助产专业

序号	教材名称	版次	课程类别	所供专业	配套教材
1	解剖学基础 *	3	专业核心课	护理、助产	√
2	生理学基础 *	3	专业核心课	护理、助产	
3	药物学基础 *	3	专业核心课	护理、助产	√
4	护理学基础 *	3	专业核心课	护理、助产	√
5	健康评估 *	2	专业核心课	护理、助产	√
6	内科护理 *	3	专业核心课	护理、助产	√
7	外科护理 *	3	专业核心课	护理、助产	√
8	妇产科护理 *	3	专业核心课	护理、助产	√
9	儿科护理 *	3	专业核心课	护理、助产	√
10	老年护理 *	3	老年护理方向	护理、助产	√
11	老年保健	1	老年护理方向	护理、助产	
12	急救护理技术	3	急救护理方向	护理、助产	√
13	重症监护技术	2	急救护理方向	护理、助产	
14	社区护理	3	社区护理方向	护理、助产	√
15	健康教育	1	社区护理方向	护理、助产	
16	解剖学基础 *	3	专业核心课	助产、护理	√
17	生理学基础 *	3	专业核心课	助产、护理	√
18	药物学基础 *	3	专业核心课	助产、护理	√
19	基础护理 *	3	专业核心课	助产、护理	√
20	健康评估 *	2	专业核心课	助产、护理	√
21	母婴护理 *	1	专业核心课	助产、护理	√

续表

序号	教材名称	版次	课程类别	所供专业	配套教材
22	儿童护理 *	1	专业核心课	助产、护理	√
23	成人护理(上册)—内外科护理 *	1	专业核心课	助产、护理	√
24	成人护理(下册)—妇科护理 *	1	专业核心课	助产、护理	√
25	产科学基础 *	3	专业核心课	助产	√
26	助产技术 *	1	专业核心课	助产	√
27	母婴保健	3	母婴保健方向	助产	√
28	遗传与优生	3	母婴保健方向	助产	
29	病理学基础	3	专业技能课	护理、助产	√
30	病原生物与免疫学基础	3	专业技能课	护理、助产	√
31	生物化学基础	3	专业技能课	护理、助产	
32	心理与精神护理	3	专业技能课	护理、助产	
33	护理技术综合实训	2	专业技能课	护理、助产	√
34	护理礼仪	3	专业技能课	护理、助产	
35	人际沟通	3	专业技能课	护理、助产	
36	中医护理	3	专业技能课	护理、助产	
37	五官科护理	3	专业技能课	护理、助产	√
38	营养与膳食	3	专业技能课	护理、助产	
39	护士人文修养	1	专业技能课	护理、助产	
40	护理伦理	1	专业技能课	护理、助产	
41	卫生法律法规	3	专业技能课	护理、助产	
42	护理管理基础	1	专业技能课	护理、助产	

农村医学专业

序号	教材名称	版次	课程类别	配套教材
1	解剖学基础 *	1	专业核心课	
2	生理学基础 *	1	专业核心课	
3	药理学基础 *	1	专业核心课	
4	诊断学基础 *	1	专业核心课	
5	内科疾病防治 *	1	专业核心课	
6	外科疾病防治 *	1	专业核心课	
7	妇产科疾病防治 *	1	专业核心课	
8	儿科疾病防治 *	1	专业核心课	
9	公共卫生学基础 *	1	专业核心课	
10	急救医学基础 *	1	专业核心课	
11	康复医学基础 *	1	专业核心课	
12	病原生物与免疫学基础	1	专业技能课	
13	病理学基础	1	专业技能课	
14	中医药学基础	1	专业技能课	
15	针灸推拿技术	1	专业技能课	
16	常用护理技术	1	专业技能课	
17	农村常用医疗实践技能实训	1	专业技能课	
18	精神病学基础	1	专业技能课	
19	实用卫生法规	1	专业技能课	
20	五官科疾病防治	1	专业技能课	
21	医学心理学基础	1	专业技能课	
22	生物化学基础	1	专业技能课	
23	医学伦理学基础	1	专业技能课	
24	传染病防治	1	专业技能课	

药剂、制药技术专业

序号	教材名称	版次	课程类别	配套教材
1	基础化学 *	1	专业核心课	
2	微生物基础 *	1	专业核心课	
3	实用医学基础 *	1	专业核心课	
4	药事法规 *	1	专业核心课	
5	药物分析技术 *	1	专业核心课	
6	药物制剂技术 *	1	专业技能课	
7	药物化学 *	1	专业技能课	
8	会计基础	1	专业技能课	
9	临床医学概要	1	专业技能课	
10	人体解剖生理学基础	1	专业技能课	
11	天然药物学基础	1	专业技能课	
12	天然药物化学基础	1	专业技能课	
13	药品储存与养护技术	1	专业技能课	
14	中医药基础	1	专业核心课	
15	药店零售与服务技术	1	专业技能课	
16	医药市场营销技术	1	专业技能课	
17	药品调剂技术	1	专业技能课	
18	医院药学概要	1	专业技能课	
19	医药商品基础	1	专业核心课	
20	药理学	1	专业技能课	

注：1. * 为"十二五"职业教育国家规划教材。

2. 全套教材配有网络增值服务。

护理专业编写说明

根据教育部的统一部署,全国卫生职业教育教学指导委员会组织全国百余所中等卫生职业教育相关院校,进行了全面、深入、细致的护理专业岗位、教育调查研究工作,制订了护理专业教学标准。标准颁布后,全国卫生行指委全力支持人民卫生出版社规划并出版助产专业国家级规划教材。

本轮教材的特点是:①体现以学生为主体、"三基五性"的教材建设与服务理念:注重融传授知识、培养能力、提高素质为一体,重视培养学生的创新、获取信息及终身学习的能力,注重对学生人文素质的培养,突出教材的启发性。②满足中等卫生职业教育护理专业的培养目标要求:坚持立德树人,面向医疗、卫生、康复和保健机构等,培养从事临床护理、社区护理和健康保健等工作,德智体美全面发展的技能型卫生专业人才。③有机衔接高职高专护理专业教材:在深入研究人卫版三年制高职高专护理专业规划教材的基础上确定了本轮教材的内容及结构,为建立中高职衔接的立交桥奠定基础。④凸显护理专业的特色:体现对"人"的整体护理观、"以病人为中心"的优质护理指导思想;护理内容按照护理程序进行组织,教材内容与工作岗位需求紧密衔接。⑤把握修订与新编的区别:本轮教材是在"十一五"规划教材基础上的完善,因此继承了上版教材的体系和优点,同时注入了新的教材编写理念、创新教材编写结构、更新陈旧的教材内容。⑥整体优化:本套教材注重不同层次之间,不同教材之间的衔接;同时明确整体规划,要求各教材每章或节设"学习目标""工作情景与任务"模块,章末设"思考题或护考模拟"模块,全书末附该课程的实践指导、教学大纲、参考文献等必要的辅助内容。⑦凸显课程个性:各教材根据课程特点选择性地设置"病案分析""知识窗""课堂讨论""边学边练"等模块,50学时以上课程编写特色鲜明的配套学习辅导教材。⑧立体化建设:全套教材创新性地编制了网络增值服务内容,每本教材可凭封底的唯一识别码进入人卫网教育频道(edu.ipmph.com)得到与该课程相关的大量的图片、教学课件、视频、同步练习、推荐阅读等资源,为学生学习和教师教学提供强有力的支撑。⑨与护士执业资格考试紧密接轨:教材内容涵盖所有执业护士考点,且通过章末护考模拟或配套教材的大量习题帮助学生掌握执业护士考试的考点,提高学习效率和效果。

全套教材共29种,供护理、助产专业共用。全套教材将由人民卫生出版社于2015年7月前分两批出版,供全国各中等卫生职业院校使用。

前 言

《五官科护理》是在全国卫生职业教育教学指导委员会的指导下,由人民卫生出版社出版的中等卫生职业教育护理、助产专业国家卫生和计划生育委员会"十二五"规划教材之一。

第3版《五官科护理》依据中职护理与助产专业学生的培养目标与要求,紧密结合护士执业资格考试,在充分听取上版教材使用意见和建议的基础上,编写组全体成员结合近年来本学科发展现状,精心编写而成。本教材在编写形式和内容上进行了更新、补充与完善,同时配有学习指导用书、多媒体课件及网络增值服务内容,构建以学生为主体的立体化教材服务体系。

本教材分为眼科护理、耳鼻咽喉科护理和口腔科护理三篇。全书特点是:①编写内容以护理程序为框架,统一体例,每个疾病都包含完整的护理步骤,反映了护理学的系统性、完整性及五官科护理的专科性。②以人为本的护理理念及人文素质的培养,以各种形式贯穿在教材中,例如病案导入及病人的心理护理等。③每章新增了学习目标及章后检测学习目标是否达到的思考题,大部分章节设置了工作情景,既激发学生的学习兴趣,又有助于培养学生的临床思维。④与第2版教材相比,增加了年龄相关性黄斑变性病人的护理、角膜接触镜配戴者的护理、眼激光治疗病人的护理、泪液分泌试验操作、嗓音保健知识、耳聋的预防与康复、口腔诊治过程中的感染与控制、手足口病、三叉神经痛病人的护理、种植牙和冷光美白牙的护理等内容,与当前临床护理工作及护士执业资格考试紧密接轨。⑤使用了彩色插图,力求内容形象生动、易于理解。对认为有必要进一步说明和引导之处插入知识窗,使学生在学习过程中更具有针对性、可读性与系统性。⑥强化了健康教育内容。

在本教材的修订过程中,各编者态度积极、认真、负责,编写秘书姜瑞中也做了大量工作,在此谨向他们致以诚挚的谢意!同时,本书还参考引用了大量文献资料,在此对原作者深表谢意和敬意!

由于编写时间仓促、编者水平有限,虽然已尽心竭力,但书中难免有缺点、不足和疏漏之处,敬请广大师生和同行在使用过程中给予批评指正,以便我们及时修订完善。

张秀梅　王增源

2015 年 6 月

目 录

第一篇　眼科护理

第二篇　耳鼻咽喉科护理

第三篇　口腔科护理

第一篇 眼科护理

第一章 眼的应用解剖及生理

学习目标

1. 具有注重基础理论学习、联系临床实际、更好地解除病人疾苦的意识。
2. 掌握眼球各部分的解剖结构及生理功能。
3. 熟悉眼附属器的解剖结构及生理功能。
4. 了解视路的概念、构成及与视野缺损的关系。
5. 仔细观察眼部解剖模型,描述眼各部位的解剖结构及生理功能。

工作情景与思考

导入情景:

　　李阿姨抱着出生5个月的小孙子亮亮来眼科门诊看病,她告诉医生亮亮双眼皮大眼睛,但是一见光线就流眼泪。医生检查亮亮角膜(俗称黑眼珠)直径13mm,眼球直径25mm,测量眼压后医生告知李阿姨亮亮患先天性青光眼。

请思考:

1. 角膜、眼球直径正常值是多少?
2. 房水循环与眼压的关系是什么?

　　眼由眼球、视路和眼附属器组成,是人体重要的感觉器官,约90%的外界信息是通过眼获得的。眼球接受外界信息并将其转为神经冲动,经视路传递到大脑枕叶视中枢,形成视觉。眼附属器有保护、运动眼球等辅助作用。

第一节 眼球的应用解剖及生理

　　眼球近似球形。成人的眼球前后径平均为24mm,垂直径和水平径略小。眼球位于眼眶前部,借筋膜、韧带与眶壁联系,周围有脂肪等组织填充,以减少眼球震动。眼球向前方平视时,眼球突出于外侧眶缘约 12~14mm,两眼突出度相差通常不超过 2mm。由于眼球外侧部分暴露在眼眶外,易受外伤。眼球由眼球壁和眼内容物两部分组成(图 1-1-1)。

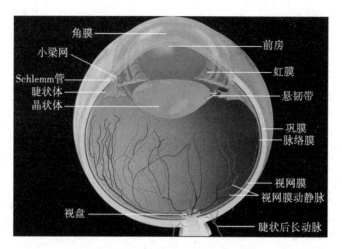

图 1-1-1　眼球立体剖面示意图

一、眼球壁

眼球壁分为 3 层。外层为纤维膜,中层为葡萄膜,内层为视网膜。

(一) 纤维膜

由坚韧致密的纤维组织构成。前部 1/6 为透明的角膜,后部 5/6 为瓷白色不透明的巩膜,两者移行区为角巩膜缘。外层组织坚韧,有维持眼球形状和保护眼内组织的功能。

1. 角膜(cornea)　位于眼球前部中央,稍向前凸。角膜横径约 11.5mm,垂直径约 10.5mm。略呈横椭圆形,角膜中央厚约 0.5mm,周边约 1mm。

组织学上角膜由前向后分为 5 层(图 1-1-2)。①上皮细胞层:由 5~6 层鳞状上皮细胞组成,损伤后快速再生,且不留瘢痕,具有微生物屏障作用。②前弹力层:为一层均质无细胞成分的透明膜,损伤后不能再生。③基质层:主要由排列规则的胶原纤维束薄板组成,占角膜厚度的 90%,损伤后不能再生,由瘢痕组织代替。④后弹力层:为较坚韧的透明均质膜,富有弹性,损伤后可再生。⑤内皮细胞层:为单层六角形扁平细胞构成,损伤后不能再生,缺损区主要依靠邻近的内皮细胞扩展和移行来覆盖,具有角膜 - 房水屏障作用。

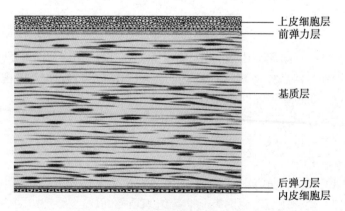

图 1-1-2　角膜横切面组织学示意图

角膜的特点:①透明性:角膜无血管保证了角膜透明,同时使得角膜抵抗能力弱,病变时修复时间长。②敏感性:角膜感觉神经末梢丰富,感觉敏锐,具有良好的自身防御功能,病变时易引起角膜刺激症状。③屈光性:角膜屈光力约为 +43D,约占整个眼屈光系统屈光力的70%,因此眼部屈光手术在角膜上完成。

2. 巩膜(sclera) 主要由致密而相互交错的胶原纤维和弹力纤维构成,质地坚韧,呈瓷白色。其外面为眼球筋膜包绕,里面紧贴睫状体和脉络膜。巩膜厚度各处不同,眼外肌附着处最薄,视神经周围最厚。后极部内侧约 2.5mm 处为巩膜筛板,是视神经和视网膜中央动、静脉通过的部位,该处巩膜薄弱,当眼压长期升高时可形成特殊的凹陷,称"青光眼杯"。

3. 角巩膜缘 是角膜和巩膜的移行区,宽约 1mm,灰白色半透明,是前房角及房水引流系统的所在部位。前房角内可见到小梁网和 Schlemm 管,是房水排出的主要通道。角巩膜缘在临床上是施行内眼手术时的重要切口标志,组织学上是角膜缘干细胞所在之处。

(二)葡萄膜

葡萄膜(uvea)又称血管膜、色素膜。由前向后分为虹膜、睫状体和脉络膜三部分。

1. 虹膜 位于角膜之后晶状体之前,呈圆盘状,将眼球前部腔隙分隔成前房和后房。黄种人一般为棕褐色。虹膜表面有辐射状凹凸不平的皱褶称虹膜纹理,中央有一个约 2.5~4mm 大小的圆孔,称瞳孔。虹膜内有受副交感神经支配呈环形的瞳孔括约肌,司缩瞳作用;受交感神经支配呈放射状的瞳孔开大肌,司散瞳作用。瞳孔随外界光线的强弱缩小和扩大,控制进入眼内的光量,以保证视网膜成像清晰。光照使瞳孔缩小,称为瞳孔对光反射。

2. 睫状体 位于虹膜和脉络膜之间的环状组织,其矢状面略呈三角形。其前 1/3 较肥厚称睫状冠,内表面有睫状突,可产生房水。后 2/3 薄而扁平称为睫状体扁平部,是玻璃体手术的切口部位。与脉络膜连接处称锯齿缘。睫状体的环形睫状肌受副交感神经支配,其收缩和舒张可以松弛和拉紧晶状体悬韧带,改变晶状体的屈光度,进行眼的调节。

3. 脉络膜 起自睫状体的锯齿缘,止于视盘周围,介于视网膜与巩膜之间,脉络膜有丰富的血管和色素细胞,具有营养眼内组织和遮光作用。

(三)视网膜

视网膜(retina)是一层薄而透明的神经组织,外与脉络膜紧贴,内与玻璃体相邻。外层为色素上皮层,内层为神经层,二者之间有一潜在间隙,临床上视网膜脱离即由此处分离。

视网膜后极部中央有一无血管的凹陷区称为黄斑(macula lutea),中央为黄斑中心凹,是视觉最敏锐的部位。黄斑鼻侧 3mm 处有一直径约 1.5mm 圆形盘状结构称视乳头,又称视盘(optic disc),是视神经纤维汇集穿出眼球的部位。视盘中央有小凹陷区,称为视杯(图 1-1-3)。视盘没有感光细胞无视觉,在视野中形成生理盲点。

视网膜神经感觉层由三级神经元构成,分别是光感受器、双极细胞及神经节细胞。

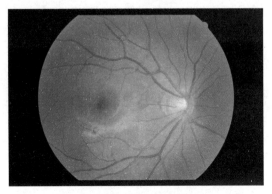

图 1-1-3 眼底后部照片

光感受器有视锥细胞和视杆细胞两种。①视锥细胞:感受强光(明视觉)和色觉,主要集中在黄斑区。②视杆细胞:感受弱光(暗视觉),分布在视网膜周边部。在黄斑中心凹处只有视锥细胞。双极细胞和神经节细胞是视网膜上的第二、三级神经元,起传导作用。视觉神经冲动,依次经光感受器→双极细胞→神经节细胞形成的视神经纤维,沿视路传递到视中枢形成视觉。

视网膜血管为终末型血管,其形态如血管直径、形状等可能会受到全身系统性疾病的影响,故临床上通过眼底血管检查,可以了解系统性血管疾病的发生、发展状况。

二、眼内容物

包括房水、晶状体和玻璃体,是三种透明的屈光介质,与角膜共同构成眼的屈光系统。

1. 房水(aqueous humor) 由睫状突上皮细胞产生的无色透明液体,充满眼前和后房,约为0.2ml,含有少量的营养物质及无机盐。房水循环的主要途径为:房水生成后先进入后房,经瞳孔进入前房,在前房角处经小梁网和Schlemm管进入血液循环(图1-1-4)。部分房水由虹膜表面隐窝吸收及葡萄膜巩膜途径排出。房水具有营养与屈光作用、参与眼的代谢、维持眼内压。房水产生与排出保持相对平衡,当房水产生过多或排出障碍,可使眼压增高,称为青光眼。

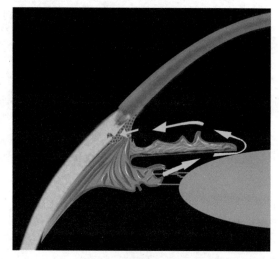

图 1-1-4 房水循环主要途径示意图

2. 晶状体(lens) 晶状体是富有弹性的透明的双凸透镜,借悬韧带与睫状体相连,固定于虹膜之后,玻璃体之前。晶状体由晶状体囊和晶状体纤维组成。晶状体纤维不断生成并将原先的纤维挤向中心,逐渐硬化形成晶状体核,晶状体核外较新的纤维称为晶状体皮质。晶状体的主要功能是参与眼的屈光与调节。随年龄增长,晶状体弹性降低,调节力减退,出现视近物困难,称老视。晶状体发生混浊形成白内障。

3. 玻璃体(vitreous body) 为无色透明胶质体,充满玻璃体腔内,占眼球容积的4/5,约4.5ml。玻璃体的主要成分为水,约占99%,其余为透明质酸、胶原纤维及微量蛋白质等。玻璃体主要作用是屈光及支撑视网膜。

 知识窗

眼与照相机

如果用照相机来比喻眼睛,巩膜就相当于照相机的主体(机身),起遮光与保护作用;角膜、房水、晶状体、玻璃体像一组镜头,用于成像;瞳孔是光圈,控制光量;晶状体与睫状肌一起调校焦距,以便看清远和近的不同距离的景物,作用相当于"傻瓜相机"的自动调焦;视网膜相当于底片;视路与大脑视中枢相当于冲洗照片显影的过程。(图1-1-5)

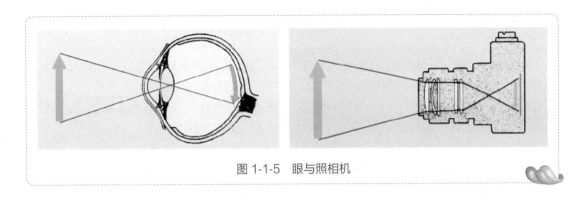

图 1-1-5　眼与照相机

第二节　视　路

视路（visual pathway）是指视觉信息从视网膜光感受器到大脑枕叶视中枢的神经传导径路。包括视神经、视交叉、视束、外侧膝状体、视放射及枕叶视中枢。视神经节细胞发出的纤维在视乳头处汇集成视神经，穿巩膜筛板出眼球，经视神经管进入颅腔，在蝶鞍处形成视交叉，来自视网膜鼻侧的神经纤维交叉到对侧，与同侧的视网膜颞侧神经纤维合成视束，终止于外侧膝状体，在此交换神经元，形成视放射，终止于大脑枕叶视中枢。

视路中各段神经纤维的分布、走向和投射的部位不同，不同部位的病变，表现出不同的特征性视野损害，这有助于中枢神经系统病变的定位诊断（图 1-1-6）。

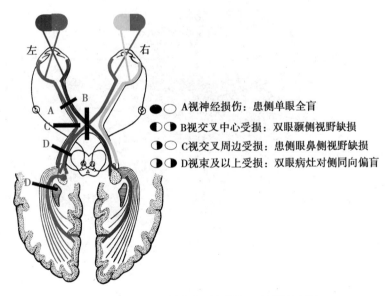

图 1-1-6　视路及其病变引起的视野缺损示意图

第三节　眼附属器的应用解剖及生理

眼附属器包括眼睑、结膜、泪器、眼外肌和眼眶。

一、眼睑

眼睑（eye lids）位于眼球前面，分上眼睑和下眼睑，其游离缘称睑缘，上、下睑缘间的裂隙称睑裂。其内外连接处分别称内眦、外眦。睑缘分前唇和后唇，两唇间有一条灰线是皮肤和黏膜交界处，前唇睫毛生长，毛囊周围有皮脂腺及变态汗腺。后唇有睑板腺的开口。上、下睑缘近内眦各有一乳头状突起，其上有一小孔称泪小点（图 1-1-7）。

眼睑由外向内分为 5 层。

1. 皮肤层　是人体最薄的皮肤之一，利于眼睑的开闭，易形成皱褶。

2. 皮下组织层　为疏松的结缔组织。某些全身疾病与局部炎症时容易出现水肿；外伤时容易发生积气及瘀血。

3. 肌层　包括眼轮匝肌、提上睑肌和 Müller 肌。眼轮匝肌由面神经支配，收缩时眼睑闭合。提上睑肌由动眼神经支配，收缩时提起上睑。Müller 肌受交感神经支配，使睑裂开大。当面神经受损时，眼睑闭合不良；动眼神经麻痹时，出现上睑下垂。

4. 睑板层　由致密的结缔组织形成。睑板内有与睑缘呈垂直方向排列的睑板腺，开口于睑缘，分泌脂质类物质，参与泪膜的形成。

5. 睑结膜层　位于眼睑内表面，是一层与睑板紧密相连的黏膜。

眼睑生理功能是：①保护眼球，防止眼外伤。②眼睑瞬目运动可使泪液润湿眼球并保持角膜光泽。

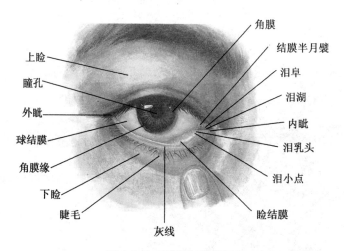

图 1-1-7　眼睑外观示意图

二、结膜

结膜（conjunctiva）是一层覆盖于眼睑内面和眼球前部巩膜表面的薄而透明的黏膜组织。按解剖部位分为睑结膜、球结膜及穹隆结膜，这三部分结膜形成的囊状间隙称结膜囊（图 1-1-8）。临床上结膜囊给药就是滴眼药水或涂眼膏。结膜组织内有副泪腺和杯状细胞，分泌泪液和黏液，主要作用是湿润和润滑眼球。

三、泪器

泪器（lacrimal apparatus）包括分泌泪液的泪腺与排泄泪液的泪道（图 1-1-8，图 1-1-9）。

1. 泪腺 位于眼眶外上方的泪腺窝内，正常时从眼睑不能触及，主要作用分泌泪液。

2. 泪道 包括上下泪小点、上下泪小管、泪囊、鼻泪管。鼻泪管开口于下鼻道。

3. 泪液 自泪腺分泌排入结膜囊后，经眼睑瞬目运动分布于眼球表面，并汇聚于内眦部的泪湖，靠泪小点和泪小管的虹吸作用，进入泪囊、鼻泪管到鼻腔。

泪液为弱碱性透明液体，含有溶菌酶、蛋白质和无机盐，具有清洁、杀菌、营养和湿润眼球表面等作用。

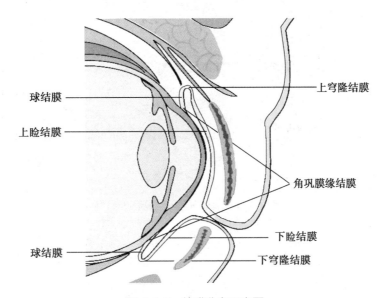

图 1-1-8 结膜分布示意图

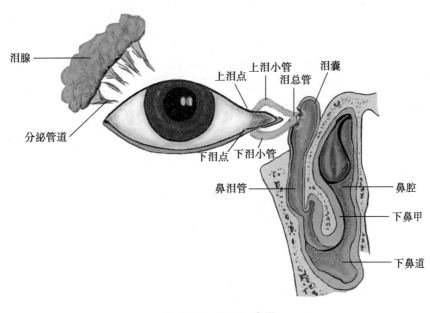

图 1-1-9 泪器示意图

四、眼外肌

眼外肌（extraocular muscle）是运动眼球的肌肉，每眼有 4 条直肌即上直肌、下直肌、内直肌和外直肌；两条斜肌是上斜肌和下斜肌（图 1-1-10）。眼外肌的功能与神经支配见表 1-1-1。双眼的眼外肌相互配合与协调，保持双眼正常的眼位与眼球的协调运动。当眼外肌或支配眼外肌的神经有病变时，可以出现眼位偏斜、复视等。

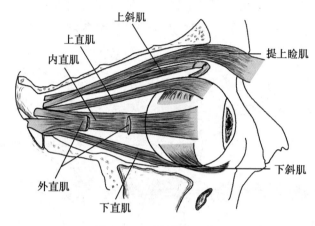

图 1-1-10　眼外肌示意图

表 1-1-1　眼外肌功能与神经支配

肌肉	功能			神经支配
外直肌	外转			展神经
内直肌	内转			动眼神经
上直肌	上转	内转	内旋	动眼神经
下直肌	下转	内转	外旋	动眼神经
上斜肌	内旋	下转	外转	滑车神经
下斜肌	外旋	上转	外转	动眼神经

五、眼眶

眼眶由额骨、蝶骨、筛骨、腭骨、泪骨、上颌骨和颧骨 7 块骨构成。为开口向前，尖向后的四边锥形骨窝。眼眶有四个壁即上壁、下壁、内侧壁和外侧壁。除眼眶外侧壁较厚外，其他三壁骨质较薄，易发生骨折。眼眶后方有视神经孔、眶上裂、眶下裂等，是神经和血管的通道。眼眶的生理功能是：①为眼球提供可靠的骨性保护。②眶内软组织对眼球具有软垫样保护作用。③眶筋膜对眼球起支撑和固定作用。

（王增源）

思考题

1. 简述眼球的组织结构及各部分的功能。
2. 简述眼附属器组成及各部分功能。

第二章 眼科护理概述

学习目标

1. 具有尊敬病人、关心病人、爱护病人,与病人换位思考的意识和能力。
2. 掌握视功能检查的操作要领和眼科手术病人的护理要点。
3. 熟悉眼科病人常见的护理诊断和护理评估内容及眼前段的检查方法。
4. 了解视野、暗适应、眼压等的检查方法及眼科护理管理。
5. 熟练掌握视功能检查并做好记录。
6. 运用所学知识对眼科病人进行护理评估。

工作情景与任务

导入情景:

　　王奶奶,78岁,诉最近视力下降,看书时眼前有一馒头大的黑影,而且书本上的字体变形。

工作任务:

　　1. 检查视力并做好记录。
　　2. 对李奶奶进行护理评估。

第一节　眼科疾病与护理的基本特征

一、眼科疾病的基本特征

　　1. 眼部症状体征突出　当眼发生病变时,由于眼的结构精细、功能特殊,病人会出现视功能障碍、眼痛、眼睑肿胀、结膜充血、屈光间质混浊、眼底病变等突出的症状、体征。

　　2. 病人心理症状明显　眼是人体重要的感觉器官,眼部发生病变,会对病人生活、工作和学习带来很大的影响,若视功能完全丧失可使病人产生焦虑、烦躁、绝望等心理改变。

　　3. 眼部病变与全身其他系统相互影响　眼与全身多器官关系密切,一些全身疾病可引起眼部特定的反应或并发症,如风湿性关节炎则可引起虹膜睫状体炎,高血压及动脉硬化常可引起视网膜血管病变。

二、眼科护理的基本特征

1. 树立以人的健康为中心的现代护理观 眼科病人的护理既要评估病人的眼部状况，还要评估全身状况，同时要注意病人的身心变化及社会需求等。

2. 要具备敏锐的病情观察能力 眼科护士应细心观察病人病情的变化，例如视力的改变、眼部充血的变化、眼压变化、手术切口的状态等。

3. 具有眼科专科护理的操作能力 可以熟练轻巧地进行视功能检查、眼部给药、眼部冲洗等常用眼科操作。对于角膜溃疡、眼球穿通伤、内眼手术术后等病人，操作时切忌压迫眼球，以免导致眼球穿孔。

4. 具备心理护理与健康指导能力 护士应认同疾病给病人带来的痛苦，认真听取病人的诉求与要求。耐心细致地与病人沟通交流，消除病人对疾病与治疗的恐惧，以积极的心态对待疾病。详细讲解疾病防治知识，广泛开展卫生宣教工作。

第二节 眼科病人的护理评估

眼科病人的护理评估是有计划、系统地收集资料，并对资料进行科学地分析与判断，以评估病人的身体、心理、社会、文化、经济等状况，是提出护理问题并制订护理计划的依据。

一、健康史

1. 既往病史 ①许多全身疾病可以有眼部表现，因此要认真询问病人的既往病史。如外伤、糖尿病、低血钙可引起白内障；高血压可引起视网膜病变；颅内占位性病变可引起视神经乳头水肿和视神经萎缩等。②眼病尚可由其他眼病所继发，如虹膜睫状体炎可继发青光眼、并发白内障等。③患病、检查与治疗经过，如病毒性角膜炎的复发病史。

2. 家族遗传史 遗传性眼病在临床中也比较常见。如视网膜色素变性、视网膜母细胞瘤、先天性色盲等。

3. 职业、生活与工作环境 有些眼病与工作环境和生活环境相关，例如长期接触三硝基甲苯及红外线可导致白内障的发生。

4. 发病诱因 许多因素可诱发眼病，如情绪激动、暗室停留时间过长可诱发急性闭角型青光眼的发作；剧烈撞击可导致视网膜震荡和视网膜脱离。

5. 其他 药物过敏史、饮食习惯、生活方式等。

二、身心状况

（一）主要症状和体征

1. 视功能障碍 视功能的变化反映着眼部病情的变化，反映着治疗护理效果，是最重要的评估项目，包括视力下降、视野缺损、眼前黑影、复视、视物变形、夜盲、色觉障碍等。

2. 感知异常 常见眼痛、眼干涩、眼痒、异物感、畏光等，其中眼痛多见于眼部炎症，如睑腺炎、结膜炎、角膜炎等；也可见于青光眼、眼外伤、屈光不正等疾病。

3. 外观异常

（1）眼部充血：是眼科最常见的体征之一。分为结膜充血、睫状充血和混合性充血三种类型。结膜充血见于结膜炎；睫状充血见于角膜炎、虹膜睫状体炎和青光眼等。

（2）眼部肿胀：常见于眼睑、结膜与角膜的炎症、外伤等。

（3）眼部分泌物：分泌物的性质取决于不同的病因，脓性分泌物提示细菌感染的可能；浆液性或水样分泌物提示病毒感染；黏丝状分泌物常见于慢性结膜炎或过敏。

（4）流泪和泪溢：泪液分泌增多而流出眼睑外，称为流泪。泪溢是泪液分泌正常，因泪道阻塞，使泪液无法进入鼻腔排除而溢出，例如慢性泪囊炎。

4. 其他　角膜混浊、眼部畸形、眼球突出、眼压升高、斜视、眼底出血等。

（二）心理 - 社会状况

视功能的改变对病人的生活、工作和学习都有极大的影响，因此容易出现焦虑、失眠、悲观、情绪低落、烦躁不安等心理反应；也可出现孤独、多疑、自卑等性格异常。应了解和评估家庭成员的组成、经济、文化、教育背景；亲戚、朋友、同事及单位对病人所患疾病的认识和给予病人的关怀、支持及帮助等社会支持系统。

第三节　眼科常用检查及护理配合

一、视功能检查

视功能检查包括视力、视野、色觉、暗适应等方面，这些检查大部分属于主观检查。因此，检查者要态度和蔼，动作轻巧，以取得受检者的理解和配合，获得准确的结果，作为眼病诊断的依据。

（一）视力检查

视力（visual acuity）即视敏度，是指视器辨别物体形状与大小的能力，分中心视力与周边视力。中心视力反映视网膜黄斑中心凹处的视觉敏锐度，是最主要的视功能，可分为远视力及近视力。周边视力又称为视野。

1. 远视力检查　被检者距视力表 5m，或者 2.5m 处平面反光镜。两眼分别进行，一般先右后左，或者先查健眼，再查患眼。自上而下嘱被检者说出或者用手势指出"E"字缺口方向，逐行辨认。找出最佳辨认行，其旁的数字即表示该眼的视力，并记录，例如右眼视力：0.6。低于 0.1 视力检查：若在 5m 远看不清 0.1 行，则令病人前移，直到识别 0.1 视标为止。视力 = $0.1 \times$ 病人与视力表距离（m）/5m，如 2m 看清 0.1 行，则视力 $=0.1 \times 2/5=0.04$。在 1m 处仍不能辨认 0.1 视标者，检查指数、手动、光感与光定位（图 1-2-1 视力及指数检查）。

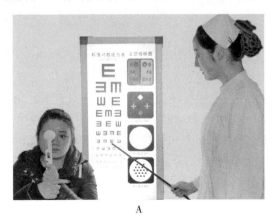
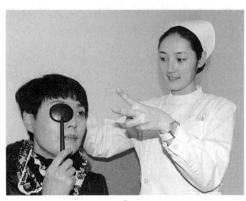

A   B

图 1-2-1　视力及指数检查
A. 远视力检查；B. 指数检查

2. **近视力检查** 常用标准近视力表或 Jaeger 近视力表检查。在照明充足下,将近视力表放在眼前 30cm 处,先右眼后左眼逐行检查,并记录能辨认的最小视标。如果 30cm 处不能辨认最大视标,可移近或移远检查,并记录实际距离,如左眼 1.0/15cm。

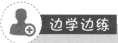
边学边练

实训 1-1 视力检查

检查完毕做好视力记录。右眼可用 OD(R)表示,左眼 OS(L)表示,双眼 OU(BE)表示。例如视力:R 1.0/0.2,表示右眼远视力 1.0,近视力 0.2。

知识窗

视力的表示方法

临床上将 ≥ 1.0 的视力为正常视力。视力的计算公式为 $V=d/D$,d 为实际看清某视标的距离,D 正常眼应当看清该视标的距离。我国一般采用小数表示法,如视力 1.0、0.8 等。有些国家不采用小数表示法,而是按照上述公式的分数表示。将视标放在 6m(或 20ft)处,其视力可记录为 6/6、6/12 或 20/200 等,转换成小数分别是 1.0、0.5、0.1 等。

(二)视野

视野(visual field)是当眼向前方固视某一点时所见的空间范围,反映视网膜周边部功能,故亦称周边视力。距注视点 30° 以内的范围称为中心视野,30° 以外称为周边视野。视野检查对眼底病、视路疾病及青光眼的诊断有重要价值。

1. **对比法** 此法是以检查者的正常视野与被检者的视野做比较,判断被检者视野是否正常。检查者与被检者相距 0.5m,对视而坐。检查右眼时,检查者以左眼与被检者右眼彼此注视,各遮盖另眼,检查左眼则相反。检查者以手指或视标置于二人等距离处,从周边向中心移动,如二人能在各方向同时看到视标,其视野大致正常。此法简单易行,但不够精确。

2. **弧形视野计** 为半径 33cm 的半环弧形板,用以动态检查周边视野。受检者颏部固定于颏架上,受检眼注视中心目标,遮盖另一眼。检查者持带柄的视标沿弧的内侧面由周边向中心缓缓移动,直到受检眼刚能看清视标为止,将此处弧弓所标刻度,标记在图上。再转动弧弓 30°,依次检查 12 个径线,将各径线在图上的标记点连结起来,即为受检眼的视野范围(图 1-2-2A)。正常视野大小为上方 55°、鼻侧 60°、下方 70°、颞侧 90°。生理盲点以外的任何暗点或视野缺损均为病理性暗点。

3. **平面视野计** 遮盖一眼,受检者坐在黑色无反光布屏前 1m 处,注视屏中心的注视点,用 2mm 的白色视标,沿着相间 5° 的同心圆动态检查中心视野。可检测出生理盲点:垂直径 7.5°,横径 5.5°,位于注视点外 15.5° 水平线下 1.5° 处,为视乳头在视野屏上的投影(图 1-2-2B)。

4. **其他检查方法** ① Goldmann 视野计:为一投射式半球形视野计,这种视野计的球面照度均匀一致,对视标的大小及亮度进行了比较精确的定量,可同时检查周边视野和中心视野,明显增加了视野计检查的准确性、可重复性和敏感性。② Amsler 方格检查 10° 范围以内的中心视野,对黄斑部病变简单而有价值(图 1-2-3)。③自动视野计:视野检查实现了标准化及自动化。

5. **检查注意事项** ①检查前应耐心地向被检者讲清视野检查的目的及方法,以取得合作。②检查过程中,受检眼要始终注视视野计中心目标,若眼球转动,检查结果不准确。

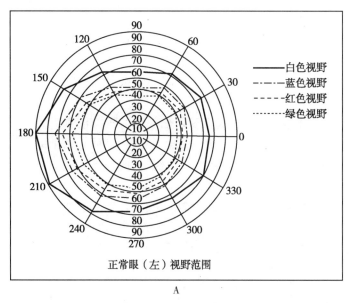
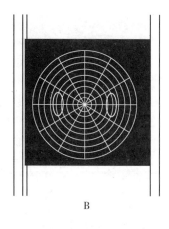

图 1-2-2 视野检查

A. 正常视野图 白色视野上方 55°、鼻侧 60°、下方 70°、颞侧 90°（左眼）；B. 平面视野

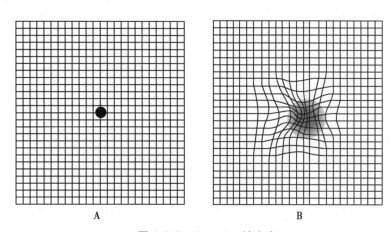

图 1-2-3 A msler 检查表

A. 正常；B. 黄斑病变

③视标移动匀速运行、自外向内，遇有可疑之处，应反复仔细检查。

（三）色觉检查

色觉是人眼的辨色能力，反映了视锥细胞的功能。色觉异常可分为先天性和后天性，先天性色觉异常属于性连锁隐性遗传病，男性多于女性。常见的是红绿色盲。后天性色觉异常为某些眼病、颅脑病变、全身疾病及中毒所致。

色觉检查法：在良好的自然光线下，受检者双眼同时注视色盲检查图，距离约 0.5m，让其在 5 秒内读出或者用棉签描出图中数字或图形，然后按所附说明书判断其色觉为正常、色盲或色弱（辨认时间延长）。检查时应避免在强光或有红绿色背景的环境中进行，色盲图要保持图面整洁，禁止用手擦摸，以防弄脏和变色，用毕应妥善保存。

（四）其他视功能检查

1. 暗适应（dark adaptation） 当人从明处进入暗处时，起初对周围物体无法辨认，以后

13

渐能看清暗处的物体,这种对光敏感度逐渐增进的过程称为暗适应,它反映了视杆细胞功能。暗适应检查常用夜光表在暗室内行对比法检查,即被检者与暗适应正常的检查者同时进入暗室,比较两人辨认周围物体的时间,如果被检查所需时间明显延长,则表明暗适应能力差。也可用暗适应计检查。视网膜色素变性、维生素A缺乏症等可导致暗适应时间延长,甚至夜盲。

2. 立体视觉 又称深度觉,是三维视觉空间,基于双眼视网膜的相关信息去感知深度的能力。它是双眼视觉的最高层次,对周围物体的远近、深浅、凹凸和高低有精细的分辨能力。检查的基本内容包括同时知觉、融合和立体视,常用同视机、立体视觉检查图片和与计算机相连的立体视觉检测系统检查。

3. 视觉电生理检查 包括眼电图、视网膜电图及视觉诱发电位,是应用视觉电生理仪测定视网膜受光照射或图形刺激时,在视觉过程中发生的生物电活动,以此生物电的变化作为客观指标来阐明视觉生理,并为视觉系统疾病的诊断、预后及疗效评定提供依据。

二、眼部检查

眼部检查应在良好照明下系统地进行。检查前应该详细地询问病人病史,检查时应动作轻柔,态度和蔼,按由外向内,先右眼后左眼的顺序进行。检查传染性眼病时,应先检查健眼,后检查患眼。检查儿童时,可嘱家长将小儿手足及头部固定后,再进行检查(图1-2-4)。

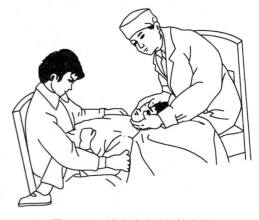

图 1-2-4 检查儿童眼部的姿势

(一)眼附属器检查

1. 眼睑 观察睑缘有无内、外翻,有无倒睫,有无鳞屑、脓痂和溃疡;眼睑位置如何,两侧睑裂是否对称,闭合功能是否正常;眼睑皮肤有无红肿、瘀血、瘢痕或肿物。

2. 泪器 观察泪腺区有无红肿、压痛;泪点有无外翻或闭塞;泪囊区有无红肿、瘘管,挤压泪囊部有无分泌物自泪点溢出;必要时可进行泪道冲洗以观察是否通畅。

3. 结膜 检查结膜有无充血、乳头、滤泡、结石、异物、瘢痕色素沉着及新生物等。将上眼睑向上翻转,检查上睑结膜和穹隆部结膜,方法如下:嘱病人双眼放松,向下注视,检查者用一手示、拇二指轻提近睑缘皮肤,示指下压,拇指上推,即可顺利翻转上睑(图1-2-5)。检查下睑及下穹隆结膜时,只需用拇指或示指将下睑向下牵拉,同时嘱病人向上注视,即可暴露穹隆结膜。检查时应特别注意区分结膜充血与睫状充血。

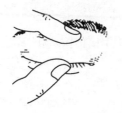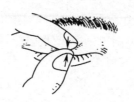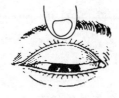

图 1-2-5 上眼睑翻转法

4. 眼球位置及运动 观察眼位是否有斜视;眼球大小有无异常,有无突出、凹陷;观察眼球的运动是否正常等。

5. 眼眶 观察眼眶是否对称;眶缘触诊有无缺损,眶内有无肿块。

(二)眼前段检查

检查眼前段常用两种方法,一种是利用聚光手电筒配合放大镜进行检查;另一种是采用裂隙灯显微镜及一些附件进行检查。

1. 角膜 观察角膜大小、弧度、光滑度、透明度等,注意有无异物、浸润、溃疡、瘢痕、血管翳等病变;角膜感觉如何;角膜后有无沉着物(KP)。

2. 巩膜 观察巩膜颜色(充血、黄染、色素沉着等),注意有无结节及压痛。

3. 前房 观察房水有无混浊、积血、积脓以及前房的深浅。

4. 虹膜 观察虹膜颜色、纹理,注意有无新生血管、结节、萎缩,有无与角膜或晶状体粘连,有无震颤。

5. 瞳孔 正常瞳孔直径为2.5~4mm,观察瞳孔大小,两侧瞳孔是否等大、等圆。注意有无后粘连及光反应状态。

6. 晶体 观察晶体有无混浊和位置改变,必要时应进行散瞳检查。

(三)眼后段检查

眼后段检查常用检眼镜在暗室里进行检查。

1. 玻璃体 检查前应进行散瞳,注意观察玻璃体内有无出血及黑影漂浮。

2. 眼底 正常眼底呈橘红色,在视网膜中央偏鼻侧,可见一淡红色略呈椭圆形的视乳头,其中央色泽稍淡为生理凹陷。视网膜中央动脉及静脉由此分出颞上、颞下、鼻上及鼻下支,分布于视网膜上,动脉及静脉相伴行,动脉呈鲜红色,静脉呈暗红色,动静脉管径比值为2:3。视乳头颞侧约2PD(视乳头直径)处有一颜色稍暗的无血管区,称为黄斑,其中央有一明亮的反光点,称为中心凹反光点(参见图1-1-3)。

眼底检查为眼科常用而重要的检查方法,通常在暗室内进行,注意观察视网膜、脉络膜有无出血、水肿、脱离等,视盘有无水肿、萎缩等。若瞳孔过小或详查眼底,应滴快速散瞳剂,等瞳孔散大后再进行详细的检查,散瞳前询问是否有青光眼病史。

(四)裂隙灯显微镜检查

裂隙灯显微镜(slit-lamp biomicroscope)是眼科最常用的检查工具之一,可放大10~16倍,协助眼病的诊断和治疗。通过调节焦点和光源宽窄,可将透明的眼组织切成一个光学切面,经显微镜放大后,详细观察结膜、角膜、前房、虹膜及晶状体等组织的细微变化。附加前置镜、前房角镜和三面镜,可检查前房角、玻璃体和眼底的变化。

三、眼科特殊检查

(一)眼压测量

眼内压(intraocular pressure)简称眼压,是眼球内容物作用于眼球壁的压力。测量眼压对青光眼的诊断及治疗具有重要意义,正常眼压范围为10~21mmHg。

1. 指测法 测量时,嘱受检者两眼向下注视,检查者将两手示指尖放在上睑板上缘的皮肤面,两指交替轻压眼球,检查波动感,借指尖触知的硬度或抵抗力来判断眼压的高低。记录方法:眼压正常记为Tn;眼压轻度增高记为T+1,很高记为T+2,眼球坚硬如石记为T+3;眼压稍低记为T-1,很低记为T-2,极低记为T-3。此法不够精确,需要丰富的临床经验。

2. 眼压计测量法 眼压计分为压陷式、压平式和非接触式三类。

（1）Schiotz 眼压计测量：受检者低枕仰卧，滴 0.5% 丁卡因 2~3 次。在等待麻醉期间，对眼压计进行矫正、消毒。测量时嘱受检者两眼直视眼前一目标或自己手指，使两眼角膜保持水平正中位置，检查者右手持眼压计，左手拇指及示指分开上下眼睑，并固定于眶缘上，不可压迫眼球。将眼压计底板垂直放在角膜中央，先用 5.5g 砝码，读出指针刻度，如读数小于 3，应更换更重的砝码再进行检测（图 1-2-6A）。

测量注意事项：①测量毕，结膜囊内滴抗生素眼药水，并告知病人不要揉眼，以免角膜上皮剥脱。②查表、核对眼别做好记录：例如 5.5g 砝码，左、右眼刻度读数是 4 与 5，则记录为右眼 5.5/5 ≈ 17.30mmHg；左眼 5.5/4 ≈ 20.55mmHg。③压陷式眼压计，所测数值受球壁硬度的影响，高度近视眼要测量校正值。

（2）Goldmann 眼压计：属压平眼压计，根据一定角膜面积所需压力来计算眼压，不受眼球壁硬度和角膜弯曲度的影响。

（3）非接触眼压计：简单、容易操作，避免眼压计接触角膜引起的交叉感染，但眼压过高时准确性下降（图 1-2-6B）。

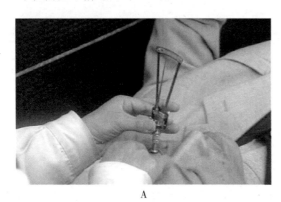 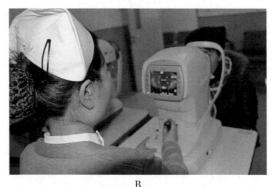

A   B

图 1-2-6 眼压测量
A. 眼压计测量法；B. 气体眼压计

（二）眼屈光检查

屈光检查即验光，用以检查患眼的屈光状态，作为配镜或治疗的依据。

1. 主觉验光法 即插片法，检查者遵照标准的验光程序，通过被检者对不同球、柱，或球柱联合的镜片的主观视力反应，来判断被检眼屈光状态和程度。

2. 他觉验光法 是客观测量屈光不正的方法。常用的检测方法有检影验光与电脑验光。儿童可用 1% 阿托品眼膏或者托吡卡胺（托品酰胺）液散瞳，使睫状肌麻痹后检测。

（三）其他检查

1. 眼底荧光血管造影 分为荧光素血管造影（fundus fluorescence angiography，FFA）及吲哚青绿血管造影（indocyanine green angiography，ICGA）两种，将造影剂从肘静脉快速注入，注射后 5~8 秒开始拍摄，根据疾病的不同确定拍摄的时间。FFA 以荧光素钠为造影剂，主要反映视网膜血管的情况，ICGA 以吲哚青绿为造影剂，反映脉络膜血管的情况。少数病人注射荧光素后会出现恶心、呕吐、荨麻疹等过敏反应，稍作休息，常可恢复。必要时给予抗过敏药服用。

2. 眼部超声波检查 超生探查是利用声能反射特性构成波形或图像来观察人体解剖结构和病理变化。检查方法包括 A 型超声、B 型超声和彩色多普勒成像。用于眼球生物测量、了解眼内及眶内病变性质,协助眼部疾病的诊断和治疗。

3. 光学相干断层成像术检查 为一种新的光学诊断技术,采用波长850nm的激光进行视网膜断层扫描,主要用于黄斑水肿、裂孔的测量及青光眼视网膜神经纤维层厚度的测量。

第四节 眼科病人常用护理诊断

1. 感知紊乱:视觉障碍 与眼部病变有关。
2. 疼痛 与眼压升高、炎症反应、缝线刺激有关。
3. 自理缺陷 与视力下降、年老体弱、术后遮盖双眼有关。
4. 舒适受损:异物感、眼干涩、流泪不适 与眼部炎症、倒睫有关。
5. 焦虑 与担心预后、经济负担等有关。
6. 知识缺乏:缺乏疾病的相关知识。
7. 有感染的危险 与机体抵抗力下降、局部创口预防感染的措施不当有关。
8. 自我形象紊乱 与斜视、眼部畸形、眼外伤有关。
9. 有受伤的危险 与视功能障碍有关。
10. 功能性悲哀 与视力减退影响生活与工作有关。
11. 潜在并发症:眼压升高、创口出血、创口裂开。

第五节 眼科手术病人的常规护理

一、手术前常规护理

1. 术前检查 了解病人的全身状况及有关全身疾病的控制情况,如血糖、血压等;评估病人的疾病、手术、既往史及药敏史等;协助病人完成各项术前检查,有异常情况应及时通知医生,采取必要的措施或延期手术。

2. 心理护理 评估病人的身心状况,术前向病人及家属解释手术目的、方式、时间及注意事项,热情解答病人关注的问题,消除病人的紧张心理,使病人配合手术顺利进行。

3. 术前专科准备 ①术前用药:术前3天开始用抗生素眼药水,以清洁结膜囊。手术当日,冲洗泪道及结膜囊(眼外伤例外)。遵医嘱使用特殊药物:如散瞳药、甘露醇等。②对于需要的病人训练病人做不同方向的眼球运动,以利于手术中观察治疗情况。③指导病人抑制咳嗽,用舌尖顶上腭或用手指压人中穴,避免术中震动引起并发症。④给予清淡易消化富有营养的饮食,保持大便通畅;术前一餐不宜过饱以免呕吐,进入手术室前排空大小便;全麻病人成人术前8小时禁食,4小时前禁水,儿童术前6小时禁食,2小时前禁水,6个月以下患儿术前3小时禁食,2小时前禁水。

4. 协助病人做好个人卫生 如洗头、洗澡等;手术当天清洁面部,不化妆;保存好病人物品如隐形眼镜、义齿、首饰等。

二、手术后常规护理

1. 一般护理 嘱病人安静卧床休息,全麻病人清醒以前给予去枕平卧位,头偏向一侧,防止呕吐物误吸。术眼加眼罩,防止碰撞,并嘱病人不要自行解开眼垫、绷带,不要做摇头、用力挤眼、咳嗽等动作,避免影响伤口愈合。

2. 护理观察　注意生命体征及眼部病情的变化。观察局部有无出血或伤口的渗血情况;眼垫、绷带有无松脱;眼压变化;视力变化等。

3. 饮食护理　加强营养,饮食多进食水果蔬菜,保持大便通畅;便秘者应给予缓泻剂。

4. 用药护理　按医嘱局部或全身用药。如有呕吐、疼痛可给予止吐、止痛药等;术眼疼痛剧烈则应马上报告医生,采取有效措施。

5. 出院指导　嘱病人合理饮食、遵医嘱正确用药和复诊。

第六节　眼科护理管理

一、眼科门诊护理管理

(一)开诊前的准备

1. 诊室环境　做好诊室的卫生,保持诊室内清洁、明亮、整齐、通风。准备洗手消毒液及擦手毛巾等。

2. 诊室物品　准备检查的器械及物品,包括聚光手电筒、远近视力表、色盲检查图谱、遮眼板、试镜架、无菌荧光素钠、表面麻醉药丁卡因滴眼液、各类抗生素眼药水及眼药膏、散瞳及缩瞳眼剂、酒精棉球、消毒玻璃棒及干棉球棉签。备好办公用品,文具、病历纸、处方签、各种检查、化验及治疗单、住院证等。

 知识窗

眼科护士的素质要求

　　作为一名合格的眼科护士,除了具备高尚的职业道德、扎实的专业知识和整体护理观、敏锐的观察力外,还应有健康稳定的情绪和良好的沟通技巧。眼睛是心灵的窗户,眼科病人较其他科病人更容易产生自卑、消极情绪,因此眼科护士应以亲切和蔼的语音、语调,耐心地解答病人的提问,以乐观、和善、友爱的态度影响病人,以积极的言行感染病人,向病人传递关心和爱心,消除病人的负性心理因素,使病人保持心情舒畅、乐观向上的最佳心理状态。

(二)有序地组织病人就诊,协助医生检查

1. 就诊秩序　热情接待病人并初步问诊,按病情特点及挂号先后进行分诊。注意对急诊病人立即进行急救处理,对老弱残幼病人可优先就诊。

2. 协助检查　病人就诊后首先检查病人的视力,并在病历上做好记录。依照医嘱按时给病人滴缩瞳或散瞳眼药水、麻醉眼药剂、查视野及测量眼压。对有严重视力障碍的病人应给予相关护理照顾,并协助病人做好检查前的准备工作。

3. 护理指导　根据病人的具体情况,运用护理知识及专业知识,给予生活、用药及疾病防治等方面的健康指导与护理指导。

二、眼科暗室护理管理

对需要进行专科检查的病人,护士要引导和帮助其进入暗室,配合医生的检查。

1. 环境　地面不滑、无反光,安装遮光窗帘,确保暗室无光亮状态。

2. 仪器管理　各种仪器安放合理,保证病人安全,使用方便。暗室内大多是各种精密光学仪器,要注意保持室内干燥和空气流通。应制定严格的精密仪器使用、保养规程,如切忌用手触摸光学仪器的镜头、镜片,可用擦镜纸轻拭。每天下班前切断仪器电源、加盖防尘罩,关好水龙头、门窗等。

三、眼科治疗室护理管理

1. 室内卫生　保持室内卫生,每日紫外线消毒室内30分钟。

2. 定期消毒　敷料及小手术包每周消毒1次,各种滴眼液、器械消毒液每周更换2次,传染性眼病病人的废弃物应按要求处理,防止传播感染。

3. 规范操作　治疗时应严格执行查对制度,治疗前做好术前心理护理,以消除病人紧张、恐惧的心理,取得病人的合作。治疗中应严格执行无菌操作,随时注意病人的病情变化,必要时留院观察。

4. 出院指导　向病人交代复诊时间及注意事项。

5. 防止交叉感染　每次治疗完毕应洗净双手,防止交叉感染。

四、眼科激光室护理管理

1. 眼科激光能量高,可引起人体皮肤、眼睛等的损伤,因此激光室要有警告提示,无关人员不得入内。

2. 眼科激光设备属贵重精密仪器,需要专人保管,防潮、防尘,严格按照操作要求操作。光纤使用时不要折叠、受压。

3. 激光室墙面不宜使用反光涂料,工作区内不宜放置镜面反射物品。

4. 加强安全教育,工作人员工作时佩戴防护服及防护眼罩。室内要放置灭火器材,禁止放置易燃易爆物品,如酒精等。

五、眼科病房护理管理

1. 病室环境　保持病房内的清洁、明亮、物品摆放整齐、安静、通风良好;室内禁止吸烟;做好病房卫生及消毒工作。

2. 病室介绍　要求病房护士要热情大方的接待入院病人,主动介绍病房的环境设置、各项规章制度和负责的医护人员。

3. 护理指导　做好病人的基础护理、专科护理和心理护理工作;做好药物管理,尤其是扩瞳药和缩瞳药应标记明显,严防弄错。执行各种操作应严格执行"三查七对",核对左右眼别,严防差错;积极地开展病人的健康教育;因病人视力障碍,做好安全工作;协助医生做好各项处置的准备工作。

（姜宪辉）

思考题

1. 简述眼科常用的护理诊断有哪些。

2. 简述视功能检查项目及远视力检查方法。

3. 如果你是一位眼科门诊护士,你每天的工作任务有哪些?

第三章　眼睑及泪器疾病病人的护理

学习目标

1. 具有理解和认同病人及家属对疾病所表现出的焦虑心情,并进行心理疏导。
2. 掌握眼睑病及泪器病病人的护理评估及护理措施。
3. 熟悉眼睑病及泪器病病人的护理诊断。
4. 了解眼睑病及泪器疾病的病因与发病机制。
5. 熟练运用护理程序评估上述病人状况,做出正确护理诊断,并制订出相应护理计划及采取正确的护理措施。
6. 用所学知识对本节疾病病人及家属做出正确的健康指导。

第一节　眼睑病病人的护理

一、睑腺炎

工作情景与任务

导入情景:

　　张女士,早起见右眼上睑红、肿、痛,局部有硬结,压痛明显。医生检查后诊断为右上睑外睑腺炎。张女士很担心炎症扩散,也担心疾病会在脸上留下疤痕。

工作任务:

　　1. 明确张女士的护理诊断/问题。

　　2. 对张女士进行健康指导。

　　睑腺炎(hordeolum)是眼睑腺体的急性化脓性炎症。睑板腺感染称内睑腺炎;睫毛毛囊或其附属的皮脂腺、变态汗腺感染称外睑腺炎,俗称麦粒肿。

【护理评估】

(一) 健康史

1. 致病菌　多为金黄色葡萄球菌、链球菌感染眼睑腺体而引起。
2. 易感因素　糖尿病、屈光不正、儿童和体质虚弱者容易发生。

（二）身体状况

1. 患处红、肿、热、痛、硬结及压痛；球结膜水肿；2~3 天后形成黄白色脓点；自行溃破后，炎症逐渐减轻、消退。①外睑腺炎的炎症反应主要在睫毛根部睑缘处，红肿范围弥散。靠近外眦部的睑腺炎炎症反应比较重，疼痛特别明显（图 1-3-1）。②内睑腺炎肿胀局限，病人疼痛明显，脓点溃破于睑结膜面。

2. 抵抗力差的病人，睑腺炎可在皮下组织扩散发展为眼睑蜂窝织炎：眼睑红肿、压痛明显，球结膜高度充血、水肿。可伴有发热、寒战、头疼等全身症状。

（三）心理 - 社会状况

睑腺炎发病急，病人疼痛明显，易出现紧张心理反应。

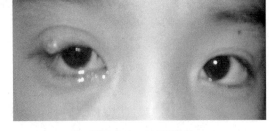

图 1-3-1　外睑腺炎

【治疗要点】

早期局部热敷或理疗；眼部使用抗生素滴眼液或眼药膏，严重病人全身用药；脓肿形成后切开排脓。

【常见护理诊断 / 问题】

1. 急性疼痛　与眼睑腺体的炎症反应有关。

2. 知识缺乏：缺乏对疾病正确处理的知识。

3. 焦虑　与担心疾病产生瘢痕有关

4. 潜在并发症：眼睑蜂窝织炎、败血症、海绵窦血栓性静脉炎。

【护理措施】

（一）生活护理

全身症状明显的病人要保证其充分的休息与睡眠，补充足够的蛋白质和维生素，鼓励其多食水果和蔬菜，以保持大便通畅。合并糖尿病者注意控制饮食。

（二）专科护理

1. 指导病人热敷或理疗　炎症早期热敷或理疗有助于炎症消退和疼痛减轻。①湿热敷：嘱病人闭眼，用消毒的湿热纱布拧干盖在病变处，10~15 分 / 次，2~3 次 / 日，温度以病人能够接受为宜。②干热敷：纱布或干净毛巾包裹温度 40℃ 左右的热水袋，直接放置于病患处，15~20 分 / 次，2~3 次 / 日。③超短波理疗。

2. 用药护理　遵医嘱使用抗生素眼药水及眼药膏，如 0.3% 氧氟沙星眼药水，告知其正确的点眼方法。严重病人遵医嘱全身抗生素治疗，注意观察药物的副作用。

3. 手术护理　脓肿形成后，配合医生切开排脓。内睑腺炎在睑结膜面切开，切口与睑缘垂直；外睑腺炎在皮肤面切开，切口与睑缘平行。脓肿未形成时不宜切开。

（三）病情观察

密切观察局部病灶的变化，检测体温，如果病人呈全身中毒表现提示可能发生并发症。手术病人观察引流是否通畅。

（四）心理护理

耐心地向病人解释疼痛的原因，介绍治疗方法，解除其焦虑心理。

（五）健康指导

①对体质虚弱者，应锻炼身体，增强机体的抵抗力。②因眼睑和面部静脉无瓣膜，如果

对未成熟的睑腺脓肿切开或挤压排脓,会使感染扩散,导致败血症、海绵窦血栓性静脉炎等。③告知病人禁止挤压或针挑排脓,以防止感染扩散。

二、睑板腺囊肿

睑板腺囊肿(chalazion)是睑板腺口阻塞,腺体的分泌物潴留在睑板内,刺激周围组织产生慢性炎性肉芽肿。好发于儿童和青壮年。上眼睑多见。

【护理评估】

（一）健康史

多由于睑板腺分泌旺盛,睑板腺口阻塞引起。

（二）身体状况

1. 病程进展缓慢。小的睑板腺囊肿多无明显自觉症状,常偶然发现。

2. 表现为眼睑皮下有单个或多个大小不等的圆形肿块,无红肿、压痛,与皮肤无粘连。结膜呈紫红色,病灶局限。如囊肿溃破,睑结膜面有肉芽肿形成。继发感染后,临床表现同内睑腺炎。

（三）辅助检查

多次发病者或老年病人应将切除物送病理检查,以排除睑板腺癌。

（四）心理 - 社会状况

手术病人因为惧怕手术治疗而焦虑。

【治疗要点】

无自觉症状小的睑板腺囊肿无须治疗,部分囊肿可自行吸收;有症状或囊肿大者可向囊肿内注射糖皮质激素或行睑板腺囊肿摘除术;继发感染者按照睑腺炎处理。

【常见护理诊断 / 问题】

有感染的危险　与未及时就诊有关。

【护理措施】

1. 指导病人点眼药水及热敷,见睑腺炎的护理。

2. 遵医嘱在睑板腺囊肿内注射糖皮质激素以促进其吸收。

3. 手术护理　①按眼部手术常规护理准备。②配合医生完成手术。③术后指导病人用手掌压迫手术部位预防出血。④告知病人次日进行眼部换药。

【健康指导】

睑板腺分泌旺盛者,要注意眼部清洁卫生。

 知识窗

神奇的眼睫毛

在上下眼睑的边缘,各长着一排列整齐的睫毛,上睑睫毛向前向上生长,下睑睫毛向前向下生长,绝不和眼球接触。睫毛对眼部具有美化作用,更重要的是对眼的保护作用:①睫毛可以像竹帘一样削弱强光对眼的刺激;②当风沙大时,睫毛可阻挡灰尘异物进入眼内;③睫毛的触觉敏感,触及睫毛可以引起眨眼反射,防止异物损伤眼睛。如果睫毛的生长方向或位置错误,会影响美观或者摩擦眼球。

三、睑内翻与倒睫

睑内翻（entropion）是指眼睑向眼球方向卷曲的一种位置异常。倒睫（trichiasis）是指睫毛向后生长并触及眼球的一种反常现象，无睑缘内翻。睑内翻与倒睫常并存。

【护理评估】

（一）健康史

1. 瘢痕性睑内翻　因睑结膜及睑板瘢痕收缩所致。常见于沙眼、结膜烧伤等。

2. 痉挛性睑内翻　多发生在下睑，由于睑缩肌无力，眶隔和下睑皮肤松弛导致。常见于老年人。也可因炎症刺激导致眼轮匝肌痉挛引起。

3. 先天性睑内翻　由于内眦赘皮、眼轮匝肌过度发育、睑板发育不全、肥胖或鼻梁未发育的结果。多见于婴幼儿的下睑内眦部，也可见于上睑，常为双侧。

（二）身体状况

1. 症状　眼部异物感，刺痛、畏光、流泪；角膜混浊时视力下降。

2. 体征　睫毛或睑缘摩擦结膜、角膜，致结膜充血、角膜浅层混浊、角膜新生血管、角膜溃疡及角膜瘢痕（图 1-3-2）。

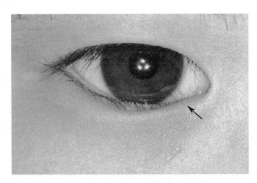

图 1-3-2　先天性睑内翻

（三）心理 - 社会状况

病人因眼痛、异物感而焦虑；需要手术的病人担心手术疗效。

【治疗要点】

1. 解除睫毛或睑缘对眼球的摩擦。方法有①拔除睫毛。②手术治疗瘢痕性睑内翻。③痉挛性睑内翻可行肉毒杆菌毒素 A 局部注射。④先天性睑内翻随年龄增长部分患儿可自行消失，定期复查倒睫的情况。

2. 药物治疗结膜炎、角膜炎。

【常见护理诊断 / 问题】

1. 舒适受损：异物感、刺痛等　与睫毛刺激眼球有关。

2. 感知受损：视力下降　与角膜混浊有关。

3. 知识缺乏：对睑内翻倒睫的危害性认识不足。

4. 潜在并发症：角膜混浊、角膜溃疡等。

【护理措施】

1. 专科护理

（1）遵医嘱：①及时处理睫毛对眼球的刺激：1~2 根倒睫可用拔睫毛镊拔除或电解后拔除睫毛。②痉挛性睑内翻可暂时用胶布粘住睑缘皮肤向外牵拉；亦可行肉毒杆菌毒素 A 局部注射。③并发角膜炎时指导病人使用抗生素眼药。

（2）对倒睫较多或睑内翻病人，按眼部手术护理常规，做好睑内翻矫正术准备。

2. 病情观察　①角膜是否有感染迹象。②手术后病人伤口及睑内翻矫正的情况。

3. 健康指导　告知病人睑内翻、倒睫可致角膜混浊及溃疡，应尽早治疗以减少并发症发生。

四、睑闭合不全

工作情景与任务

导入情景:

王阿姨最近体检发现患上了甲状腺功能亢进,正在治疗中。近期感觉眼干涩不适,家人见她的双眼发红,来眼科就诊,接诊医生让其轻轻闭眼,见双眼不能完全闭合,闭眼时角膜暴露。医生告诉王阿姨她是甲状腺相关眼病。

工作任务:

1. 告知王阿姨角膜暴露时如果不做及时处理可能发生的并发症。

2. 对王阿姨进行健康指导。

睑闭合不全(lagophthalmus)又称兔眼,指上、下睑不能完全闭合导致眼球部分暴露的状况。少数人睡眠时,有不暴露角膜的睑裂缝隙称生理性兔眼。

【护理评估】

(一)健康史

1. 眼睑外翻　多由眼睑烧伤、创伤、面神经麻痹或年老引起。

2. 眼球突出　如甲状腺相关性眼病、眼眶肿瘤等。

3. 其他　眼睑缺损、全麻和重度昏迷都可以发生。

(二)身体状况

1. 症状　泪溢、眼干涩;发生暴露性角膜炎时有眼痛、视力下降。

2. 体征　轻度睑闭合不全结膜充血、干燥、肥厚和过度角化,重度可发生角膜炎甚至角膜溃疡(图 1-3-3)。

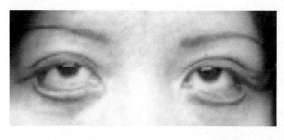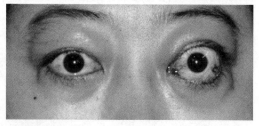

图 1-3-3　睑闭合不全
左:下眼睑外翻;右:眼球突出

(三)辅助检查

CT 或 B 超检查有助于判断有无眼眶肿瘤;血液化验排除有无甲状腺功能亢进。

(四)心理 - 社会状况

因疾病导致眼部不适和外观异常,病人容易产生焦虑、自卑、孤独心理。

【治疗要点】

①针对病因治疗:如瘢痕性睑外翻者行手术矫正、眼球突出的病人行眼眶肿瘤摘除术或眼眶减压术。②保护角膜治疗,减少并发症发生。

【常见护理诊断／问题】

1. 舒适受损：泪溢、眼干涩　与眼球暴露有关。

2. 自我形象紊乱　与睑外翻致容貌改变有关。

3. 知识缺乏：病人对本病的危害认识不足。

4. 潜在并发症：暴露性角膜炎。

【护理措施】

（一）专科护理

1. 遵医嘱滴抗生素眼药水防治角膜炎、滴人工泪液保持角膜湿润。

2. 角膜保护治疗　①指导病人睡前结膜囊涂抗生素眼膏。②戴湿房眼镜。③必要时配合医生行睑缘缝合术。

3. 对需要手术的病人，按眼部手术护理常规进行。

（二）病情观察

严密观察病人角膜情况，如果发现角膜混浊，提示可能有角膜溃疡的发生。

（三）心理护理

多与病人交流、沟通，减轻其因容貌受损而产生的自卑、焦虑心理，使其正确对待疾病，配合治疗。

（四）健康指导

①指导病人正确的擦泪方法：用手帕由下睑向上擦。②告知病人睑闭合不全的危害，注意保护角膜。

五、上睑下垂

上睑下垂（ptosis）指上睑部分或全部不能提起所造成的下垂状态，即在向前方注视时上睑遮盖角膜上缘超过 2mm。

【护理评估】

（一）健康史

1. 先天性上睑下垂　常因动眼神经或提上睑肌发育不良，具有遗传性。以双眼多见。

2. 后天获得性上睑下垂　动眼神经麻痹、颅脑外伤、神经系统疾病、重症肌无力、高血压、糖尿病等均可引起此病。

（二）身体状况

1. 平视时患眼上睑位置低于正常，为了克服上睑对视线的遮挡，病人皱额抬眉，额纹加深，眉毛高竖。双眼上睑下垂的病人可有仰头视物表现（图 1-3-4）。

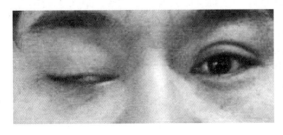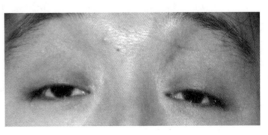

图 1-3-4　上睑下垂
左：单眼；右：双眼

2. 先天性重度上睑下垂,因上睑遮盖瞳孔,如延误治疗,可导致弱视。

3. 其他可伴有眼外肌麻痹、小睑裂综合征等。

(三)辅助检查

X 线或 CT 检查排除颅内占位病变。新斯的明肌内注射后,上睑下垂程度减轻为重症肌无力。血糖检查。

(四)心理 - 社会状况

因疾病致病人容貌受损,容易使其产生自卑心理。后天性上睑下垂因发病急,易引起病人焦虑。需要手术的病人常担心手术效果。

【治疗要点】

先天性上睑下垂 3~5 岁以后手术治疗;重度先天性上睑下垂手术可提早到 1 岁左右,以防止弱视发生。后天性上睑下垂针对病因治疗,保守治疗 1 年左右,无效时考虑手术治疗。常用的手术方法有提上睑肌缩短术和额肌悬吊术。

【常见护理诊断 / 问题】

1. 自我形象紊乱 与上睑下垂影响容貌有关。

2. 潜在并发症:弱视。

【护理措施】

1. 后天性上睑下垂病人,护士应帮助病人寻找病因,以便对病因治疗。

2. 对需要手术的病人按外眼手术护理常规准备。术后遵医嘱用药、换药、拆线。

3. 术后注意观察睫毛是否刺激角膜、眼睑是否闭合不全、角膜是否暴露。

4. 教会病人及家属涂眼药膏的方法,避免术后暴露性角膜炎的发生。

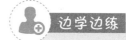

边学边练

实训 1-2　眼局部用药

第二节　泪囊炎病人的护理

泪囊炎是泪囊黏膜急性或慢性感染。好发于中老年女性,单侧多见。

【护理评估】

(一)健康史

1. 致病微生物:金黄色葡萄球菌、溶血性链球菌、肺炎链球菌、白色念珠菌等。

2. 沙眼、鼻炎和鼻中隔偏曲致鼻泪管狭窄或阻塞是其发病的诱因。

(二)身体状况

1. 慢性泪囊炎 主要症状是泪溢。患眼内眦部皮肤潮红、糜烂,湿疹;结膜慢性充血;指压泪囊大量粘脓性分泌物自泪小点溢出。

慢性泪囊炎使结膜囊长期处于带菌状态,如果发生眼外伤或施行内眼手术,容易导致细菌性角膜溃疡或化脓性眼内炎。

2. 急性泪囊炎 多数在慢性泪囊炎的基础上发生。泪囊区皮肤红肿,触之坚实、剧痛,炎症可扩展到眼睑、鼻根及面颊部,甚至可引起眶蜂窝织炎,严重时伴畏寒、发热等全身症状(图 1-3-5)。可形成脓肿及泪道瘘管。

(三)心理 - 社会状况

病人因长期泪溢、治疗效果不佳可出现焦虑、烦躁心理。

【治疗要点】

1. 慢性泪囊炎 ①抗生素滴眼液点眼；②泪道冲洗与探通：每日冲洗泪道，冲洗无脓时可行泪道探通术；③以上治疗无效时可手术治疗：常用的手术方法是泪囊鼻腔吻合术，无法吻合时行泪囊摘除术。

2. 急性泪囊炎 局部热敷，全身足量抗生素控制感染；脓肿成熟后，则应切开排脓。炎症期切忌泪道探通或泪道冲洗，以免导致感染扩散，引起眶蜂窝织炎。

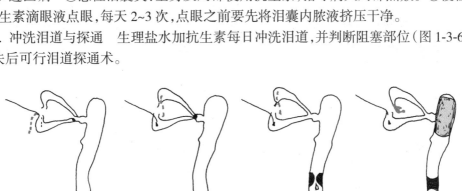

图 1-3-5 急性泪囊炎

【常见护理诊断/问题】

1. 急性疼痛 与泪囊急性炎症有关。

2. 舒适受损：泪溢 与泪囊慢性炎症有关。

3. 自我形象紊乱 与眦部皮肤糜烂、潮红影响容貌有关。

4. 潜在并发症：角膜炎、眼内炎。

【护理措施】

1. 遵医嘱 ①急性泪囊炎：全身及局部使用抗生素，指导病人局部热敷。②慢性泪囊炎：抗生素滴眼液点眼，每天 2~3 次，点眼之前要先将泪囊内脓液挤压干净。

2. 冲洗泪道与探通 生理盐水加抗生素每日冲洗泪道，并判断阻塞部位（图 1-3-6）。脓液消失后可行泪道探通术。

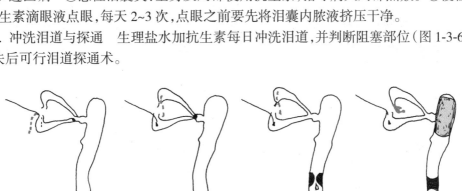

| 泪小管阻塞 | 泪总管阻塞 | 鼻泪管狭窄 | 泪囊炎 |

图 1-3-6 泪道冲洗及常见阻塞部位

3. 手术护理 术前三天冲洗泪道，手术当日教会病人用滴鼻药滴鼻。按眼科手术护理常规准备。手术后遵医嘱换药、冲洗泪道，注意伤口情况、鼻腔有无出血等。

4. 健康教育 ①告知病人指压泪囊排空泪囊分泌物后，再使用抗生素眼药水；②向病人及其家属解释慢性泪囊炎的潜在危害，指导其积极治疗。

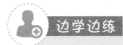 边学边练

实训 1-3 泪道冲洗法

 知识窗

新生儿泪囊炎

因新生儿鼻泪管下端发育不完全，或被残留膜状物阻塞所造成。主要症状是出生

后婴儿泪溢,多为单眼,泪囊若有继发感染,可出现黏液脓性分泌物,形成新生儿泪囊炎。早期可试用手指有规律地按摩泪囊区,并向鼻腔方向压迫,压迫数次后滴抗生素滴眼液,每日 3~4 次,坚持数周。也可用生理盐水加压冲洗泪道。大多数患儿可痊愈。如果保守治疗无效,6 个月以后考虑泪道探通术。

（张秀梅）

思考题

1. 患儿,女,2 岁。母亲代诉:自出生畏光、流泪。检查患儿较胖,灯照时畏光、流泪,下睑内眦部睫毛向内生长并摩擦角膜,诊断为先天性睑内翻。

（1）患儿的护理评估内容包括哪些?

（2）如何正确护理患儿?

2. 病人,女,50 岁,右眼泪溢半年,检查:右眼结膜慢性充血,指压泪囊区有大量脓性分泌物自泪点溢出,诊断:右眼慢性泪囊炎。

（1）写出病人的护理诊断。

（2）制订护理计划。

3. 李女士因眼袋手术导致瘢痕性睑外翻。

（1）遵医嘱护士应对李女士采取哪些保护角膜的措施?

（2）如何对李女士进行健康教育?

第四章　结膜病与角膜病病人的护理

学习目标

1. 理解和认同结膜病、角膜炎病人及家属对疾病的担心、恐惧及焦虑心情,关爱病人。
2. 掌握结膜病及角膜病病人的护理评估、护理诊断及护理措施。
3. 熟悉结膜病、角膜病的治疗要点。
4. 了解结膜病及角膜病的发病因素及诱因,发病机制与分类。
5. 熟练运用护理程序对本章节的病人进行护理评估,制订护理计划,书写护理诊断,并做出正确护理,做好重症角膜溃疡病人的护理指导。
6. 学会传染性眼病的预防措施,并进行社区卫生宣教,减少疾病的传播和交叉感染发生。

第一节　结膜病病人的护理

结膜表面大部分暴露于外界,容易受各种病原微生物侵袭和物理、化学因素的刺激而发生病变。结膜病中以结膜炎症最为多见。

一、急性细菌性结膜炎

工作情景与任务

导入情景:

张老师,男,25 岁。昨天右眼内飞进一只虫子,经过揉眼、流泪,虫子出来了。今早起床发现右眼红肿,流黏泪。检查右眼结膜充血,角膜透明,结膜囊有许多脓性分泌物。诊断为急性结膜炎。

工作任务:

1. 评估张老师患病的原因。
2. 正确护理张老师的患眼。

急性细菌性结膜炎(acute bacterial conjunctivitis)是由细菌感染结膜所致的急性传染性眼病,俗称"红眼病",按发病的快慢分为超急性细菌性结膜炎和急性细菌性结膜炎。

【护理评估】

（一）健康史

1. 超急性细菌性结膜炎　是由淋球菌、脑膜炎奈瑟菌引起的传染性极强的化脓性结膜炎。传播途径为生殖器→眼、生殖器→手→眼接触感染。成年人主要为淋菌性急性尿道炎的自身感染，单眼多于双眼。新生儿则为产道感染，常双眼同时发病。

2. 急性细菌性结膜炎　常见致病菌有科韦（KochWeeks）杆菌、肺炎双球菌、金黄色葡萄球菌、流感嗜血杆菌等。常双眼同时或相隔 1~2 天发病。

评估病人有无传染性眼病接触史，用眼卫生习惯等。新生儿要了解其母亲患病史。

（二）身体状况

1. 症状　起病急、异物感、烧灼感、畏光、流泪，分泌物增多时有暂时性视物模糊，并发角膜病变时视力下降。

2. 体征　①眼睑、结膜充血水肿，大量黏脓性分泌物。②淋球菌结膜炎发病急，眼睑、结膜高度水肿和充血，大量脓性分泌物溢出，俗称"脓漏眼"（图 1-4-1）。可有耳前淋巴结肿大、压痛。

（三）辅助检查

结膜分泌物涂片和结膜刮片可见多形核白细胞增多。

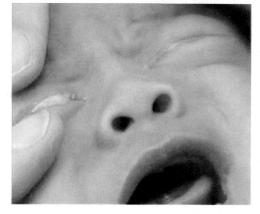

图 1-4-1　细菌性结膜炎大量脓性分泌物

（四）心理 - 社会状况

病人因眼部充血、不适而急于治愈。

【治疗要点】

针对病因，选择有效抗生素控制感染，方法有局部清洗和点眼药，淋球菌感染应全身用药；急性期禁止包扎患眼；预防交叉感染。

【常见护理诊断 / 问题】

1. 舒适受损：异物感　与炎症反应有关。

2. 潜在并发症：角膜炎。

3. 知识缺乏：缺乏本病预防和治疗相关知识。

【护理措施】

1. 注意休息、清淡饮食。外出时佩戴有色眼镜可减少光线刺激，减轻不适感。

2. 局部护理　①局部冷敷以减轻充血及灼热感。②禁止包扎和热敷患眼：包扎和热敷使分泌物滞留，结膜囊内温度升高，有利于致病菌的繁殖，加剧结膜炎症。③淋球菌性结膜炎时，健眼可用眼罩保护。④冲洗结膜囊：用生理盐水或 3% 硼酸溶液冲洗，每天 1~2 次。冲洗时防止患眼冲洗液流入健眼。

3. 药物护理　指导病人按医嘱滴用抗生素眼药水，睡前涂抗生素眼药膏。常用的眼药水有 0.1% 利福平、0.3% 氧氟沙星、0.3% 妥布霉素等，每 1~2 小时 1 次。淋球菌感染局部 5000U~10 000U/ml 青霉素点眼（皮试后使用），全身使用青霉素、头孢曲松钠（菌必治）。双眼患病者实行 1 人 1 瓶眼药。单眼患病者，实行 1 眼 1 瓶眼药。

4. 医护人员在接触病人前后要洗手、消毒，防止交叉感染。接触过病眼及其分泌物的仪器、用具等都要及时消毒,用过的敷料要烧毁。做眼部检查时,先查健眼后查患眼。

5. 病情观察　治疗中有视力下降和角膜浸润时,可能有角膜炎发生,立即报告医生。

6. 健康指导　①注意个人卫生,勤洗手,不用手揉眼。②加强卫生宣传教育,利用各种信息载体宣传本病防治知识,提倡1人1巾1盆。加强理发店、游泳池等集体场所的卫生管理,公用毛巾要做到用一次消毒一次。

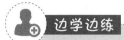
边学边练
实训 1-4　结膜囊冲洗法

二、病毒性结膜炎

病毒性结膜炎(viral conjunctivitis)发病急、传染性强。临床上最常见的类型是流行性角结膜炎和流行性出血性结膜炎。好发于夏秋季节。

【护理评估】

(一) 健康史

流行性角结膜炎由腺病毒 8、19、29、37 型引起,流行性出血性结膜炎由 70 型肠道病毒引起,偶可由柯萨奇病毒 A24 型引起,传染性极强,主要通过接触传染。

(二) 身体状况

1. 症状　自觉异物感、眼痛、畏光、流泪,并发角膜炎时视力下降。

2. 体征　检查球结膜充血水肿,结膜下点状或片状出血,睑结膜滤泡形成,水样分泌物,部分病人可发生浅层点状角膜炎,耳前淋巴结肿大、压痛。部分病人可有头痛、发热、咽痛等上呼吸道感染症状。结膜刮片检查可见单核细胞增多。

(三) 心理 - 社会状况

病人因异物感、畏光、流泪、结膜充血而紧张、焦虑。

【治疗要点】

本病有自限性。以局部用抗病毒药物为主。并发角膜炎时,可少量使用糖皮质激素滴眼剂。合并角膜炎、混合感染者,可配合使用抗生素眼药水。

【常见护理诊断 / 问题】

1. 舒适受损:异物感、眼痛、流泪　与病毒感染有关。

2. 有传播感染的危险　与分泌物具有传染性有关。

3. 潜在并发症:点状角膜炎。

4. 知识缺乏:缺乏有关病毒性结膜炎的防治知识。

【护理措施】

1. 用药护理　遵医嘱使用抗病毒滴眼液 0.5% 利巴韦林(病毒唑),1% 阿昔洛韦(无环鸟苷)等,每小时 1 次滴眼;角膜基质浸润者可酌情使用糖皮质激素,如 0.02% 氟米龙滴眼液,病情好转后逐渐减量停药,以免复发。

2. 其他参照急性细菌性结膜炎护理。

3. 健康教育　参照急性细菌性结膜炎的护理。

三、沙眼

沙眼(trachoma)是由沙眼衣原体引起的一种慢性传染性结膜炎。因其在睑结膜表面形成粗糙不平的外观,形似沙粒,故名沙眼。可发生于任何人群。

【护理评估】

(一) 健康史

1. 病原体 沙眼由沙眼衣原体感染引起。其抗原型为 A、B、C 或 Ba。沙眼衣原体耐寒怕热,70℃以上的温度、75% 酒精、0.1% 福尔马林均可将其杀死。

2. 传播方式 含有沙眼衣原体的分泌物,通过手、洗脸用水、毛巾、玩具及公共场所用具等媒介传播给健康人。

3. 环境因素 不良的卫生习惯及卫生条件差的地区,沙眼发病率高。

(二) 身体状况

1. 症状 常双眼发病,眼部异物感、眼痒、干涩不适等,常反复发作,并发角膜病变时有不同程度的视力下降。

2. 体征 上睑结膜血管模糊、充血,滤泡形成及乳头增生;反复发作后睑结膜白色线状或网状瘢痕;角膜浅层出现垂帘状新生血管称角膜血管翳;角膜缘滤泡发生瘢痕化改变称为 Herbert 小凹。

3. 分期 按沙眼的发病过程,我国 1979 年制定了沙眼分期的方法:Ⅰ期(活动期):上睑结膜滤泡、乳头,角膜血管翳。Ⅱ期(退行期):上睑结膜瘢痕及少许活动性病变。Ⅲ期(完全瘢痕期):上睑结膜全部是瘢痕,此期没有传染性。

4. 并发症与后遗症 重症沙眼或反复发作后可出现下列并发症和后遗症:睑内翻倒睫、实质性结膜干燥症、上睑下垂、睑球粘连、慢性泪囊炎、角膜混浊等。

评估病人症状、体征及个人生活居住条件、卫生习惯、接触人群等。

(三) 辅助检查

①裂隙灯显微镜检查有无角膜血管翳。②结膜刮片进行染色检查可查出沙眼包涵体。③沙眼衣原体的检测:如 PCR、荧光素标记抗体染色等方法。

(四) 心理 - 社会状况

早期,病人因症状轻不重视治疗;也有病人因疾病反复发作丧失治疗信心;晚期因并发症导致视力障碍,容易引起悲观失望的心理;家人常担心传染问题。

【沙眼诊断】

WHO 诊断沙眼时至少符合下述标准中的两条:①上睑结膜 5 个以上的滤泡;②典型的睑结膜瘢痕;③角膜缘滤泡或 Herbert 小凹;④广泛的角膜血管翳。

【治疗要点】

局部点抗生素眼药为主,重症沙眼结合全身治疗。有并发症时对症治疗。

【常见护理诊断 / 问题】

1. 舒适受损:异物感、眼干涩 与结膜炎症反应、瘢痕形成有关。

2. 感知障碍:视力下降 与角膜混浊有关。

3. 知识缺乏:对沙眼的危害认识不足。

4. 有传播感染的危险 与沙眼的传染性有关。

【护理措施】

(一) 专科护理

1. 遵医嘱指导病人用药 ①局部用药:0.1% 利福平、0.1% 酞丁胺、0.3% 氧氟沙星等抗生素滴眼液点眼,3~4 次 / 天,晚上涂抗生素眼药膏,坚持用药。②全身治疗:急性期或严重沙眼,可口服多西四环素或红霉素,4 周 / 疗程。儿童及孕妇禁止用四环素。

2. 并发症防治　介绍并发症及后遗症的治疗方法,如睑内翻可行手术矫正,角膜混浊可行角膜移植术。向病人解释手术目的、方法,缓解紧张心理。做好手术前、后护理。

(二)健康指导

①告知病人沙眼的危害性,早治疗、坚持治疗,减少并发症发生。②培养良好的卫生习惯,加强卫生宣传教育(详见急性细菌性结膜炎)。

> **知识窗**
>
> ### 视觉2020,享有看见权利
>
> WHO在1999年发起"视觉2020,享有看见权利"行动,目标是在2020年前,全球根治可避免盲。行动的重点是白内障、沙眼、河盲、儿童盲、屈光不正和低视力5个方面。
>
> 对于沙眼防治,"视觉2020"制定的防治策略是"SAFE"(surgery,antibiotic,facial cleanliness,and environmental improvement)即手术,抗生素,清洁脸部和改善环境。通过实施SAFE防治策略,我们期待在2020年前消灭致盲性沙眼。

四、免疫性结膜炎

免疫性结膜炎(immunologic conjunctivitis)又称为变态反应性结膜炎,是结膜对外界过敏原的免疫反应。常见的有春季结膜炎和泡性角结膜炎。

【护理评估】

(一)健康史

1. 春季结膜炎　病因不清楚,可能与病人对花粉、微生物、动物羽毛等过敏有关。在春夏暖季反复双眼发病,秋冬自行缓解。多见于青少年男性。

2. 泡性角结膜炎　是结膜角膜对微生物蛋白质发生迟发免疫反应,相关微生物有结核杆菌、金黄色葡萄球菌等。多见于女性、青少年及儿童。

(二)身体状况

1. 春季结膜炎

(1)症状:发作期眼部奇痒、畏光、流泪,少量黏丝状分泌物。

(2)体征:①睑结膜型:上睑结膜粉红色充血、硬而扁平肥大乳头,呈铺路石样排列(图1-4-2)。②角结膜缘型:角膜缘黄褐色或污红色胶样增生。③混合型:同时出现上述两型病变。各型均有可能发生角膜上皮炎。

2. 泡性角结膜炎

(1)症状:异物感。角膜有病变时眼痛、畏光、流泪及眼睑痉挛。

(2)体征:球结膜局限性充血。依病变所在的位置分:①泡性结膜炎:结膜单个或多个灰红色疱疹结节,结节溃破形成浅层溃疡。②泡性角结膜炎:角膜上单发或多发灰白色结节。③泡性角结膜炎:上述病变位于角膜缘。

(三)辅助检查

血常规及结膜刮片可见嗜酸性粒细胞增多。

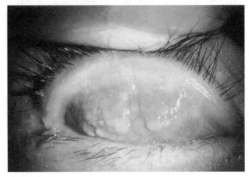

图1-4-2　春季结膜炎睑结膜型——巨大乳头铺路石样改变(荧光素染色)

（四）心理－社会状况

常因疾病反复发作,病人易产生焦虑及恐惧心理。

【治疗要点】

①查找过敏原,去除诱发因素;②对症治疗,糖皮质激素局部使用,可迅速缓解眼部症状;③抗过敏治疗,如 2%~4% 色甘酸钠滴眼液;④其他:冷敷、病人移居相对寒冷的环境。

【常见护理诊断／问题】

1. 舒适受损:眼奇痒、异物感 与变态反应有关。

2. 潜在并发症:激素性青光眼、白内障。

3. 知识缺乏:缺乏对本病预后的正确认识。

【护理措施】

1. 生活护理 协助病人积极寻找病因,进行脱敏治疗。外出戴有色眼镜。

2. 用药护理 ①抗过敏药物,如 2% 色甘酸钠滴眼液,3~4 次／天。②症状严重时可短期局部应用糖皮质激素,如 0.1% 地塞米松滴眼液。③顽固病人可用环孢霉素 A 滴眼液。

3. 健康教育 ①减少与过敏原的接触:如外出配戴有色眼镜,减少与光线、花粉的接触及刺激。②春季结膜炎是自限性疾病,禁止长期使用糖皮质激素,并警惕其并发症发生。③告知病人冷敷、空调房内工作或相对寒冷的环境可减少疾病的发作。

五、翼状胬肉

翼状胬肉(pterygium)是一种向角膜表面生长的与球结膜相连的纤维血管样组织,因其形如昆虫翅膀而得名,俗称"攀睛"。好发于鼻侧睑裂部,常双眼发病。

【护理评估】

（一）健康史

具体病因不清楚,因渔民、农民等户外工作的人群发病率较高,推测可能与紫外线照射、烟尘、风沙等刺激有关。遗传也是发病原因之一。

（二）身体状况

1. 症状 小的胬肉多无症状。胬肉充血时有异物感。翼状胬肉牵引角膜引起散光或胬肉侵入瞳孔区,可导致视力下降。肥厚痉挛的胬肉可限制眼球的运动。

2. 体征 典型的翼状胬肉分头、颈、体三部分,常由内眦部呈三角形向角膜侵入,尖端朝向角膜。静止期胬肉薄而不充血。进展期胬肉充血肥厚(图 1-4-3)。

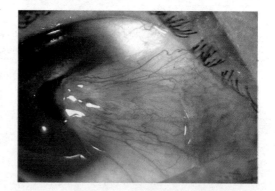

图 1-4-3 翼状胬肉

（三）心理－社会状况

病人因胬肉影响视力、容貌及手术复发而有焦虑、紧张。

【治疗要点】

1. 小而静止的翼状胬肉一般不需手术,有症状时对症治疗。

2. 手术治疗 影响视力或影响容貌时可手术,并注意预防术后复发。常用术式有:胬肉单纯切除术;胬肉切除合并结膜瓣转移术;胬肉切除联合角膜缘干细胞移植或羊膜移植术,术中可用丝裂霉素 C 等,以减少术后复发。

【常见护理诊断 / 问题】

1. 自我形象紊乱　与胬肉影响外观有关。

2. 知识缺乏:缺乏翼状胬肉的防治知识。

【护理措施】

1. 对症护理　①不需治疗的胬肉做好解释工作,定期复查。②充血的胬肉可点少量地塞米松眼药水,待充血消退即停药。术后有复发倾向的病人遵医嘱局部注药,如平阳霉素。

2. 手术护理　手术治疗者参照眼部手术进行手术常规护理。术后遵医嘱换药,拆线,定期复查,观察是否有复发。

3. 健康指导　尽量避免风沙、烟尘的直接刺激。户外作业时应戴防护眼镜。

六、干眼症

 工作情景与任务

导入情景:

　　小李大学毕业自主创业开了一家网店,每天的工作是在电脑前核对数据,最近天冷,他一直用空调取暖。近 2 周觉得眼干涩、疲劳,药店买了眼药水没有效果,前来就诊。经医生检查后诊断为干眼症。

工作任务:

1. 帮助小李寻找患病的原因。

2. 指导小李用眼卫生。

　　干眼症(dry eye syndrome)又称为角结膜干燥症,是泪液质和量,或动力学异常而导致泪膜功能异常和眼表组织病变的疾病总称。

 知识窗

泪　膜

　　清晰的视功能,需要健康的眼表上皮及眼球表面覆盖稳定的泪膜。泪膜是通过眼睑的瞬目运动,将泪液涂布在眼表形成。从外向内分为①脂质层:由眼睑腺体分泌。②水样层:由泪腺、副泪腺分泌而来。③黏液层:由结膜的杯状细胞分泌。泪膜主要功能是形成光滑的光学介面、湿润、润滑和营养角膜、清洁和杀菌作用。

【护理评估】

(一) 健康史

1. 泪液分泌不足　免疫性疾病、雄性激素下降及药物(如镇静药)使用等致泪腺分泌功能下降。

2. 泪液蒸发过强　睑板腺功能障碍、睑闭合不全、长时间驾驶车辆等。

3. 其他　维生素 A 缺乏、沙眼、眼烧伤、长期配戴角膜接触镜、角膜激光手术后、长时间接触末端视屏、过度使用空调等。

护士要评估病人全身病史、眼病与治疗史、用药史、个人生活史等,以寻找干眼的病因。

（二）身体状况

1. 症状　眼部干涩感、异物感、畏光、刺痛、视疲劳、眼红、丝状分泌物等。

2. 体征　①泪液分泌不足。②泪膜不稳定。③结膜血管扩张、增厚、无光泽,眼表上皮细胞损害。④泪液渗透压增加。

（三）辅助检查

泪液分泌试验、泪膜破裂时间可测定泪液的分泌量和泪膜质量。

（四）心理 - 社会状况

本病病程长、疗效差,病人视疲劳明显,常有焦虑、烦躁心理。

【治疗要点】

1. 病因治疗　积极寻找并针对病因治疗,如治疗睑缘炎、改善工作环境等。

2. 对症治疗　①使用滴泪液替代眼药,如人工泪液。②增加泪液分泌:溴己新口服;补充雄性激素。③保留泪液:泪点封闭。④手术治疗:腺体移植等。

【常见护理诊断／问题】

1. 舒适改变:眼干涩、异物感　与泪膜功能不良有关。

2. 潜在并发症:角膜炎　与角膜长期缺乏营养和保护易受感染有关。

3. 知识缺乏:缺乏干眼症的防治知识。

【护理措施】

1. 生活护理　每天早、晚各一次对眼睑湿热敷,每次 10~20min。用手指在眼睑表面近睑缘处做旋转性按摩。眼睑湿热敷、按摩有利于泪膜脂层的形成。

2. 用药护理　鼓励病人坚持用药,并观察药物副作用。

3. 对症护理　戴硅胶眼罩、湿房镜以保留泪液。

4. 配合手术　用泪小点栓子行泪小点封闭法以阻止泪液排出。对严重干眼症病人可行颌下腺导管移植手术。向病人告知手术方式,减轻心理压力,常规术前准备,配合完成手术。

5. 健康教育

（1）尽量避免长时间使用电脑、空调或接触烟尘环境。对于必须接触终端视屏的病人,如电脑、电视等,保持正确姿势,眼不要和视屏在同一平面,理想的视角为下视 15°~20°,足够的距离（40~70cm）,连续工作 1~2 小时休息 10~15 分钟。

（2）戴角膜接触镜的病人,选择质量好的镜片及护理产品,并多做瞬目活动。

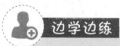

边学边练

实训 1-5　泪液分泌试验

（3）增加阅读环境的湿度,不用高温照明光源。

第二节　角膜病病人的护理

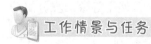
工作情景与任务

导入情景:

电焊工张师傅,45 岁。因左眼被铁屑溅伤 1 天伴眼痛、视力下降就诊。检查左眼:视力

0.04,不能矫正;结膜混合性充血,结膜囊有黄绿色脓性分泌物,角膜中央可见一直径6mm圆形溃疡,前房积脓约1mm。以铜绿假单胞菌性角膜溃疡收住院。

工作任务:

1. 明确张师傅的护理诊断。

2. 请制订张师傅的护理计划。

3. 请对张师傅进行健康指导。

角膜病是常见的致盲眼病之一。角膜疾病中最常见的是感染性角膜炎症。

一、细菌性角膜炎

细菌性角膜炎(bacterial keratitis)是由细菌引起的角膜炎症的总称,多见于角膜损伤后继发细菌感染。发病急,进展快,如果得不到及时控制,可发生角膜溃疡穿孔,甚至眼内炎。

【护理评估】

（一）健康史

1. 常见的致病菌有葡萄球菌、铜绿假单胞菌、肺炎链球菌、大肠杆菌等。

2. 角膜外伤、干眼症、慢性泪囊炎、倒睫、配戴角膜接触镜、长期使用糖皮质激素、维生素A缺乏、体质弱等都是引起细菌性角膜炎的诱因。

（二）身体状况

1. 症状 患眼眼痛、畏光、流泪、眼睑痉挛;视力下降;伴有脓性分泌物。

2. 体征 眼睑及结膜水肿;睫状充血或混合性充血;角膜水肿、浸润、溃疡形成;角膜后沉着物(KP)、房水混浊或前房积脓、瞳孔缩小、虹膜后粘连。如果角膜炎症得不到及时控制,可发生角膜溃疡穿孔,形成粘连性角膜白斑或化脓性眼内炎。

（1）革兰阳性球菌感染:圆形或椭圆形局灶性脓肿、灰白色或黄白色浸润、边界清楚。常伴有前房积脓(图1-4-4)。

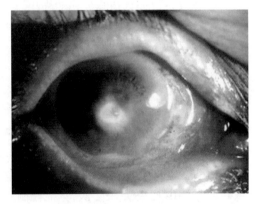

图1-4-4 细菌性角膜溃疡

（2）铜绿假单胞菌(绿脓杆菌)感染:发病凶猛、症状重。角膜急速的液化坏死;溃疡及分泌物呈黄绿色;前房大量积脓。

（三）辅助检查

角膜刮片镜检、细菌培养和药物敏感试验,可检出致病病原体并寻找敏感抗生素。

（四）心理 - 社会状况

因发病急,病情重,病人担心疗效易出现紧张、焦虑甚至恐惧、悲哀心理。

【治疗要点】

抗生素控制感染;增强机体抵抗力;减少并发症发生。药物治疗无效时可行手术治疗:如角膜移植术等。

知识窗

眼库与角膜移植

眼库是为角膜移植手术获取和分配眼角膜的一种非营利机构,其工作包括角膜捐献的接收、保存、分配、科学研究、教学等。眼角膜就是眼睛的窗户,也是最普遍,最有效的移植部位。

我国目前有超过 200 万角膜盲病人,每年得到角膜移植手术的机会极低,迫切需要社会各界的支持。而造成角膜捐献最大问题的主要原因是社会伦理的问题,中国人受传统观念束缚较深,"全尸"观念影响广泛,大多数人不愿在身后捐献角膜。作为医务人员要深入宣传和破除陈旧观念。

【常见护理诊断/问题】
1. 急性疼痛 与角膜炎症有关。
2. 感觉紊乱:视力障碍 与角膜溃疡有关。
3. 知识缺乏:缺乏对角膜外伤及炎症正确处理的知识。
4. 潜在并发症:角膜穿孔、化脓性眼内炎、眼球萎缩等。

【护理目标】
1. 疼痛减轻或消失。
2. 视力稳定或提高。
3. 获得正确处理角膜外伤的知识。
4. 无并发症发生。

【护理措施】

(一) 生活护理

①提供安静、舒适的环境,保证病人休息,包扎患眼,避免强光刺激。②补充足够的蛋白质和多种维生素,以促进溃疡面的愈合。③告诫病人不要揉眼。④食易消化的食物,保持大便通畅,避免便秘及用力过猛,如咳嗽、打喷嚏等以防止角膜穿孔。

(二) 专科护理

1. **药物护理** 指导病人按医嘱用抗生素眼药水及眼药膏。全身抗生素治疗。在炎症急性期,每 10~15 分点眼 1 次,炎症控制后减少滴眼次数。必要时进行结膜下注射,操作时,向病人解释清楚,并充分麻醉,以免加重眼痛,避免在同一部位反复注射。

(1) 抗感染药物:①革兰阳性球菌感染头孢唑林是首选药物,可联合使用 0.3% 氧氟沙星眼药水及其他广谱抗生素。②铜绿假单胞菌性角膜溃疡多用 1.3%~1.5% 妥布霉素或 1.5% 庆大霉素眼药水。

(2) 其他:多种维生素有助于溃疡的愈合。

(3) 散瞳剂应用:1% 阿托品或托品卡胺眼药散瞳。防止虹膜后粘连,减轻疼痛。

2. **手术护理** 需要角膜移植术的病人,按眼部手术护理常规准备。

3. 护士在实施护理操作时:①禁止压迫眼球以免角膜穿孔;②应严格无菌操作;③废弃物应无害化处理。

(三) 病情观察

严密监测病人的视力、症状、角膜及分泌物变化,如果角膜变薄、后弹力层膨出为角膜穿孔的征兆;如前房变浅或消失、眼压降低为角膜穿孔的表现。

(四) 心理护理

认同病人的感受,并给予安慰和理解,消除病人焦虑的心理。

(五) 健康指导

①告知病人工作时戴防护眼罩,预防眼外伤。一旦发生眼外伤,应立即就诊。②角膜接触镜配戴者要做好镜片的清洁、消毒。有眼痛时,立即停戴并及时就诊。

【护理评价】

经过治疗与护理,病人是否达到①疼痛减轻或消失;②视力稳定或提高;③获得正确处理角膜外伤及炎症的知识;④无并发症发生。

二、单纯疱疹病毒性角膜炎

 工作情景与任务

导入情景:

天天,8 岁。左眼疼痛、畏光、流泪 1 天。3 天前天天咳嗽、发热,今早起床后左眼疼痛,见光流泪。眼部检查:视力右眼 1.0,左眼 0.4 不能矫正。左眼眼睑皮肤可见疱疹。裂隙灯检查:结膜睫状充血,角膜中央上皮及浅基质层树枝样混浊。诊断为"左眼单纯疱疹病毒性角膜炎"。

工作任务:

1. 明确天天的护理问题。

2. 请对天天的家长就天天的疾病治疗与康复进行健康指导。

单纯疱疹病毒性角膜炎(herpes simplex keratitis,HSK)是由单纯疱疹病毒 I 型感染角膜引起。可反复发作,导致失明。

【护理评估】

(一) 健康史

1. 纯疱疹病毒 I 型初次感染皮肤和黏膜后,病毒潜伏在三叉神经节及其他眼部组织内,当机体抵抗力下降时,潜伏的病毒活化,使角膜感染复发。

2. 诱因　感冒、发热、疲劳或情绪不佳,糖皮质激素、免疫抑制剂使用均可诱发此病。

(二) 身体状况

1. 症状　眼痛、畏光、流泪,视力下降。

2. 体征　根据病变的类型本病分为:

(1) 原发感染:常见于幼儿,有发热、耳前淋巴结肿大、面部皮肤疱疹,部分病人可自限。眼部表现为急性滤泡性或假膜性结膜炎,眼睑皮肤疱疹,树枝状角膜炎。

(2) 复发感染:根据病毒的毒力和机体对病毒感染的反应不同,使病毒性角膜炎具有不同的类型。①上皮型角膜炎:患眼角膜上皮呈点状浸润,排列成行或成簇,继而形成小水泡,水泡破裂互相融合,形成树枝状表浅溃疡。溃疡的特点边缘羽毛状,末端球状膨大。随病情进展,炎症逐渐向角膜病灶四周及基质层扩展,可形成不规则的地图状角膜溃疡(图 1-4-5)。病变区角膜知觉减退。②营养性角膜病变:基底膜损伤、泪膜不稳定、神经营养障碍、眼药的毒性均可引起营养性角膜病变,上皮表面或浅基质层呈圆形或椭圆形病灶,睑裂区多发,经久不愈,可导致角膜穿孔。③基质型角膜炎:分为免疫性基质型角膜炎(常见盘状角膜炎)及坏死性角膜基质炎。④角膜内皮炎:在上述病变的同时,出现角膜内皮水肿、内皮沉积物,严重时可导致角膜内皮功能失代偿。

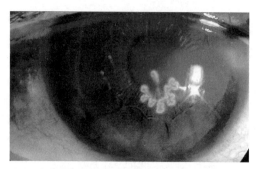

图 1-4-5 树枝状角膜炎(荧光素染色)

(三)辅助检查

PCR 技术可检测角膜中的病毒 DNA。

(四)心理 - 社会状况

因疾病反复发作,病程长,病人易出现悲观的心理,并对治疗缺乏信心。

【治疗要点】

局部使用抗病毒药物,抑制病毒在角膜内复制,减少角膜损害;角膜盘状基质炎,在联合抗病毒眼药同时,可以使用适量的糖皮质激素减少炎症反应,有角膜上皮损害时禁止使用;必要时手术治疗。

【常见护理诊断 / 问题】

1. 舒适受损:眼痛、畏光、流泪等 与角膜炎症反应有关。

2. 感觉紊乱:视力障碍 与角膜炎症有关。

3. 潜在并发症:角膜穿孔。

4. 焦虑 与病情反复发作有关。

【护理措施】

1. 生活护理 注意休息,避免疲劳;保持心情愉快;避免刺激性食物和饮酒。

2. 用药护理 ①抗病毒药物应用:常用抗单纯疱疹病毒药 0.1% 阿昔洛韦滴眼液或 0.15% 更昔洛韦滴眼液,1%~3% 阿昔洛韦眼膏,急性期每 1~2 小时滴眼 1 次,晚上涂眼膏。严重感染者需口服阿昔洛韦片剂。②糖皮质激素应用:盘状角膜炎可在抗病毒药物应用基础上适量应用。③散瞳剂应用:有虹膜睫状体炎者,加用散瞳剂。

3. 手术护理 药物治疗无效、有穿孔危险或已经穿孔,可行角膜移植术。按眼部手术护理常规准备。

4. 心理护理 因平和的心态有利于疾病恢复与减少复发,应多与病人沟通,解释病情,消除其悲观心理,树立治疗的信心。

5. 健康指导 ①锻炼身体,增强体质,避免疲劳,提高机体抗病能力,减少疾病复发。②告知使用糖皮质激素的病人,严格遵照医嘱使用,不可增加点眼的次数,停药时要逐渐减量,并注意激素的并发症。③注意饮食,少吃辛辣等刺激性食物,不宜抽烟、饮酒。

三、真菌性角膜炎

真菌性角膜炎(fungal keratitis)是由致病真菌引起的角膜感染。病程长,治疗困难,致盲率高。

【护理评估】

(一)健康史

常见的致病菌有曲霉菌属、镰刀菌属、弯孢菌属和念珠菌属等。眼部植物性外伤(树枝、稻草),全身或眼局部长期使用广谱抗生素、糖皮质激素、长期患眼表疾病(干眼、睑闭合不全、病毒性角膜炎)、糖尿病等均可诱发真菌性角膜炎。工作或居住环境温热潮湿人群发病率高。

(二)身体状况

1. **症状** 异物感、眼痛症状较轻,视力下降明显。

2. **体征** 眼部充血;角膜浸润致密,溃疡形态不规则,表面呈乳白色干燥、隆起;溃疡周围可见伪足或卫星灶;角膜后可有斑块状沉着物;前房灰白色积脓,瞳孔缩小、虹膜后粘连;常发生角膜穿孔(图1-4-6)。

3. **辅助检查** ①角膜刮片可发现真菌菌丝。②角膜共焦显微镜检查,可直接发现病灶内的病原体。

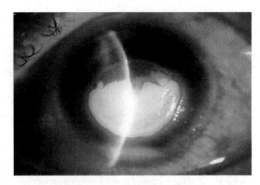

图1-4-6 真菌性角膜溃疡

4. **心理-社会状况** 本病病程长、疗效差,病人因担心失明和角膜手术而焦虑。

【治疗要点】

选择有效的抗真菌药物控制感染。其他治疗同细菌性角膜炎。

【常见护理诊断/问题】

1. **感觉紊乱:视力模糊** 与角膜溃疡混浊有关。

2. **知识缺乏:**对角膜植物性损伤的危害性认识不足。

3. **潜在并发症:**角膜穿孔、继发性青光眼、真菌性眼内炎。

【护理措施】

1. **用药护理** ①遵医嘱使用白天抗真菌眼药水:0.25%两性霉素B、5%那他霉素、0.5%~1%氟康唑。给药方法:早期每0.5~1小时滴眼1次,睡前涂抗真菌眼膏,病情好转减少次数。全身使用抗真菌药物时注意药物副作用。②指导病人正确使用1%阿托品眼药散瞳。

2. **手术护理,**参照细菌性角膜炎。

3. **心理护理** 耐心地给病人解释病情,消除其焦虑心理,树立战胜疾病的信心。

4. **健康指导** ①做好卫生宣教工作,预防眼外伤,如有植物性角膜外伤发生,应立即就诊。②合理使用抗生素和糖皮质激素,避免发生真菌感染。③糖尿病病人控制好血糖。

 知识拓展

角膜软化症

　　角膜软化症是由维生素A缺乏引起的角膜软化及坏死。多见于4岁以下儿童,双眼发病。食物中缺乏维生素A、患儿腹泻、发热又没有及时补充是常见原因。患儿表现为营养不良,精神萎靡,哭声嘶哑,皮肤干燥粗糙,夜盲,结膜干燥,角膜干燥混浊、基质溶解坏死形成溃疡,甚至穿孔。护士应密切观察患儿表现,及时补充大量维生素A、纠正水、电解质紊乱,积极治疗全身病。眼科局部使用抗生素眼药,阿托品散瞳。护士进行治疗时,勿给眼球加压,以防止角膜穿孔。应向家长宣传科学喂养知识,教育儿童不偏食,不无原则忌口。

(张秀梅)

思考题

1. 病人，男，38岁。双眼红、摩擦感、不适1天。检查结膜充血、滤泡，水样分泌物，耳前淋巴结肿大。

请问:(1)病人是细菌性结膜炎还是病毒性结膜炎？为什么？

(2)护理该病人时的注意事项是什么？

2. 患儿，男，10岁。双眼红、痒、黏丝状分泌物。眼部检查:双眼视力1.0，球结膜暗红色充血，上睑结膜布满硬而扁平粉红色肥大乳头。临床诊断为双眼春季结膜炎。

请问在使用糖皮质激素治疗护理中需要注意的并发症是什么？

3. 张大娘，58岁。右眼被玉米叶划伤20天，伴有眼异物感、视物模糊。

20天前张大娘在做农活时，右眼不慎被玉米叶划伤，当时感眼痛、流泪，随即滴诺氟沙星眼药水，但疗效不佳，视物模糊加重。

检查:右眼混合性充血，角膜中央3mm×5mm不规则的灰白色病灶，表面干燥隆起，周边毛刺样改变，前房积脓约1mm。

评估张大娘的致病因素、做出护理诊断、制订护理计划及护理措施。

第五章 青光眼与白内障病人的护理

学习目标

1. 具有理解和认同青光眼和白内障病人及家属因疾病、手术造成焦虑及恐惧的心理，并进行心理疏导。
2. 掌握青光眼及白内障定义、青光眼及白内障病人的护理评估及护理措施。
3. 熟悉青光眼及白内障的分类及治疗要点，先天性白内障的病因。
4. 了解各种类型青光眼及白内障的发病机制。
5. 熟练运用护理程序评价青光眼及白内障病人，并正确书写护理诊断，制订护理计划，采取护理措施。对绝对期青光眼病人做好健康指导。
6. 学会对上述病人做好手术前后护理指导。

第一节 青光眼病人的护理

青光眼（glaucoma）是一组以特征性视神经萎缩和视野缺损为共同特征的疾病，病理性高眼压是其主要危险因素。青光眼是主要的致盲性眼病之一。

眼压是眼球内容物作用于眼球壁的压力。正常眼压范围是 10~21mmHg，双眼的眼压差值≤5mmHg，24 小时眼压波动范围≤8mmHg。正常眼压对维持视功能起着重要作用，眼压稳定依靠房水的生成和排出之间的动态平衡，青光眼多数因房水排出阻力增加而引起。

临床上根据房角形态，分为闭角型青光眼及开角型青光眼；依据病因机制是否明确、发病年龄将青光眼分为原发性、继发性和先天性青光眼三大类。

一、原发性急性闭角型青光眼

工作情景与任务

导入情景：

张奶奶，65 岁，退休职工。晚饭后，绣十字绣 2 小时，自觉双眼胀痛。休息 1 小时后胀痛无缓解，且左眼胀痛加重，伴有同侧头疼、恶心呕吐及视力下降，前来就诊。眼科检查：视力右眼 0.8，左眼指数 /20cm。右眼无明显异常，左眼混合性充血，角膜水肿，瞳孔散大约 5mm×6mm，纵椭圆形，对光反射消失。眼压右眼 20mmHg，左眼 60mmHg。

诊断：急性闭角型青光眼右眼前驱期，左眼急性发作期。

工作任务：

1. 制订张奶奶的护理计划。

2. 观察张奶奶的眼压变化。

3. 为张奶奶做好手术前准备。

急性闭角型青光眼（acute angle-closure glaucoma）是一种以眼压急剧升高并伴有相应症状和眼前段组织改变为体征的眼病，俗称"气矇眼"。多见于 50 岁以上老年人，女性多见，双眼先后或同时发病。

【护理评估】

（一）健康史

1. 解剖因素　小眼球、小角膜、浅前房、房角窄，晶状体较厚且位置靠前、远视眼等，这些具有遗传倾向的解剖结构易导致病理性瞳孔阻滞，使房水排出阻力增加，引起眼压升高。随年龄增长，晶状体厚度增加，前房更浅，使闭角型青光眼的发病率增高。

2. 诱因　情绪激动、长时间用眼、瞳孔散大（暗光及药物性）、气候突变是常见诱因。

（二）身体状况

急性闭角型青光眼按发病经过及疾病转归可分为六期。

1. 临床前期　有前房浅、房角窄等闭角型青光眼发作的解剖因素，但眼压正常，无自觉症状，在一定诱因下发生急性闭角型青光眼者。或一眼已发生急性闭角型青光眼，另一眼虽无症状也称为闭角型青光眼临床前期。

2. 先兆期　在急性发作之前间歇性的小发作。病人在情绪激动等诱因作用下，一过性头痛、眼胀、恶心、雾视、虹视，眼压升高，睡眠或休息后自行缓解。

3. 急性发作期

（1）症状：发病急。表现为剧烈的眼球胀痛及同侧头痛，伴恶心、呕吐、发热等全身症状。视力急剧下降，常降到指数或手动。虹视。

（2）体征：眼压急剧升高，多在 50mmHg 以上；混合性充血；角膜上皮水肿，呈雾状混浊；角膜后色素沉着；前房较浅，前房角闭塞；瞳孔竖椭圆形散大，对光反应消失；房水可有混浊；后期虹膜节段性萎缩；晶体前囊下灰白色斑点状或地图状的混浊，称为青光眼斑。眼底可见视网膜动脉搏动。

4. 缓解期　也称间歇期。小发作自行缓解，或急性发作及时治疗的病人，眼压下降，视力恢复，房角重新开放或大部分开放。这种病情缓解是暂时的。

5. 慢性期　急性大发作或反复小发作之后，房角广泛粘连，小梁网功能已遭受严重损害，眼压中度升高，瞳孔散大，眼底视神经萎缩，视野缺损。

6. 绝对期　持久高眼压的病人，视神经萎缩，视功能丧失称绝对期青光眼。

（三）辅助检查

①前房角镜或超声生物显微镜（UBM）检查可见窄房角或房角关闭。②临床前期与先兆期的病人可进行暗室试验以便早期确诊。试验前停用各种抗青光眼药物48小时。测量眼压后，被检查者在清醒状态下，于暗室内静坐 1~2 小时后，暗光下再测量眼压，静坐前后眼压差值大于 8mmHg 为阳性。

（四）心理 - 社会状况

多数急性闭角型青光眼的病人，性情急躁、易怒，情绪不稳定。急性发作时，因疼痛剧烈、视力下降明显,病人焦虑、紧张。晚期因视功能恢复困难,又担心手术效果,病人有较重的恐惧心理。

【治疗要点】

本病的治疗原则是手术治疗。急性发作期先用药物降低眼压后手术治疗。临床前期和先兆期一般做周边虹膜切除术,目的是预防青光眼的急性发作。如果小梁网功能受到破坏,房角粘连大于 1/3 周者,行滤过性手术,例如小梁网切除手术。对绝对期青光眼可进行睫状体冷冻、透热以减少房水生成,降低眼压。

【常见护理诊断/问题】

1. 急性疼痛 与眼压升高有关。

2. 感知改变:视力障碍 与高眼压导致角膜水肿及视神经损害有关。

3. 焦虑 与疼痛和视力障碍有关。

4. 自理缺陷、有受伤的危险 与视功能丧失有关。

5. 知识缺乏:缺乏急性闭角型青光眼相关知识。

【护理目标】

①眼压下降,疼痛减轻或消失;②提高或保存视力;③情绪稳定;④无外伤发生;⑤获得青光眼自我护理知识。

【护理措施】

(一) 生活护理

对急性发作的病人,提供安静舒适的环境,保证病人充足的睡眠。不要在暗光下长时间停留。饮食清淡易消化,保持大便通畅。对失明或双眼包扎的病人,协助其各项生活护理,物品摆放以方便病人为原则,活动空间不设置障碍物,避免病人受伤。教会病人使用传呼器,并鼓励病人寻求帮助。

(二) 用药护理

遵医嘱及时正确给药并观察用药反应。

1. 缩瞳药 缩小瞳孔,开放房角,增加房水排出。常用 1% 毛果芸香碱(匹罗卡品)眼药水,对急性发作的病人,每隔 15 分钟 1 次,连续 1~2 小时,至瞳孔接近正常时,改为 3 次/天。或 4% 毛果芸香碱凝胶,每晚 1 次滴眼。该药有头痛、暂时性近视眼及胃肠道反应等副作用,每次点眼后应压迫泪囊区 3~5 分钟。

2. β-肾上腺素能受体阻滞剂 减少房水生成。常用 0.25% 噻吗洛尔或 0.25%~0.5% 倍他洛尔等滴眼液点眼,2 次/日。此类药物有减慢心率的副作用,有房室传导阻滞、窦房结病变、支气管哮喘者忌用。

3. 碳酸酐酶抑制剂 抑制房水的生成,使眼压下降。代表药为乙酰唑胺,每片 250mg,口服,2 次/日,该药久服可引起口周及四肢麻木、低血钾、尿路结石、血尿等副作用,故不宜长期服用,病人要多饮水,服等量的碳酸氢钠。1% 布林佐胺滴眼剂,其降眼压效果略小于全身用药,但全身副作用也很少。

4. 高渗脱水剂 这类药物可在短期内提高血浆渗透压,使眼组织,特别是玻璃体中的水分进入血液,从而减少眼内容量,迅速降低眼压。常用① 20% 甘露醇注射液,1~1.5g/kg 体重,快速静脉滴注。对年老体弱和心血管疾病者,注意呼吸和脉搏的变化。② 50% 甘油,口服,2~3ml/kg 体重,应使温度适宜,减少恶心呕吐及上腹不适等感觉,因其参与体内糖代谢,糖尿病病人慎用。

(三) 手术护理

按眼部手术病人常规护理。术后遵医嘱用药、换药、拆线。

（四）病情观察

密切观察病人治疗前后的视力、瞳孔大小、前房深浅、眼压、伤口情况等，做好记录，如有异常情况，及时报告医生。

（五）心理护理

青光眼病人容易因情绪激动而发病，护理人员要有耐心，应教会病人控制情绪的方法，消除紧张、焦虑的心理。讲解青光眼的危害和预防，使其积极配合治疗。

（六）健康教育

1. 向病人及家属宣教本病的病因及防治知识，例如告知病人应保持平和的心态，近距离工作不要时间过长，不宜配戴有色眼镜，以防眼压升高。

2. 积极宣传青光眼防治的意义，社区内指导可疑人群（如40岁以上有青光眼家族史者）学会自我监测，如出现眼胀、头痛、虹视，应立即就诊。有闭角型青光眼家族史者，应警惕青光眼的发生，以减少青光眼盲的发生。

3. 嘱术后病人定期复查眼压及视野。对于滤过泡瘢痕化者，教会其用手指指腹轻轻按摩眼球。

4. 对于绝对期青光眼的病人 ①指导其多用听觉、触觉和残余视力。②训练病人判断方向、距离，防止受伤的方法。③告知家属给病人安全的生活环境。

【护理评价】

经过治疗护理病人是否达到①眼痛、头痛消失；②视力稳定或提高；③情绪稳定；④无外伤发生；⑤获得青光眼自我护理知识。

二、原发性开角型青光眼

 工作情景与任务

导入情景：

张先生，38岁，干部。因双眼视疲劳1年而就诊。病人双眼近视眼-6.00D。眼部检查视力：双眼矫正视力均0.8。眼压：右眼28mmHg，左眼32mmHg。外眼检查正常。角膜透明，前房深浅正常。眼底C/D0.7。视野检查见双眼视野环形缺损。诊断为"原发性开角型青光眼OU"，张先生因担心失明而特别焦虑。

工作任务：

1. 监测张先生的眼压变化。

2. 对张先生进行心理疏导。

原发性开角型青光眼特点是高眼压状态时前房角是始终开放的。

【护理评估】

（一）健康史

病因迄今尚未完全明了。可能与遗传有关。组织学检查提示小梁网纤维变性，内皮细胞脱落或增生，小梁网增厚，网眼变窄或闭塞等病理改变。

（二）身体状况

1. 症状 起病隐匿、进展缓慢，多无明显自觉症状。少数病人高眼压时，有眼胀、雾视、虹视。随着眼压逐渐升高,晚期视力、视野均有显著损害,可有行动不便及夜盲。

2. 体征

（1）眼压:早期眼压不稳定,昼夜波动范围大。测量 24 小时眼压曲线有助于诊断。随病情进展,眼压逐渐增高,晚期眼压持续性升高。

（2）眼底:主要表现为:①视乳头盘沿面积减少和凹陷扩大,视杯加深、垂直性扩大,即杯/盘（C/D,即视杯直径与视盘直径比值）比值增大（图 1-5-1）;②视盘上下方盘沿变窄或形成切迹;③双眼 C/D 差值≥0.2;④视盘或盘周浅表出血;⑤视网膜神经纤维层缺损。

（3）视野:视野缺损呈旁中心暗点、鼻侧阶梯状暗点、弓形暗点、环形暗点及晚期管状视野（图 1-5-2）。

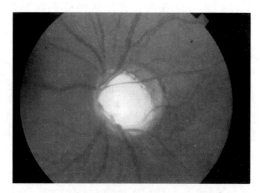

图 1-5-1 青光眼视盘凹陷（青光眼杯）

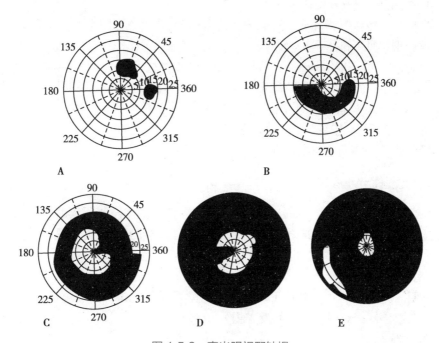

图 1-5-2 青光眼视野缺损

A. 旁中心暗点;B. 弓形暗点;C. 环形暗点;D. 管状视野向心性缩小;E. 管状视野伴颞侧视岛

（4）其他:获得性色觉障碍、对比敏感度降低等。

（三）辅助检查

①24 小时眼压测量:在 24 小时内,每 2~4 小时测量眼压一次并记录。最高值与最低值差值≥8mmHg 为阳性。②视野检查:检测有无视神经损害有助于疾病诊断,也可监测病情进展情况,评估抗青光眼治疗是否有效。③眼底检查:是否有青光眼性改变。

（四）心理 - 社会状况

因本病发生隐匿,病人发现较晚,往往就诊时已经有明显的视功能损害,而且恢复困难,病人及家属多不能接受现实,比较焦虑、悲观。

47

【治疗要点】

原发性开角型青光眼的治疗原则是控制眼压,保护视功能。主要的治疗方法包括药物治疗、激光治疗和手术治疗。①药物治疗的原则一般是从低剂量的药物局部治疗开始,如不能控制眼压,再增加药物浓度或联合用药。②激光治疗:多采用氩激光小梁成形术。③小梁切除术是原发性开角型青光眼最常用的手术方式。由于药物治疗存在副作用及依从性差,目前有人主张一旦诊断明确,应尽早手术。

【常见护理诊断/问题】

1. 感觉紊乱:视功能障碍　与视神经损害有关。

2. 自理缺陷　与视野缺损导致活动受限有关。

3. 有受伤的危险　与视野缺损有关。

4. 焦虑　与担心疾病的预后不良有关。

【护理措施】

1. 病情观察　监测病人眼压、视野及眼底变化。观察24小时眼压波动曲线,以便指导用药。密切观察药物疗效和副作用。

2. 药物护理　遵医嘱指导病人正确使用降眼压药,详见急性闭角型青光眼。

3. 手术护理　见眼部手术护理常规。

4. 心理护理　耐心地给病人及家属讲解青光眼的发病过程、危害及防治常识,消除焦虑心理,减轻对预后的恐惧感,说明稳定的情绪对治疗的积极影响;对视功能严重损害者耐心进行疏导、释疑、鼓励,使其心理平衡,正确面对现实。

5. 对青光眼致盲者,按盲与低视力康复护理。

6. 健康教育　告知病人早期诊断、及时复查和遵医嘱坚持治疗,可有效保护视功能。

三、先天性青光眼

先天性青光眼(congenital glaucoma)是胚胎期前房角发育异常所致的青光眼。我国将先天性青光眼分为婴幼儿型青光眼和青少年型青光眼。婴幼儿型青光眼是最常见的一种。

【护理评估】

(一)健康史

病因不明。主要是房角发育异常。病理组织学可见虹膜根部附着靠前,致小梁网通透性下降。具有遗传性。双眼多见。好发于男性。

(二)身体状况

1. 婴幼儿型青光眼　①常在3岁以前发病。②畏光、流泪及眼睑痉挛。③角膜增大,角膜上皮水肿呈雾状混浊,直径一般超过11mm,后弹力层有条状混浊及裂纹。④眼球扩大(图1-5-3),前房加深,房角检查可能发现虹膜、房角发育异常。⑤眼底视乳头萎缩和视杯凹陷扩大。⑥眼压升高。

2. 青少年型青光眼　其发病、临床表现和治疗与原发性开角型青光眼类似。

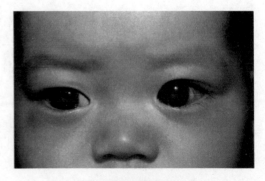

图1-5-3　先天性青光眼(大角膜)

（三）心理 - 社会状态

因患儿较早视力障碍,家属对患儿的未来担心、焦虑。年龄大的患儿因严重视力功能障碍会出现恐惧、孤单的心理。

【治疗要点】

药物治疗效果不佳,一旦确诊尽早手术治疗,挽救视功能。常用的手术方式有小梁切开术、房角切开术及小梁切除术。手术后进行视功能恢复治疗,如矫正屈光不正、治疗弱视等。

【常见护理诊断 / 问题】

1. 感觉紊乱:视功能异常 与高眼压所致视神经损害有关。
2. 自理缺陷 与视神经萎缩有关。
3. 家庭应对无效 与患儿家属对该病的防治知识不足有关。

【护理措施】

1. 因年龄原因,病人缺乏对疾病症状的正常反应,细心观察病人的各种状况。
2. 配合医生进行抗青光眼手术,做好术前准备及手术后处理。
3. 告知家长①婴幼儿有畏光、流泪应尽早就诊。②眼球明显增大患儿,注意保护,避免外伤。③提倡优生优育,避免近亲结婚。

第二节 白内障病人的护理

晶状体是眼的屈光间质之一,双凸面、透明、无血管。营养主要来源于房水和玻璃体。晶状体病最常见的是晶状体混浊,而影响视力者称为白内障(cataract)。白内障一般分为年龄相关性白内障、先天性白内障、外伤性白内障、代谢性白内障、并发性白内障等。临床上以年龄相关性白内障最常见。

一、年龄相关性白内障

年龄相关性白内障(age-related cataract)又称老年性白内障,是最常见的白内障类型,多见于 50 岁以上的老年人,发病率随年龄增加而明显增长。老年性白内障为双眼先后发病。根据发病初期混浊部位不同,老年性白内障分为皮质性、核性及后囊下白内障。

【护理评估】

（一）健康史

白内障是晶状体老化后的退行性改变,多种因素综合作用的结果。年龄、职业、紫外线照射、糖尿病、心血管疾病、遗传因素及烟酒均与白内障发生有关。

（二）身体状况

1. 症状 视力呈渐进性、无痛性减退,减退的程度与晶状体混浊的部位与程度有关。早期的病人眼前出现固定不动的暗影,单眼复视或多视,屈光改变如近视等症状。

2. 分类 根据白内障首先混浊的位置,白内障可分为:

（1）皮质性白内障:是老年性白内障中最为常见的一种,根据病程分为四期。

①初发期:裂隙灯显微镜下可见皮质有空泡与水隙形成,以后晶状体周边部皮质呈楔状混浊,呈羽毛状,尖端指向中心。无视力障碍。②膨胀期:又称未熟期。晶状体呈不均匀的灰白色混浊,晶状体皮质吸收水分而肿胀,体积变大,使前房变浅,此期可诱发闭角性青光眼发作。③成熟期:晶状体全部混浊,瞳孔区呈灰白色,视力仅剩光感或手动。④过熟期:晶体

缩小,囊膜皱缩,前房加深。晶状体皮质可溶解。核可随体位变化而移位。此期液化的皮质漏到囊外时,则会出现过敏性葡萄膜炎、晶状体溶解性青光眼。(图1-5-4A、B)

(2)**核性白内障**:此型发病较早,进展缓慢。混浊始于胚胎核,逐渐发展到成人核至完全混浊。早期核呈黄色,周边部透明,对视力影响不大,但在强光下因瞳孔缩小而使视力减退。当核变为深棕色、棕黑色或皮质也混浊时,视力才明显降低(图1-5-4C)。

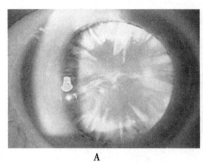 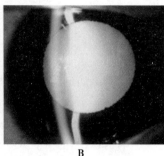 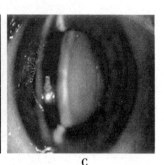

A   B   C

图1-5-4　各型、期白内障
A. 初发期白内障;B. 成熟期白内障;C. 核性白内障

(3)**后囊膜下白内障**:是在晶状体后囊膜下的皮质浅层出现了混浊,呈金黄色或白色颗粒并夹杂着小空泡。其进展虽很慢,但因混浊位于视轴区,早期就可发生视力障碍。

(三)辅助检查

眼电生理评估视网膜视神经状况、眼部A\B超判断玻璃体情况及人工晶体的度数。

(四)心理-社会状况

病人视功能下降,给工作学习及生活带来不便,易产生孤独感,出现社交障碍;手术病人因害怕手术,担心复明效果而产生焦虑心理。

【治疗要点】

目前尚无治疗白内障的特效药物。当视力下降影响到正常生活、工作和学习时,即可考虑手术治疗。常用的手术方法有白内障囊外摘除术联合人工晶状体植入术。

【常见护理诊断/问题】

1. 感知改变:视力减退　与晶状体混浊有关。

2. 自理缺陷、日常生活能力下降、外伤的危险　与视力减退有关。

3. 潜在并发症:继发性青光眼、晶状体皮质过敏性葡萄膜炎。

【护理措施】

(一)一般护理

对于早期白内障病人,详细解释疾病的发生与发展过程,告知目前尚无有效的药物治疗,可试用吡诺克辛(白内停)眼药水,同时补充维生素。并告知疾病发展过程中有眼痛、不适时及时就诊。

(二)手术前、后护理

1. **生活护理**　向病人介绍病区环境及相关的护理常识,如传呼系统的使用、物品的摆放、无障碍活动空间等,使病人适应病区生活,预防外伤。协助病人做好个人生活护理。注意饮食,保持大便通畅。

2. **心理护理**　详细解释手术治疗的目的及手术过程,术中、术后可能出现的问题、采取应对的措施及注意事项,减轻病人不必要的思想顾虑,积极配合治疗。

3. 术前检查 协助病人做好各项术前检查,解释检查的目的与意义。

4. 术前指导 指导病人向各方向转动眼球并按照要求注视,以便更好地配合医生手术。告知手术时要抑制咳嗽和打喷嚏,以防出血。

5. 手术护理 ①术前按照眼部手术常规护理。应用抗生素眼药水及散瞳剂滴眼,注意观察瞳孔的变化及药物不良反应。②术后按眼部手术术后常规护理。密切观察眼部情况。避免头部碰撞及震动,不要用力擤鼻、揉眼、弯腰等,控制咳嗽和打喷嚏,防止创口裂开。遵医嘱局部或全身应用抗生素及激素,操作要规范,防止感染。③术后按医嘱复查,无植入人工晶状体者,告知术后需要配镜矫正视力。

6. 健康教育 向病人及家属宣教老年性白内障的病因及防治知识。

知识窗

人工晶状体与白内障超声乳化技术

人工晶状体(IOL)是一种高分子聚合物制成的特殊凸透镜,用于白内障手术后光学矫正。白内障超声乳化技术是应用超声乳化仪将晶状体皮质与晶状体核粉碎成乳糜状后吸出,保留后囊膜,手术切口小,约2~3mm,有很好的自闭性,手术反应轻,术后散光小。同时进行人工晶体植入,病人术后即可适当活动,不需住院。伤口愈合快,视力恢复迅速,是目前公认的最安全有效的白内障手术方法之一。

二、先天性白内障

先天性白内障(congenital cataract)为出生前后即存在或出生后一年内形成的白内障,是常见的儿童眼病,也是造成儿童盲目与低视力的主要原因,多为双眼。

【护理评估】

(一)健康史

1. 遗传因素 大约一半的先天性白内障与遗传有关。遗传方式有常染色体显性遗传、染色体隐性遗传及X连锁隐性遗传,其中常染色体显性遗传最常见。

2. 环境因素 母体怀孕前三个月,胎儿晶状体囊膜未完成发育,不能抵抗病毒的侵犯。此期如果母体感染病毒(风疹、水痘、疱疹病毒及流感病毒等)、营养失调、代谢紊乱(糖尿病、甲亢和缺钙等)、全身应用某些药物(如糖皮质激素、大量四环素等)和中毒,导致晶状体的发育不良。新生儿早产、缺氧、高浓度吸氧也可引起先天性白内障。

3. 原因不明 许多散发病例没有明显的遗产因素及环境因素。

(二)身体状况

1. 视力障碍或正常与晶状体混浊发生部位和程度有关。可单眼或双眼。多数为静止性,少数出生后继续发展。

2. 根据晶状体混浊发生部位、形态和程度进行分类。如膜性、核性、绕核性、前极性、后极性、点状、花冠状白内障等。

3. 部分病人伴有眼部或全身其他先天异常,如可引起斜视、弱视和眼球震颤。

(三)辅助检查

针对不同情况选择相应的实验室检查。如糖尿病、新生儿低血糖症者查血糖、尿糖和酮体。遗传性者进行致病基因的筛查等。

(四) 心理 - 社会状态

年龄稍大未得到及时治疗的患儿,因视力障碍表现为胆小、孤独。患儿的家庭成员因担心手术效果和孩子的未来表现为紧张、焦虑甚至恐惧。

【治疗要点】

先天性白内障治疗的目标是恢复视力,减少盲目与弱视的发生。对视力无影响或影响不大的静止性患儿,一般不需治疗,应随访观察。对于明显影响视力者,应尽早给予手术治疗。在 3~6 个月手术为宜,最迟不超过 2 岁,以免发生视觉剥夺性弱视。风疹病毒性白内障不宜过早手术,以免激活潜伏在晶状体内的病毒。

【常见护理诊断 / 问题】

1. 感知障碍:视力下降　与晶状体混浊有关。

2. 潜在并发症:斜视、弱视和眼球震颤。

3. 家庭应对无效　与家庭主要成员缺乏相关防护知识有关。

【护理措施】

1. 生活护理　适应婴幼儿的身心特点:动作轻柔、精心呵护,防止哭闹、抓挠术眼。

2. 手术护理

(1) 术前向家长做好解释工作,包括手术过程、预期效果,以消除家长紧张心理。

(2) 婴幼儿应按全麻常规护理。

(3) 术后尽早摘掉眼罩,以免引起弱视。告知家长要对无晶体眼进行屈光矫正和视力训练,防治弱视,并定期复查。

3. 健康教育　宣传优生优育,预防先天性疾病的发生。重视孕期卫生保健护理,向社区人员讲解先天性白内障的病因及防护知识,避免先天性白内障的发生。

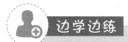
边学边练
实训 1-6　眼部换药与包扎

三、糖尿病性白内障

糖尿病性白内障(diabetic cataract)是由于血糖增高导致晶状体代谢紊乱,引起的晶状体混浊。

【护理评估】

(一) 健康史

晶状体的能量来源于房水中葡萄糖,糖尿病使得晶状体中葡萄糖代谢异常,晶状体内渗透压升高,吸收水分,晶状体纤维肿胀变性,导致混浊。

(二) 身体状况

1. 症状　由于晶状体混浊及糖尿病性视网膜病变导致视力不同程度下降。血糖迅速升高时,晶状体吸水纤维肿胀,可出现暂时性近视。

2. 真性糖尿病性白内障多发生在 30 岁以下,病情严重的幼年型糖尿病病人,常为双眼发病,发展迅速,短时间内可全混浊。

3. 其他糖尿病性眼部并发症　如糖尿病性视网膜病变、继发性青光眼等。

(三) 辅助检查

眼部 A\B 超判断玻璃体情况及人工晶体的度数。检查血糖与尿糖。

（四）心理 - 社会状况

因担心手术后是否感染、伤口愈合情况及手术效果而焦虑。

【治疗要点】

控制血糖,血糖在正常范围内可行白内障摘除术及人工晶体植入术。如伴有糖尿病性视网膜病变可以在做白内障同时进行眼底病治疗。术后积极控制感染和出血。

【常见护理诊断 / 问题】

1. 感知改变:视力障碍　与晶状体混浊有关。

2. 潜在并发症:术后感染、出血、伤口愈合不良。

3. 焦虑　与原发病及视力低下有关。

4. 知识缺乏:缺乏对糖尿病及糖尿病性白内障的防治知识。

【护理措施】

1. 生活护理　饮食定时定量,以低糖、低脂、适当蛋白质、高纤维素、高维生素饮食为主。对于自理缺陷的病人,协助做好各种生活必需的项目,熟悉周围环境,避免意外事故的发生。

2. 用药护理　遵医嘱:①应用降血糖药并观察药物的疗效及副作用;②眼部常规用药。

3. 手术护理　①做好术前评估,详细询问病人糖尿病类型、发病时间、血糖控制情况、有无其他眼部并发症,以评估术后效果。②做好术前解释工作,告知手术效果除了和手术操作有关,还与原有的糖尿病性眼部并发症有关。③按手术常规护理准备。④因糖尿病手术后易发生感染、出血及伤口愈合不良,术前应将血糖控制在正常范围,术后密切观察伤口变化。

4. 心理护理　鼓励病人树立战胜疾病的信心,正确对待疾病与生活。

5. 健康教育　①向病人及家属宣教糖尿病性白内障及其他眼部并发症的防治知识。②给予糖尿病有关知识指导,提高自我护理的能力,学会低血糖反应的应急处理,严格按照糖尿病食谱进食。

（张秀梅）

 思考题

1. 李阿姨,女,65 岁,右眼胀痛、视力下降 1 天,伴头痛、恶心、呕吐。

眼部检查:视力右眼 0.02,左眼 0.8。眼压:右眼 65mmHg,左眼 15mmHg。右眼混合性充血,角膜雾状水肿,前房浅,瞳孔 7mm,竖椭圆形,对光反射消失。左眼:结膜无充血,角膜透明,前房稍浅,虹膜膨隆,瞳孔 2mm,圆形,对光反射灵敏。诊断为急性闭角型青光眼。

请问:

（1）针对病人的病情,护士应配合医生采取哪些护理措施?

（2）病人同意手术后,护士需作哪些护理工作? 并应注意什么问题?

2. 张奶奶,75 岁,左眼视物不见 1 个月。　眼部检查:视力右眼 0.3,左眼手动 /10cm。双外眼检查正常。裂隙灯显微镜检查右眼晶状体混浊,前房较左眼浅,左眼晶状体乳白色混浊,眼底不清。眼压正常。诊断为年龄相关性白内障膨胀期(右眼),成熟期(左眼)。

请问:

（1）张奶奶左眼首选的治疗方法是什么?

（2）张奶奶手术前需要做哪些检查? 为什么?

第六章　葡萄膜及视网膜疾病病人的护理

第一节　葡萄膜炎病人的护理

工作情景与任务

导入情景:

　　小张,男,25 岁。突然右眼红、痛、畏光流泪,视力下降 1 天。

　　检查左眼正常。右眼:视力 0.3,不能矫正,睫状充血,瞳孔缩小,房水混浊。

　　诊断:右眼急性虹膜睫状体炎。

工作任务:

　　1. 评估小张的健康史及身体状况。

　　2. 交代小张点阿托品眼药的注意事项。

　　葡萄膜是眼球壁的中层组织,富含色素和血管,而且血流缓慢,这些特点容易使葡萄膜受到自身免疫、感染、血源、肿瘤等因素的影响。葡萄膜疾病中最常见的是葡萄膜炎症,好发于青壮年,反复发作,是常见的致盲性眼病。本节重点介绍前葡萄膜炎症。

急性虹膜睫状体炎(前葡萄膜炎)

【护理评估】

(一)健康史

　　1. 感染性虹膜睫状体炎　是细菌、真菌、病毒等直接或由身体其他部位经血行播散进入眼内,感染虹膜睫状体所致。

2. 非感染性虹膜睫状体炎 自身免疫异常是最常见的原因,如对自身视网膜 S 抗原、色素等产生免疫反应;其他见于眼外伤、手术及理化刺激等引起的虹膜睫状体炎症反应。

3. 全身性相关疾病 如结核、风湿性疾病、溃疡性结肠炎等。

（二）身体状况

1. 症状 眼痛、畏光、流泪、不同程度的视力下降。

2. 体征

（1）睫状充血或混合充血。睫状体部位压痛。

（2）角膜后沉着物(KP):主要是炎性细胞或色素颗粒在角膜内表面沉积所致。

（3）房水混浊:裂隙灯显微镜下前房内光束增强,成灰白色半透明带,称为前房闪辉。是蛋白、炎症细胞进入房水造成的。大量的炎症细胞沉积可形成前房积脓。

（4）虹膜改变:①虹膜水肿,纹理不清。②虹膜粘连:因炎症渗出使虹膜与晶状体粘连称虹膜后粘连;与角膜后表面粘连称虹膜前粘连。③虹膜因炎症可出现结节。

（5）瞳孔改变:①瞳孔缩小,对光反射迟钝或消失。②如果虹膜部分后粘连,散瞳后可出现不规则瞳孔形状,如梅花状、梨状等。③虹膜全周与晶状体粘连形成瞳孔闭锁。④如瞳孔区被纤维膜覆盖称瞳孔膜闭。瞳孔闭锁与膜闭均可继发青光眼。

（三）辅助检查

血常规检查了解机体有无感染;血沉检查对诊断结核、类风湿有帮助。

（四）心理 - 社会状况

本病因发病急,症状重,病人易出现紧张、焦虑心理。又因疾病反复发作,容易使其产生悲观心理。

【治疗要点】

1. 散瞳 为最重要的治疗措施,具有解痉、止痛、防止瞳孔后粘连、预防并发症的作用。常用的眼药有阿托品、后马托品、托品卡胺。

2. 糖皮质激素 具有消炎、抗免疫作用。一般局部点眼,重症病人可全身应用。

3. 非甾体类抗炎药 可抑制炎症介质的形成,常用的有吲哚美辛、双氯芬酸钠眼药。

4. 其他 针对病因,治疗全身疾病,如有感染选用敏感抗生素;积极治疗并发症。

【常见护理诊断 / 问题】

1. 急性疼痛 与炎症刺激有关。

2. 感知改变:视力下降 与房水混浊、角膜后沉着物和眼部并发症有关。

3. 焦虑 与视功能障碍、病程长、反复发作有关。

4. 潜在并发症:继发青光眼,并发白内障、眼球萎缩等。

【护理措施】

（一）用药护理

1. 散瞳剂 如 1% 阿托品或托品酰胺眼药水,1~2 次 / 天,滴阿托品后应压迫泪囊区 3~5 分钟,防止药物经鼻腔黏膜吸收致全身中毒。告知病人如果出现口干、面色潮红等药物反应,应多饮水。散瞳期间外出配戴有色眼镜可避免强光刺激。

2. 糖皮质激素 0.1% 地塞米松眼药水点眼,早期每 1 次 /1~2 小时,炎症减退后要逐渐减少点眼次数。对于全身用药的病人,注意观察糖皮质激素副作用,如胃出血、激素性青光眼等。

3. 非甾体抗炎药 如双氯酚酸钠眼药水,3~5 次 / 天。用药前告知病人该药刺激性强。

（二）其他护理

①嘱病人注意休息,清淡饮食,忌辛辣食物。②协助病人寻找病因。③患眼湿热敷可促进炎症吸收,减轻炎症反应,10~15 分/次,2~3 次/天。

（三）健康教育

1. 向病人及家属宣教急性虹膜睫状体炎的病因及防治知识。

2. 本病易反复发作,告知病人戒烟酒,锻炼身体,提高机体的抗病能力。

第二节 视网膜疾病病人的护理

视网膜为眼球壁最内层,由神经感觉层与色素上皮层组成,其结构精细,功能复杂,极易受到内外致病因素的影响发生病变,导致视功能障碍。此外视网膜易受血管疾病的影响,如高血压、糖尿病性视网膜病变等。

一、视网膜中央动脉阻塞

 工作情景与任务

导入情景:

上午工作时,李先生突然觉得眼前发黑,以为是长时间看电脑的原因,揉揉眼没有好转,心情紧张地来医院就诊。医生检查后告知他右眼视网膜中央动脉阻塞。

工作任务:

1. 做好配合医生急救的护理准备。

2. 帮助李先生寻找病因,并对其以后的生活做健康指导。

视网膜中央动脉阻塞(central retinal artery occlusion,CRAO)是指各种原因造成的视网膜急性缺血,使病人视力迅速下降,是眼科致盲的急症之一。

【护理评估】

（一）健康史

视网膜中央动脉阻塞是多因素造成。①血管内各种栓子(血栓、胆固醇栓子、心脏黏液瘤脱落物、血小板纤维蛋白栓子、肿瘤栓子等)栓塞;②视网膜中央动脉痉挛;③动脉粥样硬化;④视网膜中央动脉受压,如青光眼、球后肿瘤等。高血压、糖尿病、动脉硬化、心内膜炎是本病的诱发因素。

（二）身体状况

1. 症状 视力突然无痛性丧失。部分病人有阵发性黑蒙的先兆症状。

2. 体征 ①瞳孔散大,直接对光反射消失,间接对光反射存在。②眼底:视乳头水肿、边界模糊;视网膜动脉狭窄;视网膜呈灰白色水肿,如有睫状视网膜动脉供应,该区视网膜呈舌形橘红色区;黄斑区樱桃红。数周后视乳头苍白,萎缩(图1-6-1)。

（三）辅助检查

眼底荧光素血管造影早期显示视网膜循环时间延长,动脉无灌注。

（四）心理 - 社会状况

本病发病急,视力丧失突然且不易恢复,病人有严重的焦虑、恐惧心理。单眼发病时,无痛、外观正常,就诊多不及时,影响预后。

知识拓展

荧光素眼底血管造影

荧光素眼底血管造影是利用荧光素钠做为造影剂,从臂静脉注入,当荧光素钠随血流进入眼底血管时,通过有特定滤色片的眼底摄影机,持续拍摄眼底血管动态轮回的过程,为许多眼底病的发病机理、诊断、治疗和预后提供参考。

【治疗要点】

治疗应争分夺秒,积极抢救。方法有扩张血管、吸氧、降低眼压以改善视网膜循环和保存视功能。同时积极治疗原发病,预防另眼发病。

【常见护理诊断 / 问题】

1. 感觉紊乱:视力突然丧失 与视网膜中央动脉栓塞有关。

2. 焦虑 与视力突然丧失,担心预后不能恢复有关。

3. 知识缺乏:缺乏本病有关防治知识。

【护理措施】

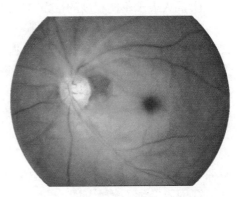

图 1-6-1 视网膜中央动脉阻塞

（一）急救护理

1. 血管扩张剂 遵医嘱立即用速效扩血管药物,如亚硝酸异戊酯 0.2ml 吸入或硝酸甘油 0.5mg 舌下含化;妥拉苏林 25mg 球后注射。

2. 吸氧 吸入 95% 氧及 5% 二氧化碳混合气体,10min/h,夜间 1 次 /4 小时。

3. 降低眼压 促使视网膜动脉扩张,改善血供。①协助或指导病人按摩眼球:病人轻闭双眼,手指压迫患眼数秒,即松开数秒再压迫,如此重复,一般按摩 10~15 分钟。②配合医生进行前房穿刺或按医嘱使用降眼压药物。

4. 其他 遵医嘱使用溶解血栓药物;维生素 B_1、B_{12} 营养视神经;协助病人寻找病因积极治疗,例如疑有巨细胞动脉炎,应给予糖皮质类固醇激素治疗,预防另一只眼受累。

（二）病情观察

观察病人视力恢复的情况。身体虚弱或心脏病病人不能耐受急速的血管扩张,要仔细观察病人用药后的反应。

（三）心理护理

耐心解释按摩眼球、前房穿刺等治疗方法的目的和操作方法,解除病人的紧张心理,使其配合治疗。主动安慰病人,使其树立战胜疾病的信心。

（四）健康教育

①宣教本病的特点,使病人及家属学会预防与自救的方法。②宣教本病发病的诱因,教育其应积极治疗高血压、糖尿病等危害身体健康的慢性疾病。

二、视网膜静脉阻塞

视网膜静脉阻塞(retinal vein occlusion,RVO)是常见的可致盲性视网膜血管病。按阻塞发生部位可分为视网膜中央静脉阻塞和分支静脉阻塞两种类型。多为单眼发病。

【护理评估】

（一）健康史

主要原因是①视网膜静脉受压:如筛板处神经纤维拥挤挤压,视网膜动脉粥样硬化对静脉压迫;②血栓形成:如视网膜血管炎症、血液黏稠度高、血小板数量增多、右心功能不全、颈动脉狭窄等使血流缓慢,均可导致静脉栓塞。

（二）身体状况

1. 病人表现不同程度的视力减退。

2. 眼底检查 视乳头充血肿胀、边界模糊;视网膜静脉腊肠样扩张、迂曲;视网膜水肿,视网膜内布满大小不等的火焰状出血斑,沿视网膜静脉分布,其间有灰白色渗出斑;黄斑区水肿,后期形成囊样水肿(图 1-6-2)。分支静脉阻塞以颞上支阻塞最常见,受阻静脉引流区视网膜浅层出血、视网膜水肿及棉绒斑。根据临床表现和预后,静脉阻塞分为非缺血型和缺血型两种:缺血型病变视力下降明显,眼底荧光造影显示视网膜毛细血管大面积无灌注区,易发生虹膜新生血管和新生血管性青光眼,视力预后不良;非缺血型症状轻,预后较好。

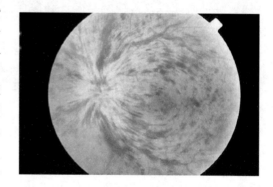

图 1-6-2 视网膜静脉阻塞

（三）辅助检查

眼底荧光素血管造影有助于分型和激光治疗。OCT 检查有助于发现黄斑水肿。

（四）心理 - 社会状况

本病程长,治疗困难,病人情绪低落,易产生焦虑心理。

【治疗要点】

①应积极治疗原发病:如高血压、糖尿病、降低血液黏稠度等以防止血栓形成,有血管炎可使用糖皮质激素治疗;②黄斑水肿可采用玻璃体腔内注射抗血管内皮生长因子(VEGF)药物或曲安奈德治疗;③对视网膜存在大面积无灌注区、新生血管以及新生血管性青光眼应行全视网膜光凝,以保存视力和预防并发症;④有玻璃体积血和视网膜脱离时,可行玻璃体切割术和眼内光凝。

【常见护理诊断 / 问题】

1. 感知紊乱:视力下降 与视网膜出血、黄斑水肿有关。

2. 焦虑、恐惧 与视力下降、预后不良有关。

3. 潜在并发症:视网膜脱离、新生血管性青光眼等。

4. 知识缺乏:缺乏对本病正确的防治知识。

【护理措施】

1. 病情观察 观察视力、眼压、血压及血糖的变化。如有异常及时告知医生处理。

2. 药物治疗护理 遵医嘱正确及时用药,向病人解释用药的目的和方法。

3. 激光治疗护理(详见激光治疗病人的护理)。

4. 手术护理　需玻璃体注射或切割者按眼部手术护理常规护理。

5. 心理护理　关心病人,对情绪低落、心理负担重者给予安慰疏导,增强治疗信心。

6. 健康教育　①嘱病人定期复查,以便早期发现视网膜缺血或新生血管。②向病人解释本病的特点、目前的治疗方向及药物疗效的不确定性,以防止不正确的治疗,延误病情。③积极治疗高血压、糖尿病,低脂肪、低胆固醇饮食。

三、糖尿病性视网膜病变

工作情景与任务

导入情景:

张先生,48岁,教师。左眼突然视物不见3小时。3小时前病人弯腰捡一物品,起身后突然觉得左眼前发黑,逐渐加重。平素身体健康。眼科检查视力:右眼1.0,左眼手动/20cm。眼底:右眼视网膜上可见散在微血管瘤,左眼玻璃体出血,眼底不清。门诊以玻璃体积血(左眼),糖尿病性视网膜病变(双眼)收住院。

工作任务:

1. 指导张先生合理饮食。

2. 告知张先生激光治疗的目的。

糖尿病是严重影响人们健康和生命的常见病。糖尿病性视网膜病变(diabetic retinopathy,DR)是指在糖尿病的病程中,视网膜微血管病变使视网膜缺血缺氧,形成增殖性视网膜病变,是50岁以上人群中主要的致盲眼病之一。

【护理评估】

(一)健康史

高血糖使视网膜的微血管内皮细胞受损,渗漏、扩张形成微动脉瘤,继续发展血管闭塞,致毛细血管无灌注区形成,进而导致视网膜缺血缺氧。广泛的缺血,刺激视网膜、视盘新生血管大量生长,形成增殖性视网膜病变。

(二)身体状况

1. 症状　早期眼部自觉症状不明显。晚期不同程度视力下降,视物变形、眼前黑影飘动及视野缺损等,甚至失明。

2. 眼底检查　视网膜可见微血管瘤、视网膜出血、硬性渗出、棉绒斑、新生血管,严重者可出现玻璃体积血和牵拉性视网膜脱离。按病变发展阶段和严重程度,临床分为非增殖性和增殖性(出现新生血管)视网膜病变。

(三)辅助检查

眼底荧光素血管造影对糖尿病视网膜病变的诊断、治疗指导及预后判定均有重要意义。

(四)心理-社会状态

病人因长期糖尿病并伴有严重视功能障碍,甚至失明,易产生焦虑情绪;又因缺乏对疾病正确认识易产生悲观绝望心理。

【治疗要点】

严格控制血糖,积极治疗高血压、高血脂,预防并发症的发生。根据病情采取恰当治疗,如有黄斑水肿、新生血管可玻璃体注射抗血管内皮生长因子(VEGF)药物或曲安奈德治疗,药物治疗后进行视网膜光凝术。对已发生玻璃体积血长时间不吸收、牵拉性视网膜脱离,特别是黄斑受累时,应行玻璃体切除术,术中同时行全视网膜光凝。

【常见护理诊断/问题】

1. 感觉:视力下降　与视网膜出血、渗出有关。

2. 自理缺陷　与视力丧失有关。

3. 潜在并发症:玻璃体出血、视网膜脱离、新生血管性青光眼等。

4. 知识缺乏:缺乏此病防治知识。

【护理措施】

1. 生活护理　应告知病人控制血糖的意义。指导病人进食糖尿病饮食,并向病人介绍饮食治疗的意义及其具体措施,并监督落实。对视力低下的病人,注意安全保护措施,指导其生活自理的方法,避免发生意外损伤。

2. 治疗护理　①遵医嘱应用控制血糖、血脂和血压的药物,并注意观察药物反应。②需要激光治疗的病人告知激光治疗的目的是保存现有视力,避免失明(详见激光治疗病人的护理)。③对需要玻璃体注射、玻璃体切割术或继发性青光眼手术治疗的病人,按照眼部手术护理常规准备。④告知糖尿病病人定期复查眼底,以便早期发现视网膜病变。

3. 健康教育　详见视网膜中央静脉阻塞病人的护理。

 临床应用

高血压性视网膜病变

高血压性视网膜病变(HRP)是指由于高血压导致视网膜病变的总称,可以发生于任何原发性或继发性高血压病人。

1. 缓慢型高血压视网膜病变依据病变程度分为四级:Ⅰ级:动脉血管收缩、变窄,动脉反光带增宽,静脉隐匿。Ⅱ级:动脉硬化,呈铜丝或银丝状外观,动静脉交叉迹明显。Ⅲ级:视网膜渗出,可见棉绒斑、片状出血。Ⅳ级:在Ⅲ级改变的基础上合并视盘水肿。

2. 急进型HRP　多见于40岁以下青壮年,短期内突然发生急剧的血压升高。眼底的改变为视盘和视网膜水肿,视网膜火焰状出血、棉绒斑、硬性渗出以及脉络膜梗死灶。

告知高血压病人定期检查眼底,保持良好的生活习惯:如戒烟酒、多运动等。

四、中心性浆液性脉络膜视网膜病变

本病好发于20~45岁的青壮年男性,单眼或双眼发病,有自限性,预后好,可复发。

【护理评估】

(一)健康史

具体原因不明。目前认为是脉络膜毛细血管通透性增加引起视网膜色素上皮屏障功能破坏,导致色素上皮渗漏,液体积聚于视网膜神经上皮与色素上皮之间,形成后极部视网膜

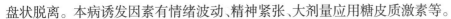

盘状脱离。本病诱发因素有情绪波动、精神紧张、大剂量应用糖皮质激素等。

（二）身体状况

1. 症状　患眼视力中、低度下降,视物变暗、变形,伴有中央相对暗区。

2. 体征　眼底黄斑区可见 1~3PD 大小、圆形或椭圆形扁平盘状浆液性脱离区,沿脱离缘可见弧形光晕,中心凹反射消失。病变后期,盘状脱离区视网膜下可有众多细小黄白色斑点。

（三）辅助检查

眼底荧光素血管造影:静脉期病变区可见一个或数个荧光素渗漏点,后期逐步呈墨迹样扩大或喷射状的强荧光斑。

（四）心理 - 社会状态

本病病程长且反复发作,无有效药物治疗,病人易产生焦虑。

【治疗要点】

本病可自愈。无特殊药物治疗。应禁用糖皮质激素和血管扩张药。如渗漏点距中心凹 200μm 以外,可采用激光光凝渗漏点。

【护理诊断及医护合作性问题】

1. 感知紊乱:视力下降及视物变形　与黄斑区浆液性视网膜浅脱离有关。

2. 焦虑　与此病反复发作、病程长有关。

3. 知识缺乏:缺乏该病防治知识。

【护理措施】

1. 耐心解释本病的特点,避免滥用药物及过度治疗。

2. 需要激光光凝的病人,做光凝前的训练、指导。

3. 告知其疾病的预后,解除其焦虑心理。

4. 健康教育　介绍本病的发病诱因,保持良好的心态,避免精神紧张、劳累及烟酒刺激,以减少复发。

五、年龄相关性黄斑变性

年龄相关性黄斑变性(aged-related macular degeneration,ARMD)病人多为 50 岁以上,双眼先后或同时发病,视力呈进行性损害。该病是 60 岁以上老人视力不可逆性损害的首要原因。其发病率随年龄增加而增高。

【护理评估】

（一）健康史

确切病因不明。目前认为可能与遗传、黄斑长期慢性光损伤、吸烟、代谢及营养障碍、肥胖等因素有关,这些因素导致色素上皮变性损害,诱发脉络膜新生血管膜形成,引发黄斑部渗出或出血。

（二）身体状况

1. 干性 ARMD　又称萎缩性或非新生血管性 ARMD。起病缓慢,双眼视力逐渐减退,视物变形。眼底可见黄斑区大小不一、黄白色类圆形玻璃膜疣、色素紊乱及地图样萎缩。

2. 湿性 ARMD　又称渗出性或新生血管性 ARMD。患眼视力突然下降、阅读能力下降、视物变形、中央暗点(参见图 1-2-3B)、对比敏感度下降。眼底检查:可见后极部暗红或暗黑色大小不一出血区,可隆起。病变区内或边缘有黄白色脂性渗出及玻璃膜疣。大量出血可产生玻璃体积血。晚期黄斑形成盘状瘢痕,中心视力丧失(图 1-6-3)。

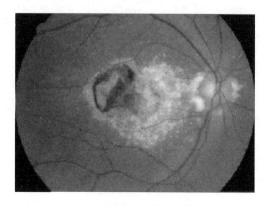

图 1-6-3　湿性黄斑变性

(三)辅助检查

眼底荧光素血管造影用于诊断与分型。Amsler 方格表检查中心视野病变。

(四)心理 - 社会状况

由于本病对中心视力损害严重,导致病人不能阅读、正常行走和开车等,病人易产生抑郁、焦虑心理。

【治疗要点】

对干性病变,可行低视力矫治,定期复查。对湿性病变,有新生血管可行抗新生血管药物治疗与激光光凝治疗。有出血和黄斑前膜可行黄斑手术。

【常见护理诊断 / 问题】

1. 感知改变:视力下降及视物变形　与黄斑区出血、渗出有关。

2. 自理缺陷　与中心视力丧失有关。

3. 知识缺乏:缺乏该病防治知识。

【护理措施】

1. 生活护理　饮食清淡,多食含有多种维生素、叶黄素、玉米黄素的蔬菜和水果。外出佩戴墨镜减少紫外线照射。

2. 需要激光光凝的病人,做光凝前的训练、指导。

3. 需要做玻璃体内注药或者手术的病人,按眼部手术护理常规准备。

4. 对于中心视力严重丧失的病人,帮助其选择合适的助视器,以增加其自理能力。

5. 健康教育　向病人及家属介绍本病的发病诱因,预防知识,定期复查。戒烟、酒。

六、视网膜脱离

工作情景与思考

导入情景:

李阿姨,56 岁,退休教师。主诉左眼视野缺损 3 天。3 天前病人发现用左眼看人看不到腿和脚,无眼痛。眼科检查:视力右眼 0.2/-6.5DS,矫正 0.8,玻璃体轻度液化,周边部视网膜有格子样变性;左眼视力 0.1,不能矫正。下方视野缺损,眼底可见玻璃体液化混浊,上方视网膜灰白色隆起,1:00 可见一圆形裂孔。现以左眼裂孔性视网膜脱离收住院。

请思考:

1. 李阿姨手术前后避免剧烈运动,为什么?

2. 为什么李阿姨手术后需要特殊体位?

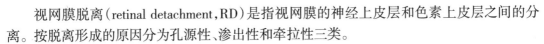

视网膜脱离(retinal detachment,RD)是指视网膜的神经上皮层和色素上皮层之间的分离。按脱离形成的原因分为孔源性、渗出性和牵拉性三类。

【护理评估】

（一）健康史

1. 孔源性视网膜脱离　是由于视网膜变性或玻璃体的牵拉使视网膜神经上皮层发生裂孔，液化的玻璃体经此裂孔进入视网膜神经上皮与色素上皮层之间而导致视网膜脱离。老年、高度近视、无晶体眼、眼外伤是孔源性视网膜脱离的常见诱因。

2. 渗出性视网膜脱离　是由于渗出或出血所致视网膜脱离。

3. 牵拉性视网膜脱离　因增殖性玻璃体视网膜病变的增殖条带牵拉而引起的视网膜脱离，常见于糖尿病视网膜病变、视网膜静脉阻塞等。

（二）身体状况

1. 眼前闪光感和黑影飘动。视力减退和（或）视野缺损。

2. 眼底检查可见脱离的视网膜呈灰白色隆起，范围不一。视网膜上可见圆形、卵圆形或马蹄形裂孔。

（三）辅助检查

眼孔源性视网膜脱离 B 超有助于诊断和判断是否存在玻璃体牵引。

（四）心理 - 社会状况

病人对预后、手术及术后视力恢复状况产生焦虑心理。

【治疗要点】

孔源性及牵引性视网膜脱离尽早手术，封闭裂孔。手术方法有巩膜外垫压术、复杂病例选择玻璃体切除手术 + 气体或硅油填充。裂孔封闭方法可采用激光光凝、电凝、冷凝裂孔，促使脱离视网膜复位。渗出性网脱主要治疗原发病。

【常见护理诊断 / 问题】

1. 感知紊乱：视力下降及视野缺损　与视网膜脱离有关。

2. 焦虑　与视功能损害及担心预后有关。

3. 知识缺乏：缺乏本病防治知识。

【护理措施】

1. 生活护理　安静卧床休息，适当限制眼球运动。卧位应使裂孔区处于最低位，减少视网膜脱离范围扩大的机会。协助卧床者各种生活需要。

2. 手术护理　①术前常规护理；②术眼充分散瞳，以便详细查明裂孔；③耐心向病人讲解手术过程及术后注意事项，消除焦虑，配合手术；④术后遵医嘱用药，采取恰当的体位，例如双眼包扎、俯卧位（玻璃体注气或注油病人为帮助视网膜复位）或者低头位。应告知病人和家属保持正确体位的重要性，取得病人的配合。

3. 病情观察　观察术眼的反应、纱布有无渗血、特殊体位有无不适及眼压情况等，如有异常及时通知医生。

4. 健康教育　告知出院病人按时用药。半年内勿做剧烈运动或从事重体力劳动，避免低头持重物及头部受震荡，以免视网膜脱离复发。定期复查，如有异常及时就诊。

临床应用

早产儿视网膜病变

早产儿视网膜病变是未成熟或低体重出生婴儿的增殖性视网膜病变。出生时体重不足1500g并接受过高浓度氧气治疗的早产儿,约60%会发生视网膜病变。分为急性期、退性期和瘢痕期。眼底表现有视网膜血管分化和未分化之间存在分界线,视网膜后极部血管的扩张和扭曲、视网膜外纤维组织增殖,严重时伴有视网膜脱离。减少或间歇吸氧,是预防早产儿视网膜病变发生的关键。对于胎龄34周以下、体重不足1500g、出生后有吸氧史的早产儿,要反复检查眼底,一旦发生尽早激光光凝治疗,封闭无血管区,以挽救视力。

（张秀梅）

 思考题

1. 病人小张,右眼急性眼红、眼痛、畏光流泪,视力下降1天。检查视力右眼0.3,不能矫正,右眼睫状充血,瞳孔缩小,角膜后沉着物(KP++);房水混浊。诊断为右眼急性虹膜睫状体炎。

（1）评估病人相关全身性疾病有哪些?

（2）病人阿托品扩瞳目的是什么?

2. 男性,65岁,突然右眼视物不见1小时,病人有高血压病史20年。检查:右眼视力光感(+),左眼视力0.8。右眼瞳孔散大,直接对光反射消失。眼底视乳头水肿、边界模糊;视网膜贫血、水肿;视网膜动脉狭窄;黄斑区呈樱桃红。诊断为右眼视网膜中央动脉阻塞。

（1）评估病人的病因。

（2）写出该病人急救护理措施。

3. 王先生,60岁,右眼视力下降10天。右眼眼底检查:视乳头边界模糊、肿胀隆起,视网膜水肿,视网膜大范围火焰状出血,其间有灰白色渗出斑,视网膜静脉迂曲扩张,腊肠样改变;黄斑区水肿、渗出,诊断为右眼视网膜中央静脉阻塞。

（1）王先生需要做哪些全身检查?

（2）目前对该病的治疗方法有哪些?

第七章　屈光不正、斜视与弱视病人的护理

学习目标

1. 具有尊重病人，平等沟通交流，主动服务的职业素养。
2. 掌握近视、远视、散光的护理评估、护理措施。
3. 熟悉斜视、弱视病人的护理措施。
4. 了解斜视、弱视病人的护理评估及护理诊断。
5. 能熟练使用屈光不正检查仪器，配合医生进行验光，并能对屈光不正病人及其家属进行正确的健康指导。

第一节　屈光不正病人的护理

 工作情景与任务

导入情景：

眼视光门诊来了一位小朋友小明，11 岁，家长告诉护士近几个月小孩做完作业后就玩电子游戏，昨天放学回来说坐在教室后边黑板上的字看不清楚，今天带小孩前来就诊。

工作任务：

1. 配合医生做好接诊工作。
2. 医生诊断小明近视，对小明及家长做健康指导。

眼在调节静止时，来自 5 米以外的平行光线经过眼的屈光系统后，聚焦在视网膜黄斑中心凹处屈光状态称为正视。若不能聚焦在视网膜黄斑中心凹处，称非正视眼或屈光不正（refractive error），包括近视、远视及散光。屈光度用"D"表示（图 1-7-1）。

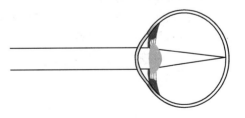

图 1-7-1　正视眼

一、近视

近视（myopia）是眼在调节静止时，来自 5 米以外的平行光线经过眼的屈光系统屈折后，形成的焦点在视网膜之前的屈光状态（图 1-7-2）。

【护理评估】

（一）健康史

近视的发生原因目前尚不完全清楚，其发生受遗传和环境等多种因素的综合影响。过度近距离用眼如近距离阅读、书写及末端视屏（电视、手机、电脑）使用过久等与近视发生有密切关系。

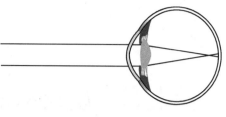

图 1-7-2　近视眼

（二）近视眼分类

1. 根据近视度数分为　轻度近视：<-3.00D；中度近视：-3.00D~-6.00D；高度近视：>-6.00D。

2. 按屈光成分分

（1）轴性近视眼：是由于眼球前后轴的过度发育造成的近视。一般眼轴每增加 1mm，近视度增加 3.00D。

（2）曲率性近视眼：是由于角膜或晶体表面弯曲度过强或屈光指数高，如圆锥形角膜。

3. 按近视的性质分

（1）单纯性近视：即一般性近视，屈光度通常在 6.00D 以下的中低度近视，主要是指由发育期视近过度造成的近视。眼球组织正常，不出现病理性改变。

（2）进行性近视：也称病理性近视，近视以遗传因素为主，多在儿童期起病，不断加重，度数一般大于 6.00D（600 度）。由于眼球直径不断加长，眼球的许多组织可发生一系列的病理改变，如眼底变性、黄斑出血、视网膜裂孔、脱离、白内障等。一般性近视在 20 岁左右屈光度停止发展，但病理性近视成年后仍有可能发展，故也称为变性近视。

4. 其他　①假性近视：由于过度调节致晶状体凸度增加导致暂时性近视。②有人把婴幼儿期出现的近视眼叫先天性近视。③由眼病和其他全身病引起的近视叫继发性近视。

（三）身体状况

1. 视力　远视力下降，近视力多数正常，部分高度近视者可有眼前黑影飘动。

2. 视疲劳　常有眼胀痛、头痛及视物重影等症状。

3. 眼位偏斜　由于看近时不用或少用调节，集合也相应减弱，易引起外隐斜或外斜视。

4. 眼底检查　近视度数较高者，除远视力差外，常伴有眼底退行性改变（见病理性近视）。

（四）辅助检查

角膜地形图检查角膜曲率；眼 A／B 超检查眼轴直径；电脑验光仪检查屈光度等。

（五）心理 - 社会状况

配戴眼镜造成许多生活、工作方面的不方便，部分病人认为影响美观；患儿家长误解戴镜会加深度数；高度近视眼担心并发症发生；手术病人担心疗效和手术并发症等，这些都可引起病人及其家属的困惑、焦虑。

【治疗要点】

根据近视者具体情况选择恰当的检查方法进行精确验光，通过不同的屈光矫治，达到看得清晰、舒服与持久，以获得最佳的视觉效果。常用的方法有：框架眼镜、角膜接触镜和屈光手术等。

【常见护理诊断／问题】

1. 感觉紊乱：远视力下降　与近视眼未矫正或高度近视眼矫正效果不佳有关。

2. 知识缺乏：缺乏近视眼相关正确的防治知识。

3. 潜在并发症:近视性黄斑变性、视网膜脱离。

【护理措施】

1. 验光检查 主觉或客观验光以确定屈光度。

2. 用药护理 对需要散瞳验光者,遵医嘱正确使用睫状肌麻痹剂,如1%阿托品眼药、0.5%托品咔胺眼液等。点眼后压迫泪囊3~5分钟,以免引起不良反应。并注意观察用药后反应。告知病人用药的目的是准确验光。讲解散瞳后畏光、视近物不清属正常现象,药物作用消失后症状消失,减轻心理负担。

3. 配镜指导 近视眼选择凹透镜片矫正视力,配镜原则是最佳视力最大正镜度。

(1) 框架眼镜:选配安全合适的框架眼镜。佩戴注意事项①双手取戴眼镜;镜面朝上放置;②专用眼镜布清洁;③镜框发生扭曲时要专业人士调整;④老年近视者可选用多焦点眼镜,以便由远到近的清晰视觉。

(2) 角膜接触镜:详见第八章角膜接触镜配戴者护理。

(3) 发育期的儿童、青少年每3个月或半年复查1次,检查屈光度、瞳距是否有变化。

4. 角膜屈光手术护理 详见第九章激光治疗病人的护理。

5. 健康教育 ①告知病人及家属理性看待各种近视眼矫治的广告宣传,目前还没有对近视眼治愈的特效的药物和器械。②养成良好的用眼卫生习惯,读书写字姿势端正,距离25~30cm左右,不要在乘车、走路、阳光直射、暗光下看书,近距离阅读1小时应休息10分钟。③教室光线充足,无眩光或闪烁,黑板光线无反光,桌椅高度合适。④青少年及学龄儿童要定期检查视力。⑤高度近视的定期复查眼底,避免剧烈运动和头部震荡,防止视网膜脱离。⑥合理饮食,生活有规律,积极锻炼身体,增强体质。

 历史长廊

达·芬奇的启示

隐形眼镜的历史要追溯到将近500年前。1509年的一天,达·芬奇把头伸进盛满水的半球型玻璃缸向外看,发现原本看不清的物体变得清晰了。虽然他那时并没有意识到这可以和矫正视觉联系起来,但是正是他的描述,启迪后人发明了隐形眼镜。也正是这样一个偶然,他开拓了隐形眼镜的历史,成为了隐形眼镜理论的创始人。

二、远视

远视(hyperopia)是指当调节静止时,平行光线经过眼的屈光系统后聚焦在视网膜之后的一种屈光状态(图1-7-3)。

【护理评估】

(一)健康史

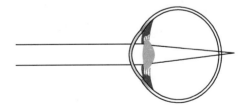

图1-7-3 远视眼

1. 轴性远视 眼球小、眼轴短。眼轴每缩短1mm,约增加远视+3D。

2. 屈光性远视 多见于扁平角膜、晶状体脱位或缺如、屈光指数降低。

3. 根据远视度数分类 ①低度远视:0~+3.00D;②中度远视:+3.25D~+5.00D;③高度远视:>+5.00D。

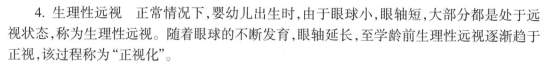

4. 生理性远视 正常情况下,婴幼儿出生时,由于眼球小,眼轴短,大部分都是处于远视状态,称为生理性远视。随着眼球的不断发育,眼轴延长,至学龄前生理性远视逐渐趋于正视,该过程称为"正视化"。

（二）身体状况

1. 视力 视力减退的程度由远视的度数和年龄决定。轻度远视,可用调节代偿,大部分人 40 岁以前远、近视力均正常;中高度远视眼,远、近视力不同程度下降。

2. 视疲劳 远视眼看远需要调节,看近需要付出更大的调节量,因此常有眼胀痛、头痛等明显视疲劳症状,阅读或近距离工作时更明显。

3. 内斜视 ①集合和调节是联动的,当调节发生时,必然会出现集合。②远视者未进行屈光矫正时,为了获得清晰视力,远、近距工作均使用调节,产生内隐斜或内斜。

4. 弱视 ①屈光性弱视:发生在高度远视且未在 6 岁前给予矫正的儿童。②远视诱发内斜视,内斜持续存在可导致斜视性弱视。③屈光参差性弱视:双眼远视屈光度差异大导致。

5. 眼底 远视眼的眼底常可见视乳头较正常小而红、边缘不清、稍隆起,类似视乳头炎或水肿,称为假性视乳头。

（三）心理 - 社会状况

儿童远视导致内斜与弱视时,家长因此担忧、紧张,成年人远视多数有视疲劳,因不能持久阅读而焦虑。

【治疗要点】

精确验光,依据病人年龄、职业、症状、眼位和远视程度配戴合适凸透镜或手术矫正,消除视疲劳,预防内斜视与弱视。儿童及有内斜视病人用睫状肌麻痹剂散瞳验光。

【常见护理诊断 / 问题】

1. 感知紊乱:视物模糊 与远视有关。

2. 舒适受损:眼胀、头疼等 与远视引起视疲劳有关。

3. 潜在并发症:调节性内斜视;弱视。

【护理措施】

1. 心理护理 向病人或者家属解释远视相关知识,有内斜视和弱视患儿,解释配镜的目的、原则及佩戴注意事项。对需要阿托品扩瞳的患儿,解释扩瞳的目的、方法与注意事项。

2. 配镜护理 向需要配镜者解释配镜原则①轻度的远视,无视力障碍、视疲劳或斜视现象,无须矫正。②远视眼有视疲劳和内斜视需要矫正。③儿童应在睫状肌麻痹后检查远视度数。④对于初次戴镜不适应者,儿童可分次增加,成年人以清晰、舒适、持久为原则。

3. 病情观察 建立少儿及学生视力发育档案,定期检查记录视力、屈光度与眼位。

4. 健康教育 ①学龄前生理性远视是眼球发育过程,无须担心和治疗。②高度远视儿童,近距离用眼如写字、画画、看电视有助于患儿视觉发育,不必限制。③儿童的眼睛处于发育期,眼镜度数、双眼的瞳孔都随眼睛发育而改变,要定期复查以更换眼镜。

三、散光

当眼的调节静止时,平行光线经过眼屈光系统后屈折后,由于眼球各子午线上屈光力不同,不能在视网膜上形成焦点的屈光状态称为散光(astigmatism)(图 1-7-4)。

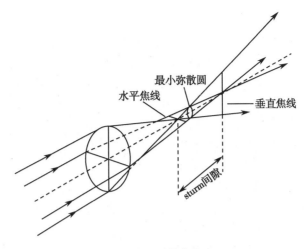

图 1-7-4　散光眼

【护理评估】

（一）健康史

1. 先天发育异常　眼球在不同方向上对光线的曲折能力不等。正常情况下，垂直向屈光力大（0.25D~0.5D）称生理性散光。

2. 后天性原因　眼科手术牵拉、角膜病变、翼状胬肉、晶状体位置偏斜，外伤引起的晶状体半脱位等均可造成散光。

3. 规则散光　两个主子午线相互垂直者为规则散光，此类散光可以用光学镜片矫正。规则散光依据所成焦线与视网膜的相对位置关系（各经线屈光状态）又可分为：①单纯近视散光；②单纯远视散光；③复合近视散光；④复合远视散光；⑤混合散光。

4. 不规则散光　由于角膜瘢痕、圆锥角膜或角膜外伤引起，不能用光学镜片矫正。

（二）身体状况

1. 视力　视物模糊，有重影，有时需要眯眼视物。

2. 视力疲劳　常有眼胀痛、头痛、恶心等症状。

3. 弱视　儿童高度散光，特别是远视散光没有早期戴镜矫正，可发生弱视。

（三）辅助检查

电脑验光仪测定散光度数、角膜地形图可测定角膜散光的状态。

（四）心理 - 社会状况

同远视眼。

【治疗要点】

精确验光，根据具体情况配戴合适矫正眼镜。①轻度无症状的散光不需矫正；②有视疲劳症状或视力障碍的散光均须用圆柱镜矫正。③不规则散光可用角膜接触镜矫正。④儿童散光，尤其是远视散光应该早期矫正，以免形成弱视。

【常见护理诊断 / 问题】

1. 感知改变：模糊与重影　与散光有关。

2. 舒适改变：视疲劳　与散光有关。

3. 知识缺乏：缺乏散光配镜的相关知识。

4. 潜在并发症：弱视。

【护理措施】

1. 向病人及家属解释散光相关知识,配镜的目的。

2. 配镜护理 ①正确指导框架眼镜的配镜及戴镜注意事项(详见近视眼);②角膜接触镜佩戴者见"角膜接触镜佩戴者的护理";③儿童要每 3 个月或半年复查。

3. 健康教育 见远视眼。

 临床应用

老　视

　　老视随着年龄增长,晶状体逐渐硬化,弹性减弱,睫状肌的功能逐渐减低,从而引起眼的调节功能逐渐下降。大约在 40~45 岁开始,出现阅读等近距离工作困难,这种由于年龄增长所致的生理性调节减弱称为老视。

　　老视的症状一般如下:①视近困难。②阅读需要更强的照明度。③视近不能持久。因为调节力减退,病人要在接近双眼调节极限的状态下近距离工作,所以不能持久;同时由于调节集合的联动效应,过度调节会引起过度的集合,故看报易串行,字迹成双,最后无法阅读。某些病人甚至会出现眼胀、流泪、头痛等视疲劳症状。

　　老视需要配戴凸透镜。原有屈光不正时,可用双光眼镜或多焦眼镜。

第二节　斜视病人的护理

 工作情景与任务

导入情景:

　　上幼儿园大班的小丽哭着回家告诉妈妈自己和别人不一样了,一个黑眼珠歪向鼻子了,小丽很委屈,妈妈仔细看了一下,孩子一眼黑眼珠真的明显向鼻侧偏斜,也很担心,妈妈赶紧带小丽来到医院眼科就诊。

工作任务:

　　1. 对母女俩进行安慰和疏导。

　　2. 协助医生对小丽进行检查。

　　斜视(strabismus)是指任何一眼视轴偏离的临床现象。目前斜视尚无完善的分类方法,通常有以下几类:眼位表现有偏斜倾向,但通过正常的融合功能得到控制时称为隐斜;如融合功能失去控制,使眼位处于间歇性或恒定性偏斜状态时,则称为显斜;根据偏斜方向分为水平斜视,垂直斜视,旋转斜视和混合型斜视;根据眼球运动及斜视角有无变化分为共同性斜视和非共同性斜视(图 1-7-5)。

【护理评估】

(一)健康史

　　1. 共同性斜视(concomitant strabismus) 确切的病因不明,可能与神经支配因素、解剖因素、遗传因素与融合功能障碍有关。调节性内斜视是因过度调节导致,多见于远视眼和高 AC/A 者。

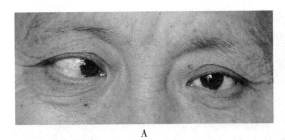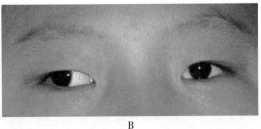

图 1-7-5 斜视
A. 内斜视；B. 外斜视

2. 麻痹性斜视（paralytic strabismus） 因炎症、肿瘤、外伤、脑血管疾病、糖尿病等因素引起眼外肌、支配眼外肌的神经核或神经病变，导致眼外肌麻痹而发生眼位偏斜。

（二）身体状况

1. 共同性斜视 当一只眼注视时，另一眼位偏斜。例如偏向内侧者为内斜视，偏向外侧为外斜视。眼位偏斜，但眼球各方向运动正常，并且各方向斜视度基本相等。一般无复视和代偿头位。屈光检查多有屈光不正和弱视。

2. 麻痹性斜视 ①眼位偏向麻痹肌作用的反方向。②眼球向麻痹肌作用方向运动时，不同程度受限。③第二斜视角大于第一斜视角，即麻痹眼注视时的偏斜度大于正常眼注视时偏斜度。④复视与代偿头位，视物时复视，病人常用特殊的头位避免或减轻复视。⑤部分病人出现头疼、恶心、呕吐等症状。

3. 辅助检查 常用的斜视检查方法有遮盖试验、角膜映光法、三棱镜法和同视机检查等。麻痹性斜视做相关的病因检查，如血压、血糖、头部 CT 检查等。

（三）心理 - 社会状况

因斜视影响外观与形象，病人多有自卑、焦虑心理。需要手术的病人与家属，因担心手术效果而焦虑。

【治疗要点】

针对不同类型斜视尽早采取恰当的治疗，有利于恢复双眼正常视功能。治疗方法包括矫正屈光不正、棱镜治疗、药物治疗和手术治疗。

1. 共同性斜视 ①斜视伴有弱视儿童，先治疗弱视，视力提高后治疗斜视。②调节性内斜视验光配镜治疗。③其他斜视需尽早手术治疗，常用的手术方法有眼外肌后徙或缩短。

2. 麻痹性斜视 针对病因进行治疗，保守治疗 6 个月无效，可手术治疗。

【常见护理诊断 / 问题】

1. 自我形象紊乱 与眼位偏斜有关。

2. 感知改变：视力低下 与斜视、屈光不正有关。

3. 舒适改变：复视、眩晕 与眼外肌麻痹有关。

4. 焦虑 与突然出现斜视、复视、自我形象受到影响有关。

【护理措施】

1. 一般护理 向病人及家属解释疾病相关知识。儿童尽早治疗以恢复双眼视功能。成年手术病人，告知手术只能改善外观。

2. 治疗护理

（1）共同性斜视：矫正屈光不正、治疗弱视。需要阿托品散瞳验光的患儿，向家长讲解阿托品用法,并告知使用后有持续三周的畏光和视近物模糊情况,避免家长紧张和担忧。

（2）麻痹性斜视:遵医嘱给予药物治疗①维生素 B 族类神经营养药物;② A 型肉毒素拮抗肌内注射防止其挛缩;③三棱镜验配可暂时消除复视。

3. 手术护理

（1）做好术前准备:对于全麻手术患儿告知家长术前注意事项,术前 8 小时禁食水。局麻手术病人给予术前健康指导,术前三天抗生素眼药水滴眼。

（2）术后护理:全麻病人按全麻术后护理,注意观察血压、心率等生命体征的变化。双眼包扎,避免眼球转动。小儿防止用手揉眼或撕脱敷料。成人术后按医嘱用药及换药。

4. 健康教育 ①戴镜治疗的病人,强调持续戴镜及定期复查的重要性。②部分病人手术后有复视,告知复视是暂时性,随着时间推移,复视会自行消失。③复视病人出行或上下楼梯可暂闭一眼或不看楼梯,以免摔跤。④预防高血压、糖尿病等慢性疾病,减少其并发症的发生。

第三节 弱视病人的护理

工作情景与任务

情景引入:

小刚 4 岁。体检双眼视力分别为 0.6,无斜视,验光双眼均有 +1.0DS,体检单位告知家长该儿童为弱视,需要进行弱视训练。小刚的妈妈相当紧张,来医院要求训练治疗。

工作任务:

疏导小刚妈妈的担心与焦虑。

弱视（amblyopia）是视觉发育期内由于异常视觉经验（单眼斜视、屈光参差、高度屈光不正以及形觉剥夺）导致单眼或双眼最佳矫正视力低于正常,眼部检查无器质性病变。

【护理评估】

（一）健康史

1. 斜视性弱视 发生在单眼性斜视儿童。由于斜视眼黄斑中心凹接受的不同物象（混淆视）受到抑制而导致弱视。

2. 屈光参差性弱视 由于两眼的屈光参差较大,致使两眼视网膜成像大小不等,大脑难以或不能将两物像融合,屈光不正较重一侧,功能受到抑制,形成弱视。

3. 屈光不正性弱视 未经过及时矫正的高度屈光不正,无法在视网膜上形成清晰的像引起弱视,多见于远视与散光儿童。

4. 形觉剥夺性弱视 角膜混浊、先天性或外伤性白内障、完全性上睑下垂或遮盖一眼过久,妨碍外界物体对视觉的刺激,产生弱视。

（二）身体状况

1. 视力减退 单眼或双眼矫正视力低于正常同龄儿童。不同年龄儿童正常视力下限参考值:3 岁是 0.5;4~5 岁为 0.6;6~7 岁为 0.7;7 岁以上为 0.8。

2. 拥挤现象 对成行、成排的视标的分辨力较单个视标差。

3. 眼位偏斜或眼球震颤。

4. 部分病人双眼单视功能障碍。

(三) 辅助检查

视觉诱发电位检查表现潜伏期延长,波幅下降。

(四) 心理 - 社会状况

患儿常常需要戴镜,治疗时间长,家长多表现焦虑担心。

【治疗要点】

弱视是可治愈性疾病,年龄越小,治疗效果越好。消除病因,如屈光及斜视矫正。其他常采用遮盖法、压抑疗法、视刺激疗法等综合治疗。

【常见护理诊断 / 问题】

1. 感知紊乱:视力低下 与弱视有关。

2. 焦虑 与家属担心视力能否恢复有关。

3. 知识缺乏:缺乏弱视相关防治知识。

【护理措施】

1. 心理护理 耐心细致地向病儿及家长解释相关知识,提供治疗及预后信息,消除顾虑,树立信心,积极配合治疗。

2. 治疗配合 遵医嘱指导病人及家属配戴合适的眼镜。早期治疗先天性白内障、先天性完全性上睑下垂和可引起弱视的斜视。

3. 遮盖治疗 双眼视力不一致时遮盖健眼,强迫弱视眼注视的方法。对遮盖治疗依从性不好的患儿,也可采用压抑疗法,如健眼每日滴 1% 阿托品溶液散瞳,戴矫正眼镜,使健眼只能看清远距离。遮盖时间依据双眼视力差别而定。遮盖治疗时,须注意被遮盖眼的情况,避免被遮盖眼发生遮盖性弱视。双眼视力平衡后,停止遮盖。

4. 辅助治疗 主要是精细作业,例如画画、描图等。

5. 病情观察 定期复查视力、屈光度、眼位等。

(王增源)

 思考题

1. 男,10 岁,"双眼看不清远处的物体两个月"就诊,眼科检查:远视力右眼 0.4,左眼 0.5,双眼近视力 1.5,无斜视,眼前节及眼底正常,散瞳验光后医生诊断为"近视"。

(1) 对病人进行健康指导的内容有哪些?

(2) 家长担心配戴眼镜后取不掉了,怎样进行心理疏导?

2. 李阿姨,65 岁,早上公园锻炼回来,走到马路中间躲汽车时,突然发现汽车两个,有点头晕、恶心,不敢走路,在别人帮助下来医院就诊,医生眼部检查后诊断为"左眼麻痹性斜视"。

(1) 李阿姨需要做的全身相关检查有哪些?

(2) 为避免李阿姨下楼梯摔跤,护士要做哪些健康指导?

3. 小丽 8 岁,散瞳验光结果是右眼 +2.0DS→0.9,左眼 +5.0DS→0.4,其他眼部检查正常,临床诊断"左眼屈光参差性弱视"。

请问:(1) 小丽的眼能治好吗?

(2) 对小丽最有效的治疗护理是什么? 为什么?

第八章　眼外伤病人及角膜接触镜配戴者的护理

第一节　眼外伤病人的护理

　　机械性、物理性或化学性等因素直接作用于眼部,引起眼的结构和功能损害,统称眼外伤。由于眼的位置暴露,结构精细脆弱,功能复杂,受伤后往往造成视力障碍,甚至失明。眼外伤是引起单眼失明的首要原因。病人多为男性、青壮年或儿童,瞬间伤害会对病人的身心和生活质量造成严重影响。因此预防和正确处理眼外伤,对于保护和挽救视力具有重要的临床和社会意义。

一、眼钝挫伤

工作情景与任务

导入情景:

　　李同学,男性,15岁,和同学打羽毛球时被羽毛球打到右眼,右眼睑红肿、眼结膜混合充血(+),角膜透明,前房约2mm积血,视力右眼0.3,不能矫正,眼底不清楚。左眼眼部检查未见异常。诊断为"右眼钝挫伤伴前房积血"。

工作任务:

　　1. 指导李同学休息时采取正确体位。
　　2. 对小李及其同学做预防眼外伤的宣教工作。

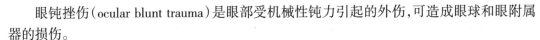

眼钝挫伤（ocular blunt trauma）是眼部受机械性钝力引起的外伤,可造成眼球和眼附属器的损伤。

【护理评估】

（一）健康史

砖、石块、木棍、拳头、球类、车祸及爆炸的冲击波等是眼挫伤常见原因。钝力除直接损伤打击部位外,还可在眼内组织传导,产生间接损伤。

（二）身体状况

眼挫伤部位性质程度不同,分别表现不同症状及体征。

1. 眼睑挫伤　眼睑血肿,皮肤撕裂伤,泪小管断裂,眶骨骨折。

2. 结膜、角膜、巩膜挫伤　结膜充血水肿裂伤;角膜上皮擦伤,基质层水肿增厚混浊;角膜破裂伤;巩膜破裂。

3. 虹膜睫状体挫伤　外伤性虹膜根部断离,外伤性虹膜睫状体炎,外伤性瞳孔散大,前房积血,房角后退。

4. 晶状体损伤　晶状体脱位、半脱位、外伤性白内障,造成视力下降。

5. 玻璃体积血;脉络膜破裂出血;视网膜震荡、裂孔、出血及脱离;视神经损伤。

6. 眼球破裂　可见眼内组织脱出或嵌顿在伤口、眼压降低、前房积血等。

护士要评估病人受伤的原因、血压、呼吸、脉搏等生命体征及眼部状况。

（三）辅助检查

CT、眼 B 超（眼球破裂慎用）。

（四）心理 - 社会状况

眼外伤为意外伤害,眼挫伤损伤视功能和容貌,所以病人焦虑、恐惧、不安。

【治疗要点】

①有生命危险时,先抢救生命。②没有伤口的眼睑瘀血,48 小时内给予冷敷,以后热敷,促积血吸收。③清创缝合:撕裂伤及时清创缝合伤口,并给予抗炎止血、止痛及注射破伤风抗毒素;泪小管断离给予吻合。尽量做到功能和美容双重修复。④严重眼挫伤伴有前房积血给予双眼包扎,卧床休息。有晶状体脱位、白内障及青光眼、视网膜裂孔等病变,应对症手术处理。

【常见护理诊断 / 问题】

1. 疼痛:眼痛　与眼组织损伤有关。

2. 感知紊乱:视力障碍　与眼内积血、眼内组织损伤有关。

3. 焦虑　与担心预后有关。

4. 潜在并发症:视网膜脱离、继发性青光眼等。

【护理措施】

1. 心理护理　眼外伤为意外伤,对于恐惧和焦虑的病人,给予关心、爱护,耐心做好心理疏导,使病人情绪稳定,配合治疗。

2. 病情观察　严密监测血压、呼吸等生命体征;监测视力、眼压、眼部伤口的变化,并做好记录。如有异常,及时报告医生并协助处理。

3. 用药护理　遵医嘱,给予抗生素、止血、止痛、降眼压、镇静、散瞳、糖皮质激素、破伤风抗毒素等药,并观察药物反应。

4. 手术护理　需手术病人做好术前术后护理。

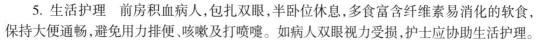

5. 生活护理　前房积血病人,包扎双眼,半卧位休息,多食富含纤维素易消化的软食,保持大便通畅,避免用力排便、咳嗽及打喷嚏。如病人双眼视力受损,护士应协助生活护理。

6. 健康教育

（1）根据受伤的部位和程度,向病人及家属介绍相关防治和护理知识。

（2）加强卫生安全的宣传教育,严格执行操作规章制度,完善防护措施,能有效减少眼外伤。①工作者及儿童要有自我保护意识,对于处在可能造成损害的环境时,应戴防护面罩或防护眼镜;②制止儿童玩弄危险玩具、放鞭炮、射弹弓等;③老年人应避免摔伤或碰伤;④平时注意锋利物品使用和保存;⑤注意预防房屋装修中的意外事故、啤酒瓶爆炸伤;烟花炮竹安全燃放;避免近距离激烈对抗运动;开车或乘车带好安全带等等。

二、眼球穿通伤

眼球穿通伤是指眼球被锐器刺破、切割或异物击穿所致眼球壁的全层裂开,伴或不伴眼内组织的损伤或脱出。

【护理评估】

（一）健康史

刀、针、剪等锐利器、异物碎片直接刺破眼球壁,或金属碎片飞溅入眼内所致眼球穿通伤,严重可失明及眼球萎缩。

（二）身体状况

1. 角膜穿通伤　眼痛、畏光、流泪、视力下降。创口小规则者,可自行愈合,角膜呈点、线状混浊;创口大而不规则,可伴有虹膜、晶状体损伤。如有虹膜嵌顿角膜伤口,前房变浅或消失,伴有前房积血。

2. 巩膜穿通伤　较小伤口不易发现,伤口表面仅见结膜下出血;大的伤口常伴有脉络膜、玻璃体、视网膜损伤及出血。

3. 角巩膜穿通伤　伤口累及角巩膜,多伴有葡萄膜组织脱出,眼内出血。

（三）辅助检查

行 X 线、CT、MRI（金属异物禁用）等检查,确定有无眼内的异物,及异物的位置,眶壁有无骨折等。

（四）心理 - 社会状况

由于意外眼球穿通伤,致视力突然改变,病人因害怕失明而恐惧,又因剧烈眼痛等不适感而焦虑,担心面容受损、损害形象而悲哀。

【治疗要点】

眼球穿通伤为眼科急诊,治疗原则是清创缝合伤口,防治感染等并发症,必要时行二期手术。

【常见护理诊断 / 问题】

1. 急性疼痛:眼部疼痛　与眼组织损伤有关。

2. 感知紊乱:视力下降　与穿通伤有关。

3. 焦虑　与担心视力不能恢复或容貌破坏有关。

4. 潜在并发症:外伤性白内障、继发性青光眼、眼内炎、视网膜脱离、交感性眼炎等。

【护理措施】

1. 病情观察　监测病人体温、脉搏、呼吸及血压等生命体征,有生命危险,首先抢救生命。监测伤眼视力,眼压变化,注意伤口有无出血、感染,观察健眼有无交感性眼炎发生,有异常及时报告医生迅速处理。

2. 用药护理　遵医嘱给予药物治疗,并注意观察用药反应。

3. 手术护理　要及时做好手术护理准备以协助医生进行手术。眼球穿通伤,术前切忌剪睫毛、冲洗结膜囊,防止污染异物进入伤口,引起感染。术后严格执行无菌操作,正确使用抗生素,局部检查和治疗时动作轻柔,以免加重眼内组织脱出和出血。

4. 心理护理　安抚病人及家属情绪,焦虑恐惧者给予心理疏导。须眼球摘除的病人向其介绍手术理由及手术方式,术后安装义眼等事宜。

5. 护理注意事项　检查及护理时禁止压迫眼球,避免加重损伤。对不合作患儿或者疼痛难忍的病人,可以在镇静、镇痛或麻醉下进行。即使一眼受伤,也要双眼检查,做好记录,必要时做照相记录。

6. 健康教育　向病人及家属介绍本病的病因及相关防治和护理知识。注意经常观察未受伤眼的视力,预防交感性眼炎发生。其他详见眼钝挫伤。

知识窗

交感性眼炎

交感性眼炎是指发生于一眼穿通伤或内眼手术后的双侧肉芽肿性葡萄膜炎,受伤眼被称为诱发眼,另一眼则被称为交感眼。可发生于外伤或手术后5天至56年内,但多发生于2周至2个月内。表现为前葡萄膜炎、后葡萄膜炎、中间葡萄膜炎或全葡萄膜炎,其中以全葡萄膜炎为多见。

三、眼异物伤

【护理评估】

（一）健康史

1. 结膜、角膜异物　多由铁屑、碎石、煤屑、木刺、飞虫溅入眼部而引起,附着于结膜或角膜上。

2. 眼内异物　是指异物击穿眼球壁,存留于眼内。最常见是敲击金属与石块。其他玻璃、瓷器、木材等异物。异物的损害有机械性破坏眼内组织、化学及毒性反应及眼内异物感染。是严重损害视力的一种眼外伤。

（二）身体状况

1. 结膜、角膜异物　眼部异物感、疼痛、畏光、流泪。结膜异物多位于上眼睑睑板下沟或穹隆部,角膜异物位于角膜上,铁质异物可形成锈斑。植物性异物容易继发角膜感染。

2. 眼内异物　除了具有眼球穿通伤症状外,不同的眼内异物还有不同的临床表现:①铁质沉着症:铁和眼内多种组织接触后,铁离子迅速被氧化并向周围扩散,引起组织毒性反应,导致视功能丧失。②铜质沉着症:纯铜会引起急性铜质沉着症和严重炎症反应。若铜合金,含量少于85%,会引起慢性铜质沉着症。③所有异物均可导致外伤性虹膜睫状体炎、化脓性眼内炎、牵拉性视网膜脱离及眼球萎缩的可能。

（三）辅助检查

裂隙灯显微镜可确诊眼表异物、异物性质及伤口。X线摄片、CT扫描有助于诊断及异物定位。

（四）心理 - 社会状况

同眼球穿通伤。

【治疗要点】

①尽早取出异物。②眼内异物：磁性异物，电磁铁吸出；非磁性异物，行玻璃体切割术取出。③防治感染：局部及全身抗生素防治感染，糖皮质激素减轻眼内炎症反应。

【常见护理诊断 / 问题】

1. 舒适受损：眼部异物感、疼痛、畏光、流泪　与异物刺激及眼外伤有关。

2. 感知紊乱：视力下降　与眼外伤、眼内异物、眼内积血等因素有关。

3. 有感染的危险　与异物停留时间过长，处理不当，及异物性质有关。

4. 知识缺乏：缺乏眼异物防治知识。

5. 焦虑　与担心视力不能恢复，容貌受损有关。

6. 潜在并发症：角膜炎、白内障、青光眼、视网膜脱离、交感性眼炎及眼球萎缩等。

【护理措施】

1. 专科护理　协助医生及早取出异物。①表浅异物可在表面麻醉下，用无菌湿棉签拭出，或结膜囊冲洗。稍深异物可用无菌注射器剔除。铁屑异物，若有锈斑，尽量一次刮出干净。多个深浅不一的异物，可分次剔除。剔除异物时应严格无菌操作技术，剔除异物后局部抗生素防治感染。②需要手术者，及时做好术前准备。眼部操作动作要轻，勿压眼球。忌剪睫毛及眼部冲洗。

2. 用药护理　按医嘱用药预防感染的发生，并观察药物反应。

3. 病情观察　密切观察视力、眼压及伤口的变化。观察健眼以尽早发现交感性眼炎。

4. 心理护理　眼异物伤直接影响视力和容貌，病人多有焦虑、恐惧情绪，应耐心解释病情、治疗方法，缓解恐惧，树立治疗信心，配合治疗与护理。

5. 健康教育　①向病人及家属介绍本病的防治和护理知识。风沙天气或锻焊工注意自我防护，外出及工作戴防护镜，如有异物溅入眼内，切忌揉眼或自行剔除，应立即就诊。②讲解交感性眼炎的特点，嘱病人注意观察未受伤眼，有异常，尽早就诊。③其他同眼钝挫伤。

四、眼化学伤

 工作情景与思考

导入情景：

2014-9-15 今日说法，讲述了故事主人公刘女士因拒绝男朋友黄某后，遭黄某泼硫酸报复，导致双目失明和毁容。

请思考：

1. 假如你在现场，如何对刘女士进行现场急救护理？

2. 如果你以后的生活中遇到类似的状况，如何找出正确处理问题的方法？

眼部化学烧伤（ocular chemical injury）是指化学物品的溶液、粉尘或气体接触眼部所致。

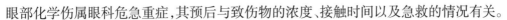

眼部化学伤属眼科危急重症,其预后与致伤物的浓度、接触时间以及急救的情况有关。

【护理评估】

(一)健康史

化学伤多发生在化工厂、施工现场、实验室或人为泼洒。常见是酸、碱烧伤。由于酸对蛋白质有凝固作用,凝固坏死的蛋白,可阻止酸性物质继续向深层组织渗透。碱能溶解脂肪和蛋白质,碱烧伤后很快渗透组织深层和眼内,使细胞分解坏死,因此碱烧伤比酸烧伤组织损伤重,预后差。

(二)身体状况

根据酸碱烧伤后组织损伤程度,分为轻、中、重三度。

1. 轻度　眼睑和结膜充血水肿,角膜上皮点状脱落,数日后恢复,愈后不留瘢痕。

2. 中度　眼睑水疱或糜烂;结膜水肿坏死;角膜上皮大片脱落、混浊,愈后留有瘢痕。

3. 重度　结膜广泛缺血坏死;角膜全层灰白或瓷白色混浊,角膜溃疡或穿孔。可并发虹膜睫状体炎、继发性青光眼、白内障等。角膜溃疡愈合后形成角膜白斑,穿孔愈合后,形成角膜葡萄肿,致视力严重障碍或丧失。

(三)心理-社会状况

化学伤使眼功能和容貌双重伤害,病人焦虑、恐惧、悲观失望。

【治疗要点】

①急救:争分夺秒就地取水,现场冲洗眼部。②散瞳及抗感染治疗。③如病人角膜溶解,可行角膜移植、结膜或羊膜移植以挽救眼球。④早期糖皮质激素减轻炎症反应、半胱氨酸预防角膜溶解和依地酸二钠选择应用。⑤后期治疗并发症,矫正睑外翻、睑球粘连、角膜移植术等。

【常见护理诊断/问题】

1. 自理缺陷　与双眼烧伤视功能丧失有关。

2. 急性疼痛　与化学物质刺激眼部组织有关。

3. 知识缺乏:缺乏眼化学伤的防治知识。

4. 恐惧　与担心预后有关。

5. 潜在并发症:角膜溃疡、白斑、并发性白内障、睑球粘连、眼睑畸形及眼球萎缩等。

【护理措施】

1. 急救护理　①现场立即就地取水,冲洗眼部。②遵医嘱生理盐水反复冲洗。冲洗时翻转眼睑,转动眼球,暴露穹隆部,冲洗时间至少30分钟,尽快清除残留于结膜囊内的固体化学物质。如果病人眼睑痉挛严重,可在表面麻醉后冲洗。

2. 用药护理　遵医嘱准确用药,注意观察用药效果和反应。

3. 手术护理　遵医嘱做好术前及术后护理。术后为防止睑球粘连,用玻璃棒分离球结膜和穹隆部结膜后涂抗生素眼膏,或安放隔膜。

4. 心理护理　外伤直接影响视功能和眼部外形,病人恐惧、焦虑、悲哀心理,应积极开导病人,耐心解释病情及治疗情况,消除恐惧悲哀心理,增强自信心配合治疗。

5. 生活护理　重者卧床休息,给予高营养、高维生素、高蛋白饮食,多食蔬菜水果,保持大便通畅,双眼视力受损者,协助其生活护理。

6. 健康教育　经常宣传化学性眼外伤危害及预防。对从事化工工业的工作人员,告知其做好自身防护,规范操作,防化学物质飞溅入眼。介绍眼化学伤急救常识,一旦发生立即就地取水,彻底冲洗后送医院救治。

五、辐射性眼外伤

辐射性眼外伤包括电磁波谱中各种辐射线造成的损害,如微波、红外线、紫外线等多种辐射线。不同波长的射线对眼的损害也不相同。

【护理评估】

（一）健康史

1. 紫外线损伤　电焊、高原、雪地及水面反光可造成眼部紫外线损伤,又称为电光性眼炎或雪盲。紫外线照射使蛋白质凝固变性,角膜上皮坏死脱落。

2. 红外线损伤　玻璃加工和高温环境可产生大量红外线。波长 800~1200nm 短波红外线可被晶状体和虹膜吸收,造成白内障。

3. 离子辐射性损伤　由 χ 线、β、γ 射线,中子或质子束等所致的眼部损伤,射线进入体内组织后,破坏细胞内代谢过程,使细胞畸变死亡,造成血管损害。多见于肿瘤放射治疗和放射职业人员。

4. 可见光损伤　热和光化学作用可引起黄斑损伤。

5. 微波损伤　微波穿透性较强,可能引起白内障或视网膜出血。

（二）身体状况

1. 紫外线损伤可在照射后 3~12 小时发作,双眼疼痛,畏光、流泪,眼睑痉挛,结膜水肿,角膜上皮点状或片状脱落。

2. 红外线、离子辐射、微波都可造成晶状体混浊,形成白内障。

3. 可见光、离子辐射、微波可造成黄斑变性及视网膜的出血、渗出等病变。

【治疗要点】

针对不同的病因与临床表现做不同的治疗。角膜上皮脱离主要止痛、预防感染。白内障导致视力下降影响工作及生活,可行白内障摘除及人工晶状体植入术。视网膜出血渗出必要时可激光治疗。

【常见护理诊断/问题】

1. 舒适受损:畏光、流泪、眼痛、异物感　与角膜上皮脱落有关。

2. 感知紊乱:视力下降　与射线导致晶状体混浊、黄斑变性有关。

3. 知识缺乏:缺乏眼辐射伤防治知识。

【护理措施】

1. 对角膜上皮剥脱的病人局部用少量 1% 丁卡因眼药镇痛,再涂抗生素眼膏预防感染。一般 24 小时后角膜上皮可愈合。

2. 对症护理　白内障需要手术参照"眼科手术病人的常规护理";有眼底病变按照医嘱护理。

3. 健康教育　①向病人及家属介绍本病的病因及相关防治和护理知识。②加强安全教育,规范操作,注意个体防护。强光下应戴太阳镜,电焊环境下应戴防护镜,减少射线刺激。用铅屏、铅板隔离中子线、γ 线、X 线,防止辐射伤。实行眼部放射治疗时,用铅板保护好正常组织,避免损伤。

第二节 角膜接触镜配戴者的护理

 工作情景与任务

导入情景：

医学生小王，双眼高度近视，常年戴角膜接触镜。一天突然感觉右眼痛、视力模糊，随去医院就诊，诊断为"右眼铜绿假单胞菌（绿脓杆菌）性角膜炎"，经角膜移植手术后治愈。

工作任务：

向小王这样戴角膜接触镜者的同学，讲解正确的配戴方法及注意事项，以预防角膜感染。

角膜接触镜也称隐形眼镜，近年来在眼科的使用越来越多。主要用于矫正各种屈光不正，优点是像差小、影像质量好、视野大而清楚、美观、方便。另外在眼科治疗和美容方面也有广泛的使用者。配戴者如果配戴护理程序不规范，常常引起角膜炎等严重并发症。

【角膜接触镜分类】

1. 软镜 由含水的高分子化合物制成，材质软，含水量高，直径大，验配较简单、配戴舒适，满足工作、活动需求。但容易引起蛋白质、脂质沉淀在镜片表面，护理不当，常引起结膜炎、角膜炎等并发症，而且不能矫正大度数散光。

2. 硬镜 硬性透气性接触镜（RGP），由质地较硬的疏水材料制成，其透氧性较高，表面抗脂质能力强，成像质量好，但验配要求高。

3. 角膜塑形镜 是特殊设计的硬性角膜接触镜。通过机械压迫及泪液的作用，矫正近视，提高裸眼视力，夜间戴镜，白天保持视力清晰，但有可逆性。

【护理评估】

（一）健康史

1. 有以下状况均不适合配戴角膜接触镜：①眼部炎症、干眼症等；②糖尿病、风湿性关节炎等；③服用安眠药、抗抑郁药和避孕药史；④工作环境有烟尘及含酸碱物质的化学蒸汽等。⑤无自理能力。

2. 询问以前有无戴镜，框架镜还是角膜接触镜，戴角膜接触镜的品牌、停戴的原因等。

（二）角膜接触镜使用范围

1. 矫正屈光不正 近视眼、远视眼、散光眼。

2. 矫正屈光参差 双眼的屈光度相差 2.5D 以上，框架镜不能适应。

3. 治疗镜 ①RGP 治疗圆锥角膜；②绷带镜治疗大疱性角膜病变；③药物载体镜治疗眼表病变；④角膜、塑形镜矫正近视及控制近视发展。

4. 其他 美容眼镜、老视眼镜、色盲镜等。

（三）辅助检查

角膜地形图检测角膜曲率、裂隙灯显微镜检查眼部有无炎症、泪液分泌试验检查有无干眼症等。

【常见护理诊断／问题】

1. 舒适受损：畏光、流泪、眼痛、异物感 与结膜、角膜炎症关。

2. 感知紊乱:视力下降 与角膜炎症混浊有关。

3. 知识缺乏:缺乏角膜接触镜正确配戴相关知识。

【护理措施】

1. 生活护理 角膜接触镜配戴者要注意个人卫生。勤洗手,剪短指甲,长指甲容易划伤镜片与角膜。而且长指甲中容易藏细菌等微生物,污染镜片,造成眼部感染。

2. 配戴护理

(1) 镜片要每天清洗一次:每天取下镜片,不论配戴时间长短,均应该清洗,以除去镜片上的异物(如灰尘)、沉淀物(蛋白质、脂质、无机盐)及微生物。

(2) 戴、取眼镜的顺序:①戴镜:洗手→取片→护理液清洗→戴镜。②取镜:洗手→摘出镜片→清洗镜片→存放。③化妆戴镜:先戴镜再化妆;取镜片时,先取片再卸妆;整个过程,勿将化妆品污染角膜接触镜。

3. 并发症护理

(1) 炎症:戴镜中如果有眼红、眼痛等症状,可能并发结膜炎或角膜炎,应该立即停戴,并去医院就诊,使用抗生素滴眼液等。

(2) 护理液过敏反应:眼部红、肿、痒、流泪。停用角膜接触镜并使用抗过敏眼药水。

(3) 结膜干燥症:长期配戴角膜接触镜导致。嘱多眨眼,口服维生素 A。

(4) 巨乳头结膜炎:机械性刺激、过敏反应和炎症反应共同作用下产生。表现为上睑结膜巨大乳头(图 1-8-1)。立即停戴,就诊。

(5) 角膜缺氧:表现为角膜上皮水肿、角膜新生血管,要立即停戴。

4. 健康教育 ①告知角膜接触镜配戴者每天的戴镜时间尽量缩短。禁止戴角膜接触镜过夜(角膜塑型镜除外)。洗头、洗澡、游泳禁戴。发热、感冒勿戴。②角膜接触镜要使用专用护理产品,禁止生理盐水、自来水等代替护理液。不要长期戴一副眼镜,勤更换。③眼部有异常感觉,立即就诊。

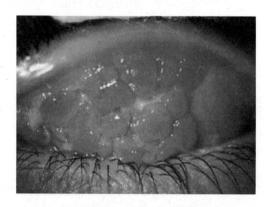

图 1-8-1 巨乳头结膜炎

(张秀梅)

 思考题

1. 电焊工人李师傅,在工作时不慎异物进入右眼内,感觉眼痛、眼异物感,经过检查,诊断"角膜深层异物(右眼)"。

请问:

(1) 对李师傅正确的护理措施是什么?

(2) 对于像李师傅这样的社区人群做哪些卫生宣教工作?

2. 病人,张先生,45 岁。因车祸撞击头面部及左眼,头面部疼痛、出血、左眼视力下降 1 小时就诊。检查神志清楚、面容痛苦,血压 130/85mmHg。眼科检查左眼视力 0.3,左眼睑撕裂 2cm×1cm,深达骨膜层,结膜充血(++),6 点钟方向角膜缘可见一 2mm 伤口,虹膜嵌顿,

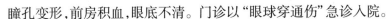

瞳孔变形,前房积血,眼底不清。门诊以"眼球穿通伤"急诊入院。

请问:

(1)对张先生的病情观察包括哪些?

(2)对张先生护理时有哪些注意事项?

3. 病人,男性,30岁,工作时石灰进入左眼,左眼剧痛、不能睁开。

写出急救护理措施。

4. 小丽,20岁,为了眼睛好看长期戴一副彩色隐形眼镜(俗称美瞳),近两天感觉眼干不适,来医院就诊。

请对小丽做出正确健康指导。

第九章　眼科激光治疗病人的护理及盲与低视力病人的康复与护理

 学习目标

1. 认同盲与视力低下病人的痛苦,并提供正确康复指导和护理。
2. 掌握各种眼科的激光治疗的目的及治疗中的护理措施;盲与低视力的定义、分类标准,以及康复护理手段。
3. 熟悉眼科激光的种类、各种疾病激光治疗适应证及盲与低视力的主要原因。
4. 了解激光治疗的原理及我国防盲治盲的现状。
5. 熟练运用护理程序对需要激光治疗的病人及盲与低视力病人进行护理。
6. 学会为视力低下者选择合适的助视器,并教会其使用。

第一节　眼科激光治疗病人的护理

 工作情景与任务

导入情景:

小王,男,18岁。从小近视眼,戴 −5.0D 眼镜。高中毕业,想当兵,但体检要求不能戴眼镜。小王需要做准分子激光手术,去掉眼镜。他很担心手术能否成功,不知道自己该做些什么?

工作任务:

1. 对小王进行心理疏导以解除小王的担心。
2. 告知小王手术前后的注意事项。

激光(laser light)即"受激辐射的光放大",随着激光科技的迅速发展,许多眼科疾病可以进行激光治疗,并取得很好的治疗效果。激光治疗的原理、过程、病人适应证的选择、激光治疗前准备、治疗中与治疗后的护理、预后情况及会有哪些不良反应的发生等都是我们要学习的内容。

【激光治疗的分类】

眼科临床用于治疗的激光机大致可分为以下类型。

1. 光化学效应激光治疗机 指激光到达组织后,使组织分子瞬间气化,精确地削切组织达到治疗目的,例如准分子激光治疗近视眼。

2. 光电离效应激光治疗机 是一种高能巨脉冲激光,照射组织后可使组织发生电离,产生等离子体,其强大冲击波可使组织裂解,从而达到切割的目的,主要用于眼前段疾病的治疗,如虹膜造孔,晶状体后囊膜切开及泪道阻塞治疗。

3. 光热效应激光机 指靶组织在吸收了激光能量后局部升温,使组织的蛋白质变性凝固,称为光凝固效应,主要用于治疗眼底病。

【护理评估】

(一) 激光治疗病人的适应证

1. 准分子激光 主要适应于近视眼有摘除眼镜要求的人。①年龄 18~50 岁;②屈光度 2 年没有变化;③矫正视力不低于 0.5;④角膜中央厚度大于 460μm;⑤无其他眼病、糖尿病、胶原组织病和瘢痕体质等。

2. 眼前节激光治疗

(1) 青光眼:①激光睫状体光凝术:利用激光对睫状体进行凝固、破坏,使其失去或减少房水生成的功能,降低眼压。②激光虹膜切除术:通过对虹膜进行切除,解除瞳孔阻滞使眼压维持在正常水平,常用的激光有氩激光和 Nd-YAG 激光。③激光巩膜切除术:外引流房水降低眼内压,具有操作简易、安全有效、切除精确,术后反应轻、并发症少等优点。

(2) 白内障:①用激光乳化的方法将晶状体核乳化成微小颗粒,然后用手术仪的吸注系统吸除碎屑。②后发障切开。

(3) 泪道疾病:YAG 泪道激光机治疗泪道阻塞及慢性泪囊炎。

3. 眼底激光 ①增殖期糖尿病视网膜病变、严重非增殖期糖尿病视网膜病变合并黄斑水肿。②缺血型视网膜中央静脉阻塞合并视网膜新生血管。③严重或广泛的视网膜静脉周围炎。④眼前段新生血管。⑤视网膜变性、裂孔。

(二) 健康史

护士要详细询问病人疾病的发生时间、治疗经过、治疗效果及目前的身体状况。

(三) 辅助检查

检查视力、眼压、眼前节与眼底。全身检查心电图、测量血压、血糖。

(四) 心理 - 社会状况

病人因视力下降、担心激光治疗的效果而焦虑。

【治疗要点】

依据不同的疾病选择相应的激光种类进行治疗。

【常见护理诊断 / 问题】

1. 感知改变:视力低下 与原发疾病有关。

2. 疼痛 与激光治疗反应有关。

3. 焦虑、恐惧 与视力低下,担心激光治疗有无痛苦及治疗效果有关。

【护理措施】

(一) 心理护理

耐心解释病情,介绍疾病治疗方法。介绍激光的安全性、先进性及疗效。告知预期的激光效果,例如眼底病激光治疗的目的是减少并发症发生,激光治疗后可能有视力下降。介绍激光治疗的过程及方法、注意事项等。认真正确的解答各种疑问,减轻病人心理压力。对于特别紧张的病人,可安排术后病人与其交流体会。

（二）治疗前护理

①固视训练:按照不同的激光治疗,选择眼前不同的距离和方位设计好一个注视视标,跟随视标转动眼球到达目标位置停止,并注视视标不动一分钟以上。每天坚持练习数次,并告知良好的眼位可避免损伤正常组织。②遵医嘱指导病人及家属术前滴抗生素眼液。③糖尿病病人控制血糖、血脂及血压。治疗当天勿过饱或空腹。④多数病人视力低下,环境标示要清楚,无地面障碍,安全方便。

（三）各种激光治疗的具体护理措施

1. 准分子激光护理 ①病人术前3周勿戴隐形眼镜,术前一日禁用化妆品。按医嘱滴抗生素眼药水。②术前病人除常规检查,还应检查角膜曲率、角膜厚度及眼轴长度。③告知病人术中固视指示红灯,开机时会有"哒、哒、…"响声,并可闻到焦味,嘱病人勿紧张。④认真核对病人资料,按要求洗眼并消毒眼周皮肤。⑤滴表面麻醉眼药。⑥再次核对病人资料后激光治疗。⑦术后交替点抗生素眼液与0.1%氟美童两次,观察角膜瓣复位情况。⑧告知术后当天有畏光、流泪、眼内异物感等症状,切勿揉擦眼球。戴眼罩休息30~60分钟,由家属陪同回家。⑨遵医嘱指导病人术后用药,抗生素、贝复舒和0.1%氟美童眼液。要密切观察眼压情况,防止发生激素性青光眼。⑩其他:术后1周内少食刺激性食物,减少转动眼球、挤眼、揉眼;术后2周内洗漱时勿将水溅入眼内,术后4周内勿游泳;术后减少强光刺激;避免长时间近距离使用眼睛,例如阅读,看电视等。术后初期,部分病人可能视远物和近物不适,或视物重影等症状,均可恢复。手术后1天、1周、1个月、1年需复查,过矫或欠矫病人增加复查次数。

2. 眼前节激光治疗护理 遵医嘱使用术前药物,例如青光眼使用缩瞳药等。观察术后反应:疼痛、视力下降。遵医嘱局部用药并观察药物副作用。

3. 眼底激光治疗的护理 ①散瞳。②局麻:盐酸奥布卡因滴眼液点术眼。③协助病人舒适地坐在激光机前,嘱病人平稳呼吸,直视前方,保持头部及眼球静止。④嘱双眼同时睁开,向下注视,术眼睑裂内置入视网膜90°镜后开始激光治疗。⑤治疗中如果病人出现疼痛或其他不适不能忍受时,可稍作休息,缓解后继续。如有持续眼胀痛并心悸等情况,立即停止激光治疗,给予相应处理,必要时请相关科室会诊。⑥术后闭眼休息,减少眼球运动。不要憋气、用力、咳嗽或打喷嚏,休息观察20分钟后再离开治疗室。

4. 健康教育 详细讲解激光治疗的知识及术后注意事项。眼底病激光治疗告知治疗的目的不是提高视力,主要是减少并发症发生,减少失明。

第二节 盲与低视力病人的康复与护理

工作情景与任务

导入情景:

李奶奶,66岁。糖尿病10多年,半年前右眼视力下降,因左眼视力尚好,未做治疗。一月前突然左眼视物不见,就诊后被告知"双眼糖尿病性视网膜病变、玻璃体积血"。经过手术和激光治疗后,右眼视力0.02,左眼0.1,均不能矫正,生活自理困难。

工作任务：

帮助李奶奶提高生活自理能力。

盲和低视力严重影响病人的生活和工作，给病人造成身心痛苦，加重家庭和社会负担，因此盲与低视力康复护理有重要意义。

【盲和低视力的标准】

世界卫生组织（WHO）于1973年提出了盲和低视力的分类标准（表1-9-1）。

表1-9-1 视力损伤的分类（国际疾病分类标准，世界卫生组织，1973）

视力损伤	最好矫正视力		
类别	级别	较好眼	较差眼
低视力（low vision）	1级	<0.3	≥0.1
	2级	<0.1	≥0.05（指数/3m）
盲（blind）	3级	<0.05	≥0.02（指数/1m）
	4级	<0.02	光感
	5级	无光感	

该标准还考虑到视野状况，指出不论中心视力是否损伤，如果以中央注视点为中心，视野半径≤10°、但>5°时为3级盲，视野半径≤5°时为4级盲。

1999年世界卫生组织曾指出，盲人的定义是指因视力损伤不能独自行走的人，他们通常需要职业和（或）社会的扶持。

【护理评估】

（一）健康史

2010年WHO报告，我国低视力人数6726万人，盲人825万人。目前我国盲的主要原因依次为白内障、角膜病、沙眼、青光眼、视网膜脉络膜病、先天/遗传性眼病、视神经病、屈光不正/弱视和眼外伤。详细询问病人眼病史、诊治经过及全身状况。目前病情是否稳定。

（二）身体状况

1. 症状　不同程度的视力低下或视野缩小、对比敏感度下降。

2. 体征　原发病的各种表现。

（三）辅助检查

除了眼科常规检查，还要进行详细验光，视野检查、眼电生理等检查。

（四）心理-社会状况

多数病人在疾病过程中经历惊恐、怨恨、消极、抑郁到平和接受。有些病人因社交障碍会有敏感、孤僻、偏执或懦弱依赖的心理。

【治疗要点】

针对病因采取相应的药物或手术治疗。借助助视器或放大镜增加视力，帮助低视力病人改善生活和工作能力。

【常见护理诊断/问题】

1. 自理缺陷　与严重视力障碍有关。

2. 有受伤的危险　与视力低下不能辨别生活环境危险因素有关。

3. 功能障碍性悲哀　与长期视力低下不能恢复有关。

4. 知识缺乏:缺乏盲与低视力康复知识。

【康复及护理措施】

1. 心理护理　不同年龄病人,视力低下程度不同,有不同的心理反应。对于情绪低落,甚至抑郁的病人,倾听病人的心理感受,耐心解释病情,安慰开导病人,做好心理疏导。

2. 生活护理　建议病人生活环境尽量无障碍,生活用品固定摆放,并容易取放。环境与读写均应减少眩光,增加对比敏感度,例如黑底白字。

3. 制定个体化康复指标　视觉康复是采取各种有效措施改善病人视功能,减轻视力残疾对生活造成的影响。不同类型的盲人对视力有不同的需求,要根据具体情况制定个体化康复指标。

(1)老年盲人需要适应家庭生活的训练,尽可能恢复其阅读、书写等能力,可以基本独立生活。

(2)年轻的盲人则需要适应社会生活、教育、工作等全面的训练,包括盲文的训练。

(3)常用措施有①测量屈光度数,部分病人可以通过配镜提高视力。②确定最佳矫正远视力与近视力。③确定目标视力。④确定放大率。⑤试戴并确定助视器。⑥讲解助视器的使用方法和注意事项,例如注视、辨认、追中等。

4. 助视器的选择与使用　光学助视器和非光学助视器可以改进病人的视觉活动能力,使他们利用残余视力进行工作和学习,以便获得较高的生活质量(图1-9-1)。

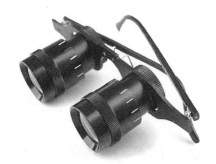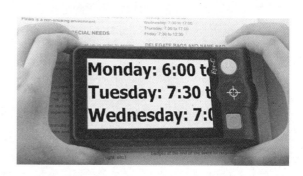

图 1-9-1　助视器类型

(1)远用助视器:为放大2.5倍的双筒望远镜,以看清远方景物。这种助视器不适合行走时配戴。

(2)近用的助视器:①手持放大镜:是一种凸透镜,可使视网膜成像增大;②眼镜式助视器:主要用于阅读,其优点是视野大,携带方便;③立式放大镜:将凸透镜固定于支架上,透镜与阅读物之间的距离固定,可以减少透镜周边部的畸变;④双合透镜放大镜:由一组消球面差正透镜组成,固定于眼镜架上,有多种放大倍数,可根据需要选用;⑤近用望远镜:优点是阅读距离较一般眼镜式助视器远,便于写字或操作,但是视野小;⑥闭路电视助视器:包括摄像机、电视接受器、光源、监视器等,对阅读物有放大作用,其优点是放大倍数高、视野大,可以调节对比度和亮度,体位不受限制,无须外部照明,更适用于视力损伤严重、视野严重缩小和旁中心注视者,但价格较贵,携带不便。

(3)非光学助视器:包括大号字的印刷品、改善照明、阅读用的支架等,也有助于病人改善视觉活动能力。许多低视力病人常诉说对比度差和眩光,戴用浅灰色的滤光镜可减少光的强度,戴用琥珀色或黄色的滤光镜片有助于改善对比敏感度。

(4)其他:声纳眼镜、障碍感应发生器、激光手杖、字声机、触觉助视器等虽然不能给盲人获得正常人那样的影像,但明显提高了他们的生活质量。

5. 健康教育 ①通过卫生宣教,预防、控制盲目与低视力的发病率。对于视力低下应尽早使用助视器以提高生活自理能力。②向社会和政府呼吁,重视盲人的教育和就业。设立盲童学校,进行文化和专业技术培训。国家对吸收盲人的单位给予优惠政策,有助于全社会都来关心盲人,使他们能像普通人一样幸福地生活。

知识窗

全国爱眼日

1992 年,天津医科大学眼科教授王延华与流行病学教授耿贯一首次向全国倡议设立爱眼日,倡议得到响应并将每年的 5 月 5 日定为"全国爱眼日"。1996 年,卫生部、教育部、团中央、中国残联等 12 个部委联合发出通知,将爱眼日活动列为国家节日之一,并重新确定每年的 6 月 6 日为"全国爱眼日"。全国"爱眼日"每年都有一个活动的主题。2014 年 6 月 6 日,第十九届"全国爱眼日"活动主题为:关注眼健康,预防糖尿病致盲。

(张秀梅)

思考题

1. 王艳,女,20 岁,护士,应聘到市级医院手术室,上班一周很苦恼,原来王艳戴近视眼镜,工作需要戴口罩,结果眼镜上总是哈气,影响视线。

请问:

(1)就你学的眼科知识,如何帮王艳解决难题?

(2)如果医生建议王艳做准分子激光手术,王艳术前后的注意事项是什么?

2. 老年低视力的康复目的和康复措施有哪些?

第十章　眼科常用护理技术操作

 学习目标

1. 具有高度责任心,操作时态度和蔼、动作轻柔,力求减少病人痛苦。
2. 掌握眼部常用护理技术的用物准备和注意事项。
3. 能独立、规范地完成视力检查、眼局部用药、结膜囊冲洗、眼部换药包扎等操作。
4. 学会泪道冲洗的操作要领并能根据冲洗的结果来正确判断泪道阻塞的部位。

 工作情景与思考

导入情景:

　　五官科护士小张遵医嘱给一急性闭角型青光眼病人点眼药,发现医生医嘱是阿托品点眼,按照自己学习的知识,急性闭角型青光眼病人应该点缩瞳剂匹罗卡品滴眼液。

请思考:

　　1. 小张是执行医嘱还是找到医生核实清楚?
　　2. 如果改用匹罗卡品点眼,小张点眼时应注意什么?

实训1-1　视力检查

【操作目的】
判断视网膜黄斑部功能是否良好;为诊断眼部疾病病情、配镜提供依据。
【操作准备】
1. 病人准备　被检查者端坐检查椅上,擦净眼泪,保持眼部清洁。
2. 护士准备　洗手、评估受检者的认知能力、讲解检查方法。
3. 物品准备　"E"字型国际远视力表或标准对数远视力表、遮眼器、视标指示棒、平面反光镜(空间小于5m时使用)。近视力检查时备标准近视力表或Jaeger近视力表检查。
【操作步骤】
(一) 远视力检查
1. 被检者距视力表5m,面向视力表;或者背对视力表,从距视力表2.5m处平面反光镜观看。嘱病人用遮眼器遮住一只眼,一般先左眼(或患眼),再右眼(或健眼),查完一侧,用同样的方法查另一侧。护士用视标指示棒自上而下依次指向远视力表上的"E",嘱被检者说出或者用手势指出"E"字缺口方向,逐行辨认,找出最佳辨认行后,将其旁的数字记录下来,表示该眼的视力,如右眼视力:0.6(参见图1-2-1A)。

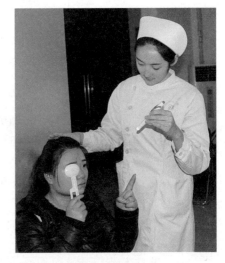

图1-10-1 光定位检查

2. 若在5m远看不清0.1行(最大视标),则令病人前移,直到识别0.1视标为止。视力=0.1×病人与视力表距离(m)/5m,如2m看清0.1行,则视力=0.1×2/5=0.04。

3. 指数(FC) 在1m处仍不能辨认0.1视标者,检查者伸出不同数目的手指,从1m开始,逐渐移近,到能正确辨认,并记录该距离,例如左眼视力:指数/30cm(图1-2-1B)。

4. 手动(HM) 如在眼前也不能分辨指数,则将手掌放在被检者眼前摆动,如能辨认,则记下最远距离,如双眼视力:手动/20cm。

5. 光感(LP) 对不能辨出手动,在暗室测光感。用小灯光或手电光,测试被检者能否正确判断眼前有无亮光,如能则记为"光感",并记录其最远的光感距离,如在3m能辨出光亮,则记录为光感/3m,否则记为"无光感"或光感(−)。

6. 光定位 对于有光感病人,嘱其向前方注视,护士在其1m处正上、正下等9个方位投射灯光,并让病人指示灯光的方向,能辨认者记录(+),否则(−)(图1-10-1)。如果右眼鼻下方光定位不准,记录如下(右眼):

	上	
+	+	+
颞侧 +	+	+ 鼻侧
+	+	−
	下	

(二) 近视力检查

将近视力表放在眼前30cm处,先右眼后左眼逐行检查,并记录能辨认的最小视标。如果30cm处不能辨认最大视标,可移近或移远检查,并记录实际距离,如左眼1.0/15cm。

【操作注意事项】

1. 护士态度和蔼,解释清晰到位;对儿童和老年病人要耐心,取得合作。

2. 检查距离符合要求,灯光明亮,光线充足。检查时遮盖眼要充分,勿压迫眼球。

3. 每个视标辨认时间5秒;姿势端正,勿前倾、歪头或眯眼看视标;不要暗示。

4. 如病人有屈光不正,先查裸眼视力,再查矫正视力。

5. 核对好眼别,做好记录。右眼用OD或R表示,左眼OS或L表示,双眼OU或BE表示。例如视力OU0.5/1.0,该病人双眼均为远视力0.5,近视力1.0。

实训 1-2　眼局部用药

(一) 滴眼药法

【操作目的】

1. 用于预防、治疗眼部疾病,如抗生素滴眼液。

2. 用于检测或术前准备,如散瞳、表面麻醉眼药水。

【操作准备】

滴眼液、滴瓶或滴管、消毒棉球或棉签、治疗盘。

【操作步骤】

1. 操作前先洗手,核对病人的姓名、性别、床号、滴眼液名称、浓度,检查滴眼液是否变色、混浊及沉淀等变质现象。

2. 向病人解释滴药的目的和方法,以便取得合作。

3. 体位　病人取坐位或仰卧位,头向后仰并向患侧倾斜,眼向上注视。

4. 用棉签擦去患眼分泌物,操作者以左手示指或棉签轻轻向下拉开下睑,右手垂直持滴管或眼药瓶距眼 2~3cm 将药液 1~2 滴滴入下穹隆的结膜囊内 .

5. 轻提上睑后放松下睑,使药液在结膜囊内弥散。用棉签擦去溢出的药液,嘱病人轻闭眼 2~3 分钟。

【操作注意事项】

1. 滴眼前严格执行查对制度,防止滴错,特别对散瞳与缩瞳剂、腐蚀剂应尤其注意,以免造成严重后果。

2. 滴眼时动作要轻巧,勿压迫眼球,特别是对眼外伤、手术后及角膜溃疡病人。药液不可直接滴在角膜上,滴管口勿接触眼睑、睫毛或其他部位。

3. 滴药前先挤掉 1~2 滴眼液,易沉淀滴眼液(如可的松)应充分摇匀后再用。

4. 滴用阿托品、匹罗卡品等毒性较大的药物,应于滴药后压迫泪囊 2~3 分钟,以免药物经泪道流入鼻腔吸收中毒。

5. 滴用多种眼药水时,先滴刺激性弱的药物,再滴刺激性强的药物,用药间隔时间不应少于 5 分钟。

(二) 涂眼药膏法

【操作目的】

1. 治疗结膜炎等眼球前段疾病,眼药膏涂布于结膜囊内,可使眼药在结膜囊内保留时间更长,作用更持久。

2. 润滑结膜囊,保护角膜、结膜,通常在睡前和手术后使用。

【操作准备】

眼药膏、消毒圆头玻璃棒、消毒棉球或棉签。

【操作步骤】

1. 玻璃棒法　病人取坐位或仰卧位,头稍向后仰。操作者左手分开上下眼睑,嘱病人眼向上注视,右手持玻璃棒蘸少许眼膏,从颞侧平行于睑裂方向放于下穹隆部,嘱病人轻闭眼睑,同时转动玻璃棒从颞侧轻轻抽出,并按摩眼睑使眼膏均匀分布于结膜囊内。嘱病人闭眼 1~2 分钟。

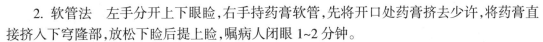

2. 软管法 左手分开上下眼睑,右手持药膏软管,先将开口处药膏挤去少许,将药膏直接挤入下穹隆部,放松下睑后提上睑,嘱病人闭眼 1~2 分钟。

【注意事项】

1. 涂眼膏前先洗手并检查玻璃棒圆头是否光滑完整,以免损伤结膜和角膜。

2. 涂眼膏时不要将睫毛随同玻璃棒卷于结膜囊内以免刺激角膜引起不适。

3. 涂药膏时,动作宜轻柔,不要将管口触及睫毛和睑缘。

4. 双眼涂眼膏者,应分别使用玻璃棒,防止交叉感染。

(三) 球结膜下注射法

【操作目的】

1. 提高药液在眼局部的浓度,并延长药物的作用时间。

2. 促进局部新陈代谢和病变的恢复,常用于治疗眼球前段疾病。

【操作准备】

1~2ml 注射器、皮试针头、0.5%~1% 丁卡因、注射药物、抗生素眼药水、眼膏、纱布眼垫、棉签、棉球、胶布、消毒治疗盘。

【操作步骤】

1. 注射前洗手,核对病人的姓名、眼别、药物的名称及剂量,并解释取得合作。

2. 病人取坐位或仰卧位,患眼用 0.5%~1% 丁卡因表面麻醉 2 次,间隔 3~5 分钟。

3. 操作者用左手分开眼睑,不合作者用开睑器开睑,暴露注射部位的球结膜。右手持装有药液的注射器,颞下方注射时嘱病人向鼻上方注视,颞上方注射时嘱病人向鼻下方注视。

4. 针头与角膜切线方向平行,斜面朝向巩膜面,避开血管刺入结膜下,缓慢推药,边推边退,结膜呈鱼泡样隆起,每次注射量一般为 0.3~1ml(根据药物而定)。

5. 注射完毕,拔出针头,滴抗生素眼药水,涂眼膏眼垫包盖。

【操作注意事项】

1. 注射时嘱病人勿转动眼球,针头刺入的方向指向穹隆部,以防刺伤角膜。

2. 注射可能会伤及结膜血管引起结膜下出血,需向病人解释。注射后如有出血,可用棉签压迫片刻。待出血停止后,作热敷以助吸收。

3. 如注射散瞳药物应注意观察病人的全身状况及瞳孔是否散大。

4. 多次注射应更换注射部位,以免结膜下粘连。

实训 1-3 泪道冲洗法

【操作目的】

1. 用于泪道疾病的诊断、治疗。

2. 内眼手术前的泪道清洁。

【操作准备】

注射器、泪道冲洗针头、泪点扩展器、0.5%~1% 丁卡因、无菌冲洗液、抗生素滴眼液、棉签、棉球、受水器。

【操作步骤】

1. 操作前洗手,核对病人姓名和眼别,并向病人解释操作步骤及意义,以取得合作。

2. 病人取坐位或仰卧位,头稍向后仰。如为患儿不能配合,可让家属协助固定。

3. 压迫泪囊将其中的分泌物挤出,然后用蘸有 0.5%~1% 丁卡因的棉片置于上下泪点之间,闭目 3~5 分钟。

4. 嘱病人眼向上注视,操作者用左手示指拇指分开眼睑,用拇指固定下睑缘,充分暴露下泪小点,右手持装有生理盐水或抗生素药液的 5ml 注射器,将冲洗针头垂直插入下泪小点 1~2mm 后,转向水平方向向鼻侧进针约 4~6mm,然后固定并缓慢注入冲洗液。

5. 通过观察上、下泪点有无液体、脓液反流;体验推注时有无阻力;询问病人有无液体流入鼻腔或咽部。从而判断泪道通畅情况。

6. 冲洗结果(参见图 1-3-6)。

(1)泪道通畅:冲洗液至前鼻孔或后鼻孔流入咽腔。

(2)鼻泪管狭窄:冲洗液少量流去鼻腔,大部分从上泪点反流。

(3)鼻泪管阻塞:冲洗液全部从上泪点缓缓反流。

(4)慢性泪囊炎:冲洗液和脓性分泌物一起从上泪点反流。

(5)泪小管阻塞:冲洗液从原泪点反流出来。

7. 术闭,点抗生素滴眼液,防止感染。

【注意事项】

1. 操作要轻巧、准确、平稳,以防损伤结膜及角膜。

2. 泪点狭窄者,先用泪点扩张器扩大泪点,再进行冲洗。

3. 若进针遇有阻力,不可强行推进,以免刺破泪道。若下泪小点闭锁,可由上泪小点冲洗。

4. 急性炎症时不宜进行泪道冲洗。

5. 冲洗时注意观察和倾听病人的不适症状,若出现眼睑皮下肿胀,说明针头误入皮下,应停止冲洗,并给予热敷、按摩,必要时告知医生处理。

 临床应用

泪道冲洗针头自制方法

用血管钳将 TB 针头(多为 4.5 号或 5 号)针尖端截断;再用砂轮磨剪断的针头残端部分,使其磨平、磨钝、成光滑的平面;在注射针头的针梗前 1/3 处用血管钳夹住,并轻轻弯成 120° 左右;将制作好的泪道冲洗针头安装在注入清水的针管上检查针头是否通畅,消毒后即可使用。

实训 1-4 结膜囊冲洗法

【操作目的】

1. 清除结膜囊内的异物、酸碱化学物质、脓性分泌物。

2. 眼科手术的术前常规准备。

【操作准备】

洗眼壶或洗眼吊瓶、受水器、冲洗液、消毒棉球。

【操作步骤】

1. 护士操作前洗手,做好查对与解释。

2. 病人取坐位或仰卧位,头向冲洗侧倾斜,受水器紧贴患眼侧面颊部或颞侧。

3. 擦净眼分泌物及眼膏。

4. 操作者左手分开病人上下眼睑,右手持洗眼壶,距眼球 3~5cm,冲洗时先将水流冲于颊部皮肤,然后再移至眼部,进行结膜囊冲洗。嘱病人眼球向各方向转动,并翻转上下眼睑,充分暴露结膜囊各部分,彻底清洗。

5. 冲洗后用消毒干棉签擦净眼睑及面部冲洗液,取下受水器,必要时覆盖眼垫。

【操作注意事项】

1. 冲洗液温度要适宜,先在手背上试温,勿过热过冷。

2. 眼球穿通伤及较深的角膜溃疡禁忌冲洗。对酸碱腐蚀伤冲洗要及时,且反复冲洗。

3. 冲洗时洗眼壶不宜过高或过低,不可接触眼睑及眼球,冲洗液也不可进入健眼。

4. 眼睑肿胀或儿童以及不合作者可用眼睑拉钩分开上、下眼睑再行冲洗。

5. 冲洗动作要轻柔,冲洗力不宜过大,冲洗液不可直接射向角膜。

6. 冲洗传染性眼病的用具,用后应彻底消毒。

实训 1-5　泪液分泌试验

(一) 泪液基础分泌量测定

【操作目的】

判断泪液基础分泌量与反射分泌量,为诊断干眼症提供依据。

【操作准备】

1. 病人准备　被检查者端坐检查椅上,擦净眼睛。

2. 护士准备　洗手、评估受检者的认知能力、讲解检查方法。

3. 物品准备　5mm×35mm 测量滤纸、抗生素眼药数、0.5% 丁卡因眼药水、秒表。

【操作步骤】

1. 用 1 条 5mm×35mm 测量滤纸,将一端折弯 5mm,置于下睑内侧 1/3 结膜囊内,其余部分悬垂于皮肤表面,轻闭双眼,5 分钟后测量滤纸被泪水渗湿的长度(图 1-10-2)。

2. 取出滤纸后,抗生素点眼。

【操作注意事项】

检查前禁忌:避免情绪刺激。

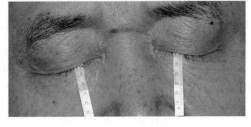

图 1-10-2　泪液分泌试验

(二) 泪液反射分泌量测定

【操作目的】

判断泪液基础分泌量与反射分泌量,为诊断干眼症提供依据。

【操作准备】

1. 病人准备　被检查者端坐检查椅上,擦净眼睛。

2. 护士准备　洗手、评估受检者的认知能力、讲解检查方法。

3. 物品准备　5mm×35mm 测量滤纸、抗生素眼药数、0.5% 丁卡因眼药水、秒表。

【操作步骤】

1. 0.5% 丁卡因眼药水点眼 2~3 次,用 1 条 5mm×35mm 测量滤纸,将一端折弯 5mm,置于下睑内侧 1/3 结膜囊内,其余部分悬垂于皮肤表面,轻闭双眼,5 分钟后测量滤纸被泪水渗湿的长度(参见图 1-10-2)。

2. 取出滤纸后,抗生素点眼。嘱病人不要眼揉眼,以免角膜上皮脱落。

3. 结果判断

(1)泪液基础分泌量测定主要评价泪腺功能,短于 10mm 为异常。

(2)泪液反射分泌量测定主要评价副泪腺功能,短于 5mm 为异常。

【操作注意事项】

检查前禁忌:避免情绪刺激。

实训 1-6　眼部换药与眼包扎法

(一) 眼部换药

【操作目的】

1. 观察伤口、清洁伤口,减少细菌的繁殖和分泌物对局部组织的刺激。

2. 伤口局部外用药物,促使炎症局限,或促进伤口尽早愈合。

3. 使局部得到充分休息,减少病人痛苦。

【操作准备】

治疗车、治疗盘、无菌纱布、棉签、抗生素眼药水、胶布、吉尔碘、75% 乙醇、弯盘、污物桶。

【操作步骤】

1. 核对姓名、眼别,向病人说明换药的目的、方法及配合要点。

2. 协助病人取坐位或仰卧位,评估术眼的情况。

3. 解开绷带,取下纱布,规范处理更换掉的用物。

4. 检查皮肤和结膜伤口情况、有无感染及手术后效果。

5. 分泌物较多者,先用生理盐水清洁,然后用 75% 乙醇或吉尔碘消毒皮肤伤口,点抗生素眼药和眼膏。

6. 覆盖消毒纱布,遵医嘱告知病人下次换药时间。

【注意事项】

1. 严格执行查对制度和无菌技术操作原则。

2. 操作熟练,动作轻柔,术眼皮肤伤口消毒液不能进入眼内。

3. 合理掌握换药的间隔时间,间隔时间过长不利伤口愈合,间隔时间过短因反复刺激伤口也会影响伤口愈合,同时增加病人痛苦,并造成浪费。

4. 每次换药完毕,须将一切用具放回指定位置,认真洗净双手后方可给另一病人换药。

(二) 眼包扎法

【操作目的】

1. 保护患眼,隔绝外界光线进入眼内,减轻刺激和细菌侵袭,使病人得到充分休息。

2. 加压包扎止血及治疗虹膜脱出。

3. 避免眼球组织暴露和外伤,预防角膜穿孔。

4. 部分眼部手术后,减少术眼活动,减轻局部反应。

【操作准备】

20cm 纱条 1 根、无菌眼垫、眼用绷带、眼膏、医用胶布等。

【操作步骤】

1. 操作前洗手、戴口罩,查对医嘱、病人姓名、眼别。

2. 病人取坐位或仰卧位,告知病人眼部绷带包扎的目的、方法、以取得配合。

3. 遵医嘱涂眼膏后眼垫覆盖。

4. 单眼包扎者,在健眼眉中心部置一条长 20cm 绷带纱条。绷带头端向健眼,从耳上方由枕骨粗隆下方绕向前额缠绕头部 2 圈后,经患眼由上而下斜向患侧耳下,绕过枕骨至额部。再如上述绕眼数圈,最后将绷带再经前额水平绕头 1~2 周用胶布固定,结扎眉中心部的绷带纱条。

5. 双眼包扎者,绷带按"8"字形包扎双眼。以绷带从右侧耳上开始(左侧也可),在前额缠绕 1~2 圈后,向下斜至双侧耳下,水平经颈部,由右侧耳下向上斜过前额水平缠绕一圈,再向下斜至对侧耳下,如此重复斜绕数次,最后在前额水平缠绕固定。

【注意事项】

1. 单眼包扎时,应将患眼完全包住,斜至健侧前额时,不可将健眼遮挡,以免引起病人行动不便。

2. 如系儿童,应嘱其注意保持头部相对稳定,防止绷带脱落。

3. 包扎时不可过紧,以免局部循环障碍,引起病人头痛,头晕和不适。

4. 绷带勿加压于耳,层次要分明,固定点必须在前额部,绕后头部一定要固定在枕骨结节之上,以免滑脱。

(范国正)

 思考题

1. 病人刘女士,34 岁。因取除右眼角膜异物后眼痛伴视力下降 3 天入院。查:视力右眼手动,右眼结膜混合性充血,角膜中央可见一直径约 5mm 的圆形溃疡灶,边缘呈灰白色浓密浸润,溃疡表面黏稠分泌物附着。

请问:

(1)在给病人进行滴眼液、换药等护理操作时,要注意哪些事项?

(2)为预防角膜穿孔,应怎样正确护理?

2. 泪道冲洗的目的及操作要点有哪些?

第二篇 耳鼻咽喉科护理

第一章 耳鼻咽喉的应用解剖及生理

 学习目标

1. 具有扎实的解剖学功底,尊重和敬仰为医学事业做出贡献的志愿者。
2. 掌握鼓膜的解剖标志,鼓室的结构特点;鼻腔的结构及鼻窦分组与开口;咽、喉的构成及分区。
3. 熟悉耳鼻咽喉各器官的生理功能。
4. 了解迷路、食管、气管及支气管的解剖生理特点。
5. 能正确地运用人体结构绘图或标本指认各解剖结构,有一定的临床思维和操作能力。

 工作情景与任务

导入情景:

学生小王,突然高烧住院。医生问病史:一天前因鼻子长一疖肿,出脓头时用手挤压排脓。经化验检查,小王诊断为海绵窦血栓性静脉炎。

工作任务:

1. 评估小王患海绵窦血栓性静脉炎的原因。
2. 告知小王面部疖肿处理不当的后果。

第一节 耳的应用解剖及生理

一、耳的应用解剖

耳(ear)由外耳、中耳及内耳三部分组成(图 2-1-1)。

(一)外耳

包括耳郭和外耳道。

1. **耳郭** 除耳垂由脂肪和结缔组织构成外,其余主要由弹性软骨作支架,外覆软骨膜

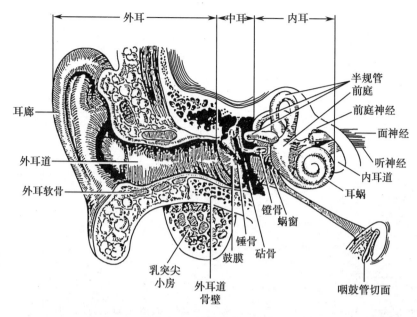

图 2-1-1 耳的解剖示意图

和皮肤,借韧带及肌肉附于头颅的两侧。分为前(外)面和后(内)面,其中耳郭前面凹凸不平(图 2-1-2)。

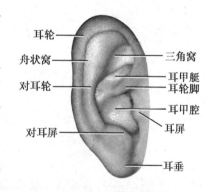

图 2-1-2 耳郭表面标志

耳郭皮肤较薄,血管表浅,易发生冻伤。耳郭前面皮肤与软骨膜紧密相连,皮下组织很少,血液供应差,受伤后易感染,引起软骨膜炎,导致耳郭畸形。耳郭软骨与外耳道软骨相连续,当外耳道疖肿时,牵引耳郭可致剧痛。

2. 外耳道 起自外耳道口,向内止于鼓膜,成人长约 2.5~3.5cm。外 1/3 为软骨部,内 2/3 为骨部,骨部与软骨部交界处较狭窄,异物常嵌顿于该处。外耳道覆以皮肤,软骨部皮肤富有皮脂腺、耵聍腺及毛囊,是耳疖的好发部位;此处皮肤与软骨膜紧密相贴,感染肿胀时疼痛明显。

外耳道略呈"S"形弯曲,在检查外耳道深部或鼓膜时,需将耳郭向后、上、外方牵拉使外耳道呈一直线。新生儿的外耳道软骨部及骨部尚未发育完全,外耳道较狭窄。

 知识窗

儿童外耳道异物

外耳道异物多见于儿童。异物分三类:非生物类,如石子、纸团、泥土、小玩具等;植物类,如豆类、花生仁等;动物类,多见于夏秋季活动昆虫等。临床上根据异物大小、性质和部位,采用不同的取出方法:活动而不膨胀的小异物,可用生理盐水将异物冲出。但外耳道、鼓膜有损伤或穿孔禁用;植物性异物可在直视下用异物钩或耳刮匙取出,不宜用水冲洗,以免膨胀而取出困难;活动的昆虫类可先滴入油剂、酒精或乙醚使其死后再行镊取或冲洗。

(二) 中耳

中耳位于外耳和内耳之间,由颞骨内不规则的含气空腔和通道组成,包括鼓室、咽鼓管、鼓窦和乳突四部分。

1. 鼓室　为颞骨内最大的不规则的含气空腔,位于鼓膜与内耳外侧壁之间。依鼓膜紧张部的上、下缘为界,将其分为上、中、下鼓室三部分。鼓室形似一长方体,共有 6 个壁(图2-1-3)。

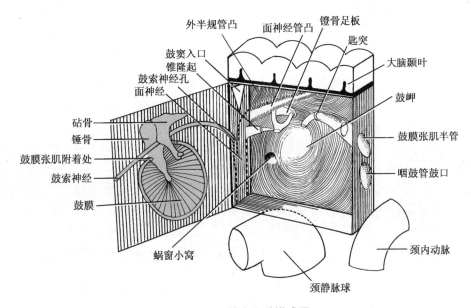

图 2-1-3　鼓室六壁模式图

(1) 上壁:也称鼓室盖,为一薄骨板,借此与颅中窝相隔。鼓室盖的岩鳞裂在婴幼儿尚未闭合,中耳感染可经此向颅内扩散。

(2) 下壁:借一薄骨板与颈静脉球相隔。

(3) 前壁:上部有鼓膜张肌半管开口与咽鼓管的鼓室口;下部借一薄骨板与颈内动脉相隔。

(4) 后壁:为乳突壁。有面神经垂直段通过。上方有鼓窦入口,借此与鼓窦及乳突气房相通,为急性化脓性中耳炎向后扩散的通道。

(5) 内壁:即内耳的外侧壁。中央隆起部为鼓岬,在鼓岬的后上方有前庭窗(卵圆窗),为镫骨足板和环韧带所封闭,向内通入内耳的前庭阶。在鼓岬后下方有圆窗(蜗窗),为蜗窗膜(又称第二鼓膜)所封闭,向内通入内耳的鼓阶。面神经水平段于前庭窗后上方通过,面神经可由于骨壁不全而暴露于鼓室黏膜下,是急性中耳炎早期出现面神经麻痹的原因之一。

(6) 外壁:由骨部及膜部构成。骨部较小,为上鼓室之外壁。膜部占大部分,即鼓膜。

鼓膜(ear drum)为一半透明有弹性、椭圆形的薄膜,介于鼓室和外耳道之间,呈浅漏斗状,凹面向外。正常鼓膜有以下标志(图2-1-4)。

为了便于临床描述,将鼓膜分为四个象限,即沿锤骨柄作一延长线,另经鼓膜脐作一与其垂直相交的直线,把鼓膜分为前上、前下、后上、后下四个象限(图2-1-5)。

鼓室内容物包括听骨、肌肉和韧带。听骨为人体最小的一组小骨,即锤骨、砧骨和镫骨,三者相连形成听骨链,锤骨柄与鼓膜相接,镫骨足板借环韧带连接于前庭窗,介导声波由外

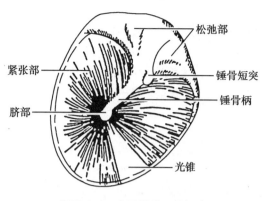

图 2-1-4　右耳鼓膜正常标志

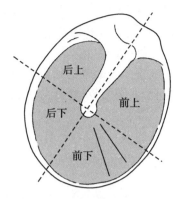

图 2-1-5　鼓膜的四个象限

耳传入内耳。

2. **咽鼓管**　为沟通鼓室与鼻咽的管道,成人全长约 35mm。咽鼓管咽口在静止时是闭合的,当做吞咽、打呵欠等动作时咽口开放,空气进入鼓室,借以调节中耳腔与外界大气压的平衡,以维持中耳腔的正常生理功能。咽鼓管黏膜为假复层纤毛柱状上皮,纤毛摆动方向朝向咽口,由于成人的咽鼓管鼓室口高于咽口,可有效地将鼓室内的分泌物排出体外,也防止咽部的液体进入鼓室。而婴幼儿咽鼓管相对宽、短,又接近水平,故易引致中耳炎。

3. **鼓窦**　为鼓室后上方的含气腔,鼓窦向前经鼓窦入口与上鼓室相通,后下与乳突气房相连,上方借鼓窦盖与颅中窝相隔。

4. **乳突**　为许多大小不等、形态不一和互相通连的气房构成,上方与鼓窦通连。后壁借骨板与乙状窦和颅后窝相隔。

（三）内耳

内耳又称迷路,位于颞骨岩部内,有听觉和平衡觉感受器。分为骨迷路和膜迷路,膜迷路位于骨迷路内,两者形状相似。骨迷路与膜迷路之间充满外淋巴液,膜迷路内含有内淋巴液,内、外淋巴互不相通。

1. **骨迷路**　分为耳蜗、前庭、骨半规管三部分(图 2-1-6)。

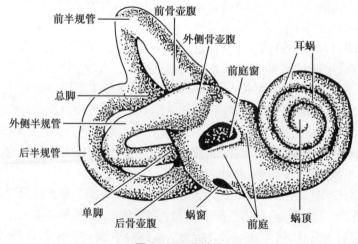

图 2-1-6　骨迷路

（1）耳蜗：位于前庭的前部，形似蜗牛壳，由中央的蜗轴和周围的骨蜗管组成。

（2）前庭：位于耳蜗和半规管之间，呈椭圆形，前连耳蜗，后接骨半规管。外壁为鼓室内壁的一部分，有前庭窗及蜗窗。

（3）骨半规管：位于前庭后上方，由3个在不同平面上且互相垂直的约2/3环形骨管构成，按其空间位置分别称为前、后、外骨半规管。每个骨半规管的两端均与前庭相通，相通部位膨大称壶腹，前骨半规管与后骨半规管的单脚汇合成一个总脚与前庭相通，故3个半规管共有5个孔通入前庭。

2. 膜迷路　由椭圆囊及球囊、膜半规管和膜蜗管组成，各部相互通连形成一密闭的膜性管道，内含内淋巴液，借纤维束固定于骨迷路壁上，浮悬于骨迷路内的外淋巴液中（图2-1-7）。

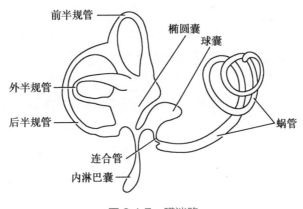

图 2-1-7　膜迷路

（1）椭圆囊及球囊：位于前庭内，其囊壁上均有囊斑，亦称位觉斑，为前庭神经的末梢感受器。

（2）膜半规管：位于骨半规管内，约占骨半规管腔隙的1/4，膜壶腹内的壶腹嵴，是前庭神经的末梢感受器。

（3）膜蜗管：位于耳蜗内的前庭阶与鼓阶之间，膜蜗管的基底膜上有螺旋器，又名 Corti 器，是听觉感受器。

二、耳的生理

（一）听觉功能

声波传入内耳兴奋听觉感受器的途径有两种：

1. 空气传导　简称气导，是人耳感知声音的主要途径：声波→耳郭→外耳道→鼓膜→听骨链→前庭窗→外、内淋巴→听神经→听觉中枢→听觉。

2. 骨传导　简称骨导。声波直接由颅骨传至耳蜗，引起外、内淋巴液振动，使基底膜上的螺旋器兴奋，产生听觉。骨导传入内耳的听觉极为微弱，对正常听觉不起重要作用。

（二）平衡功能

正常人体平衡的维持，有赖于本体感觉器、视器及前庭器官的协调一致，其中前庭系统最为重要。①椭圆囊和球囊的囊斑：主要感受直线加（减）速度运动及头位变动的刺激；②膜半规管的壶腹嵴，感受角加（减）速度运动（旋转运动）的刺激。当身体和头位变化时，神经冲动由前庭神经传至中枢,再经传出神经至相应的运动系统,从而维持身体的平衡。

第二节 鼻的应用解剖及生理

一、鼻的应用解剖

鼻(nose)由外鼻、鼻腔和鼻窦三部分构成。

(一)外鼻

外鼻(external nose)位于面部中央,呈三棱锥体(图2-1-8)。由骨和软骨构成支架,外覆皮肤及皮下组织。骨部皮肤薄而松弛,易于移动。软骨部皮肤较厚,与皮下组织紧密相连,富有皮脂腺和汗腺,为鼻疖、痤疮和酒渣鼻的好发部位。

外鼻静脉主要经内眦静脉、面静脉汇入颈内静脉及眼静脉与颅内海绵窦相通,且面部静脉无瓣膜,血液可反流至颅内海绵窦,挤压外鼻和上唇皮肤感染(如疖肿)时,则有引发海绵窦血栓性静脉炎的危险(图2-1-9)。临床上将鼻根部与上唇间的三角形区域称为"危险三角区"。

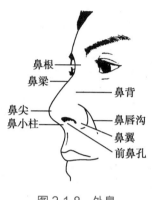

图 2-1-8 外鼻

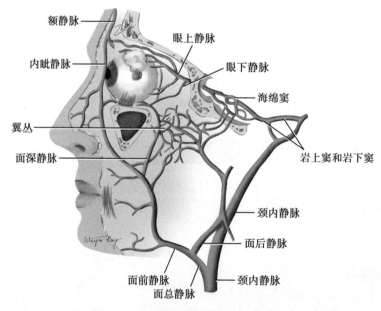

图 2-1-9 外鼻的静脉与海绵窦的关系

(二)鼻腔

鼻腔(nasal cavity)起自前鼻孔,向后止于后鼻孔,与鼻咽部相通,由鼻中隔分为左右两侧鼻腔,每侧鼻腔包括鼻前庭和固有鼻腔两部分。

1. 鼻前庭 始于前鼻孔,止于鼻阈(鼻前庭皮肤与固有鼻腔黏膜交界处的弧形隆起)。表面由皮肤覆盖,内有鼻毛生长,富有皮脂腺和汗腺,易发生疖肿。

2. 固有鼻腔 简称鼻腔,起自鼻阈,止于后鼻孔,由黏膜覆盖,有内、外、顶、底4壁。

（1）内壁：即鼻中隔，由软骨、筛骨垂直板及犁骨组成，外覆骨膜、软骨膜和黏膜。鼻中隔前下部黏膜内由动脉血管分支汇聚成丛，称利特尔区，是鼻出血的好发部位，也称"易出血区"。

（2）外壁：为鼻腔的重要部分。有三个呈梯形排列、突出而卷曲的骨片，外覆黏膜，称为鼻甲，自上而下分别称为上、中、下鼻甲。各鼻甲外下方的沟渠状间隙，称为鼻道，对应称为上、中、下鼻道（图2-1-10）。

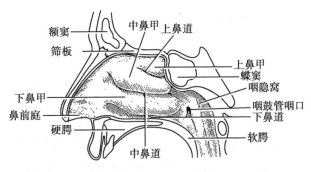

图 2-1-10　鼻腔外侧壁

上鼻甲最小，属筛骨一部分，位于鼻腔外侧壁的后上部。后组筛窦开口于上鼻道。上鼻甲后上方的凹陷称为蝶筛隐窝，蝶窦开口于此。

中鼻甲稍大，属筛骨一部分，为筛窦内侧壁的标志，附着于筛窦顶壁和筛骨水平板的连接处，中鼻甲游离缘与鼻中隔之间的空隙称为嗅沟或嗅裂。额窦、前组筛窦及上颌窦均开口于中鼻道。中鼻甲、中鼻道及其附近的区域统称为窦口鼻道复合体。

下鼻甲骨最大、最长，为一单独的骨片。下鼻甲前端接近鼻阈，后端距咽鼓管咽口1.0~1.5cm，肿大时可影响咽鼓管咽口的开放功能而出现耳部症状。下鼻道前上方有鼻泪管的开口，下鼻道外侧壁后部近鼻咽处有表浅扩张的静脉丛，称为鼻 - 鼻咽静脉丛，是中老年人鼻腔后部出血的好发部位。下鼻道外侧壁前段近下鼻甲附着处，骨质较薄，血管少，是临床上上颌窦穿刺冲洗的进针部位。

（3）顶壁：呈穹隆状，主要由筛骨水平板构成，借以与颅前窝相隔。嗅区黏膜内的嗅丝穿过水平板的筛孔进入颅内。筛骨水平板菲薄，外伤或手术误伤易造成骨折，导致脑脊液鼻漏。

（4）底壁：即硬腭的鼻腔面，借此与口腔相隔。

3. 鼻腔黏膜　按其结构及其功能分为①嗅区黏膜：嗅沟平面以上的鼻腔黏膜，内含嗅细胞、嗅腺，具有嗅觉功能。②呼吸区黏膜：为复层或假复层柱状纤毛上皮，黏膜内有丰富的腺体及杯状细胞，产生大量的黏液性分泌物。中鼻甲、下鼻甲的游离缘及前后端有丰富的静脉丛和血管窦构成的海绵状组织，对调节吸入空气的温度、湿度起着重要的作用。

（三）鼻窦

鼻窦（nasal sinuses）为鼻腔周围颅面骨内含气的空腔，各有窦口与鼻腔通连，共有四对。按其解剖位置及窦口所在部位，分为前后两组，前组鼻窦包括上颌窦、额窦和前组筛窦，均开口于中鼻道；后组鼻窦包括后组筛窦和蝶窦，前者开口于上鼻道，后者开口于蝶筛隐窝（图2-1-11）。

1. 上颌窦　位于上颌骨体内，为鼻窦中最大的一对，平均容量约13ml。有5个壁：①前壁即面壁，中央稍凹陷，称尖牙窝，此处骨壁较薄，上颌窦手术多经此进入窦腔。②顶壁即眼眶底，眶内与窦内疾病可相互影响。③后外壁与翼腭窝和颞下窝毗邻。④底壁为上颌骨的

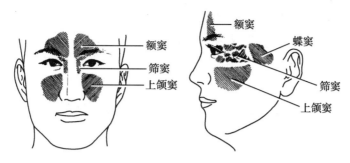

图 2-1-11 鼻窦的面部投影

牙槽突,低于鼻腔底,与上颌第二前磨牙和第一、二磨牙的牙根的位置邻近,根尖感染易引起牙源性上颌窦炎。⑤内壁为部分鼻腔外侧壁,上部有上颌窦开口通中鼻道。因上颌窦窦口位置较高,不利引流,故上颌窦炎发病率较高。

2. 筛窦 位于鼻腔外上方的筛骨内,形似蜂房,以中鼻甲附着处为界分成前、后两组,分别开口于中鼻道和上鼻道。筛窦的顶壁借一薄骨板与颅前窝相隔。外壁为眼眶纸样板,故其罹病时,可引起眶内感染及球后视神经炎。

3. 额窦 位于额骨的内下部,左右各一。前壁为额骨外板,后壁为额骨内板,与颅前窝相隔。底壁相当于眼眶内上角处,骨质较薄。额窦窦口位于窦底的内侧,经鼻额管开口于中鼻道的前部。

4. 蝶窦 位于鼻腔后上方的蝶骨体内,左右各一。前壁内上方有蝶窦窦口,开口于蝶筛隐窝。其顶、后、外壁均以薄骨板与颅腔相隔,底壁即鼻咽顶。

二、鼻的生理

(一)呼吸功能

呼吸是鼻的主要功能。鼻腔对吸入的空气具有过滤、清洁、调温及湿润作用,对维护呼吸道的正常功能具有重要意义。

(二)嗅觉功能

吸入的空气中含有气味的微粒经过嗅区黏膜时,溶解于嗅腺的分泌液中,刺激嗅细胞产生神经冲动,通过嗅神经、嗅球传到大脑嗅觉中枢而产生嗅觉。

(三)共鸣作用

喉发出的声音经鼻腔和鼻窦的共鸣作用,而变得洪亮、悦耳。鼻塞时失去共鸣作用,出现"闭塞性鼻音";当软腭麻痹或腭裂时,鼻咽部不能闭合,则出现"开放性鼻音"。

(四)反射作用

鼻黏膜神经丰富,外界温度的变化可引起鼻黏膜血管反射性收缩和扩张,理化因素接触鼻黏膜可引起喷嚏反射及腺体分泌物增加,借呼出气流及分泌物排出进入鼻腔的异物。

第三节　咽的应用解剖及生理

一、咽的应用解剖

咽(pharyngeal)位于颈椎的前方,鼻腔、口腔、喉腔的后方,为一肌膜性管腔,成人长约

12cm,是呼吸和消化的共同通道。上宽下窄,上起颅底,下达第6颈椎水平与食管相接。以软腭平面、会厌上缘平面为界,自上而下分为鼻咽、口咽及喉咽三部分(图2-1-12)。

(一)鼻咽

又称上咽,位于鼻腔后方,上起颅底,下达软腭平面,后壁平对第一、二颈椎。鼻咽的顶后壁交界处在儿童时期有呈橘瓣状排列的淋巴组织,称腺样体,又称咽扁桃体,10岁以后逐渐退化萎缩。左右两侧壁距离下鼻甲后端后方约1.5cm处有咽鼓管咽口,咽口周围有散在淋巴组织,称咽鼓管扁桃体;咽鼓管咽口后上方有一隆起,称咽鼓管圆枕,圆枕之后上方有一凹陷,称咽隐窝,是鼻咽癌的好发部位,此窝接近颅底破裂孔,鼻咽癌常循此侵入颅内。

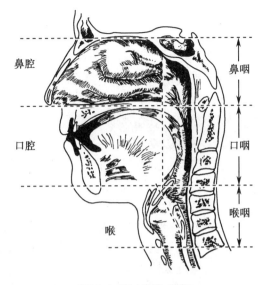

图 2-1-12　咽的分部

(二)口咽

又称中咽,即通常所指的咽部。位于口腔后方,上接鼻咽,下至会厌软骨上缘与喉咽相接,前经咽峡与口腔相通。咽峡是由上方的悬雍垂和软腭游离缘、两侧的舌腭弓和咽腭弓及下方的舌背构成的环状狭窄区。舌腭弓和咽腭弓之间为扁桃体窝,腭扁桃体(习称扁桃体)即位于其中。腭扁桃体是咽部最大的淋巴组织,左、右各一;其表面有隐窝,最大而位置最高的隐窝称扁桃体上隐窝,为急性隐窝型扁桃体炎的好发部位,易引起扁桃体周脓肿等并发症。

在咽腭弓的后方,即咽后壁两侧有条索状的淋巴组织,称咽侧索。咽后壁黏膜下有散在分布的淋巴组织,称淋巴滤泡。舌根部聚集的淋巴组织称舌扁桃体(图2-1-13)。

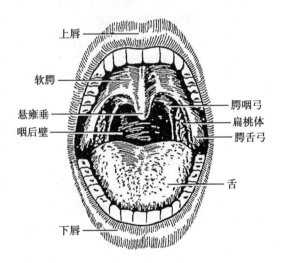

图 2-1-13　口咽

(三)喉咽

又称下咽,上接口咽,前方通喉入口,下接食管。舌根与会厌之间的凹陷,由舌会厌正中襞将其分为两部分,称会厌谷,常为异物存留处。在两侧杓状软骨后外侧各有一较深的隐窝,称梨状窝,也为异物常停留处。喉上神经内支经此窝入喉,分布于其黏膜下,在此进行表面麻醉可达理想效果。

(四)咽的淋巴组织

咽部淋巴组织丰富,构成内、外淋巴环。内环包括腺样体、腭扁桃体、舌扁桃体、咽鼓管扁桃体、咽侧索及咽后壁淋巴滤泡,内环淋巴汇流向颈部淋巴结,后者又互相交通自成一环,称外环,包括咽后淋巴结、颌下淋巴结及颏下淋巴结。咽部炎症或肿瘤可扩散或转移至相应的外环淋巴结。

二、咽的生理

(一)呼吸功能

咽腔是上呼吸道重要组成部分,咽黏膜和黏膜下含有腺体,对吸入的空气有继续调温、加湿和清洁作用,其功能弱于鼻腔。

(二)吞咽功能

食物经口进入咽腔后,软腭上抬,关闭鼻咽,咽缩肌收缩,喉体上升,会厌覆盖喉入口,食物越过会厌舌面经梨状窝进入食管。

(三)言语形成

咽腔为共鸣器官之一,咽腔可根据发声的需要来改变形状,从而使声音清晰、悦耳,并在唇、齿、舌、腭构音器官等协同下,完成构音功能。

(四)免疫保护功能

咽部丰富的淋巴组织是保护机体的第一道屏障,尤其腭扁桃体是特别重要的免疫器官,产生的免疫因子及淋巴细胞有抵御经口、鼻入侵的病原体的能力。这种作用在儿童时期尤为显著,故儿童期不可随意摘除扁桃体。

(五)调节中耳气压功能

咽部不断地进行吞咽,咽鼓管咽口经常得以开放,以调节中耳腔与外界的气压平衡,这是保持正常听力的重要条件之一。

第四节　喉的应用解剖及生理

一、喉的应用解剖

喉(larynx)为呼吸的通道又为发音器官。位于颈前正中,舌骨之下,上通喉咽,下接气管。上端为会厌上缘,下端为环状软骨下缘,其位置相当于第三至第五颈椎水平。喉以喉软骨为支架,借韧带、肌肉、纤维组织及黏膜构成一个管状腔隙(图 2-1-14)。

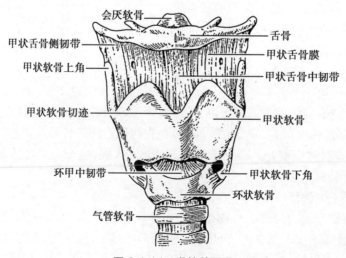

图 2-1-14　喉的前面观

（一）喉软骨

喉软骨构成喉的支架，单块的软骨有会厌软骨、甲状软骨、环状软骨，成对的有杓状软骨，小角状软骨和楔状软骨。甲状软骨为喉部最大的软骨，其上端向前突出称喉结，男性成锐角，为成年男性的特征；女性为钝角，喉结不明显。环状软骨呈指环状，是喉部唯一完整的环形软骨，对保持喉腔及呼吸道的通畅极为重要。

（二）喉肌

分为喉外肌和喉内肌。①喉外肌：位于喉的外部，具有固定喉体和使喉体上升或下降以协助吞咽。②喉内肌：使声门开、闭；使声带紧张、松弛；使喉入口开、闭。

（三）喉腔

以声带为界分为声门上区、声门区和声门下区三部分（图2-1-15）。

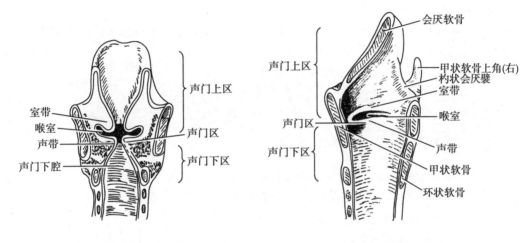

① 喉的额状切面后面观　② 喉的矢状切面内面观

图 2-1-15　喉腔的分区

1. **声门上区**　位于声带上缘以上的喉腔，包括：①喉前庭：位于喉入口和室带之间；②室带：又称假声带，位于声带上方并与其平行，左右各一，由黏膜、室韧带及少量肌纤维组成，外观呈淡红色；③喉室：位于室带和声带之间的腔隙，该处黏膜内富有黏液腺，分泌黏液，润滑声带。

2. **声门区**　双侧声带及之间的区域，包括两侧声带及声门裂。声带位于室带下方，左右各一，由黏膜、声韧带及声带肌组成。在喉镜下，声带呈白色条状，边缘整齐、光滑。呼吸时双侧声带间呈现的三角形裂隙，称声门裂，为喉腔最狭窄处。

3. **声门下区**　为声带平面以下、环状软骨下缘平面以上的喉腔，上小下大呈锥体状。幼儿期该区黏膜下组织结构疏松，血管淋巴管丰富，炎症时肿胀易引起喉阻塞。

（四）喉的神经

均来自迷走神经的分支。①喉上神经：内支为感觉神经，分布于喉黏膜；外支为运动神经，支配环甲肌运动，调节声带紧张度。②喉返神经：支配除环甲肌以外的喉内肌。左侧喉返神经绕过主动脉弓向上返行，行程较长，故受损机会较多。

二、喉的生理

（一）呼吸功能

喉是呼吸通道的重要组成部分。吸气时声门开放，呼气时稍内收。深呼吸或运动时，需氧量增加,声门裂开到最大,以增加肺内气体交换。声门裂的大小根据机体的需要,受中枢神经系统的反射性调节来完成。

(二)发音功能

喉是发音器官,发音的重要部位是声带。发音时,声带内收、拉紧,肺部呼出的气流冲击声带,使之振动而发出的声音,称为基音;经过上共鸣腔(鼻腔、鼻窦、咽腔、口腔)和下共鸣腔(气管和肺)的共鸣以及唇、齿、舌及软腭等构音器官,才形成具有音调特色的语言。如声带或共鸣器官有病变时,则出现声音的改变。

(三)保护功能

吞咽时喉体上升,会厌向后下盖住喉入口,同时室带、声带向中线移动关闭喉腔,形成三道防线防止食物进入下呼吸道。受到异物刺激可产生反射性剧咳,以阻挡或排出异物。

(四)屏气功能

吸气后,声带内收,声门裂关闭,呼吸暂停,控制膈肌活动,固定胸廓内压,增加腹压,有助于负重、分娩、跳跃及排便等动作的完成。

第五节 气管、支气管及食管的应用解剖及生理

一、气管、支气管的解剖及生理

气管起于环状软骨下缘,止于气管分叉的隆突处。由 16~20 个马蹄形气管软骨环组成,后方软骨环缺口处由平滑肌和纤维组织将其封闭,各环之间有纤维结缔组织相连,气管内衬黏膜。颈部气管较表浅,向下进入胸腔,约在第五胸椎上缘水平分为左、右两侧主支气管,分叉处为隆突,为支气管镜检查时的重要解剖标志。右主支气管粗短,走向较垂直,长约 2.5cm,与气管纵轴延长线约成 25° 角,分为上、中、下三个肺叶支气管;左主支气管细长,其长度约5cm,与气管纵轴延长线约成 45° 角,向下分为上、下两个肺叶支气管。因其解剖上的这一特点,异物易进入右侧支气管。气管、支气管是肺泡进行气体交换的主要通道,还有呼吸调节、清洁、防御性咳嗽反射等功能。

二、食管的解剖及生理

食管为内衬黏膜、具有一定伸缩性的肌性管道。上接喉咽与环状软骨下缘相平,下止于胃的贲门,成人食管全长约25cm,上、下两端较为固定。食管有 4 个生理性狭窄:①食管入口:是食管最狭窄部位,静止时因环咽肌的作用成一额状缝隙,异物最易存留此外,也是食管镜检查最难通过的部位;②主动脉弓横过食管左侧壁处,相当于第 4 胸椎平面;③左主支气管横过食管前壁处,相当于第 5 胸椎平面;④食管穿过横膈裂孔处,相当于第 10 胸椎平面(图 2-1-16)。

食管的主要生理功能为摄入食物的通道,能将咽下的食团和液体运送到胃,并能阻止其反流(有必要呕吐时除外)。食管壁黏膜下层黏液腺分泌的黏液,对黏膜有润滑保

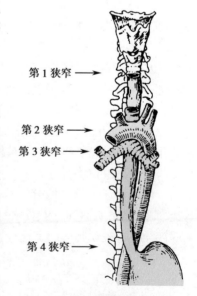

第 1 狭窄 →

第 2 狭窄 →

第 3 狭窄 →

第 4 狭窄 →

图 2-1-16 食管的四个生理性狭窄

护作用。

（张同良）

 思考题

1. 婴幼儿为什么易患中耳炎？如何预防？
2. 简述外鼻静脉的特点及其临床意义。
3. 小儿急性喉炎为什么易发生喉阻塞？

第二章 耳鼻咽喉科护理概述

工作情景与思考

导入情景:

小明前天下午游泳时,不小心耳朵进水了,今天感觉耳内胀痛,外耳道有少许分泌物流出。

请思考:

（1）小明需要做哪些检查?

（2）对小明进行外耳道清洁时应提供哪些护理?

第一节 耳鼻咽喉科疾病与护理的基本特征

一、耳鼻咽喉科疾病的基本特征

1. 耳鼻咽喉涉及语言、听觉、嗅觉、呼吸、消化等多种重要的生理功能,又因解剖结构和位置的特殊性,临床上急症多而凶险,如鼻出血、气管与食管异物、喉阻塞等,如不及时救治,可引起严重后果,甚至威胁病人的生命。

2. 耳鼻咽喉诸器官在解剖结构及组织学上联系密切,因而罹患疾病时常相互累及,如急性鼻炎可并发急性化脓性鼻窦炎及中耳炎。

3. 耳鼻咽喉各器官的局部患病与全身疾病常常相互影响,如慢性扁桃体炎可导致风湿性心内膜炎,急性传染病、血液病可引发鼻出血。

二、耳鼻咽喉护理的基本特征

1. 树立以人的健康为中心的现代护理念,在实施护理过程中,要注意耳鼻咽喉科病人的局部与全身状况,进行整体的、系统的、动态的评估,进而进行正确的诊治和护理。

2. 除了正常的生理功能,耳鼻咽喉诸器官是人与外界沟通的主要桥梁,如听觉、发声等,这些功能障碍可引起病人焦虑、孤独甚至恐惧等不良情绪,严重影响病人的生活、工作和学习。因此护理人员要具备强烈的责任感和同情心,认同疾病给病人带来的痛苦,工作耐心、细致,体贴病人,依据病人不同的疾病与心理特点制订个体化的护理措施。

3. 由于耳鼻咽喉诸器官结构精细、位置较深、官腔洞狭小的特点,护士要具备扎实的专科护理理论知识、娴熟的专科护理操作技能、敏锐的观察力以及抢救配合的能力。

第二节　耳鼻咽喉科病人的护理评估

一、健康史

1. 既往病史　评估病人有无高血压、血液病、传染病等全身相关性疾病;有无扁桃体炎并发的风湿病、心脏病、肾炎等病史;患病后的诊断及治疗过程。

2. 环境、职业　耳鼻咽喉诸器官与外界直接相通,生活环境及职业因素与耳鼻咽喉科疾病的发生密切相关。如长期工作在噪声环境下可引起噪声性聋;长期在粉尘环境下容易患鼻炎、咽喉炎等;教师、演员等职业用嗓者,若发音方法不当可引起喉炎。

3. 家族史、过敏史　某些耳鼻咽喉科疾病的发生与家族史、过敏史有关系。如变应性鼻炎病人常有支气管哮喘、荨麻疹等病史。

4. 发病诱因　受凉、过度劳累、嗜好烟酒等都可成为耳鼻咽喉科疾病的发病诱因。

二、身心状况

(一)常见症状与体征

1. 耳漏　是指外耳道流出或在外耳道积聚有分泌物,脓性者见于急、慢性化脓性中耳炎;水样者应注意有无脑脊液耳漏。

2. 耳聋　即听力下降。根据病变的部位可分为传导性聋、感音神经性聋和混合性聋三种。根据耳聋的程度分为轻度、中度、中重度、重度和极重度聋5级。

3. 耳鸣(tinnitus)　病人主观感觉耳内鸣响,但周围环境中并无相应的声源。可分为高音调和低音调,高音调多见于感音神经性病变,低音调多见于传导性病变。

4. 耳痛　为耳部炎症常见症状,如外耳道炎、急性中耳炎等。表现为胀痛、跳痛、压痛等,耳郭牵拉痛多为外耳道或耳郭炎症。

5. 眩晕　为主观的运动错觉,常感自身或外界景物发生运动。周围前庭系统病变可伴有恶心、呕吐、面色苍白、出冷汗及血压下降等自主神经反射症状。

6. 鼻塞　系鼻腔气流阻力增大。由鼻黏膜充血、水肿、增生肥厚或鼻腔分泌物增多、鼻腔新生物等引起。可表现为持续性、间歇性或交替性,常伴有嗅觉障碍、头昏、头痛、耳鸣、耳闷等症状。

7. 鼻漏　指鼻内分泌物外溢。原因不同,性状不同:急性鼻炎早期、变应性鼻炎可见水

113

样鼻漏;外伤或手术后可见脑脊液鼻漏;化脓性鼻窦炎可见脓性鼻漏;而鼻部肿瘤、鼻腔异物及鼻外伤可见血性鼻漏等。

8. 鼻出血(epistaxis) 由于鼻部本身疾病或全身疾病引起的鼻腔血液流出。病因不同,鼻出血的轻重程度也不同。

9. 嗅觉障碍 可表现为嗅觉减退、嗅觉丧失、嗅觉过敏或嗅觉倒错等。最常见的是因为鼻腔或颅内病变引起的嗅觉减退及嗅觉丧失。

10. 咽痛 是咽部疾病最常见的症状。咽部炎症、创伤、肿瘤及某些全身性疾病如白血病等均可引起咽痛。

11. 咽感觉异常 指咽部除疼痛之外的所有不适感觉,如异物感、痒感、干燥、堵塞感、紧束感等异常感觉,是慢性咽炎的最常见表现。

12. 吞咽困难 可分为阻塞性、神经性和功能性三类。阻塞性者多因咽部或食管狭窄、肿瘤、异物、扁桃体肥大等引起;神经性者多由于咽肌麻痹引起;功能性者主要因咽痛引起。

13. 打鼾 是由于软腭、舌根处软组织随呼吸气流颤动而产生的有节奏的声音。各种疾病如鼻炎、扁桃体炎、腭弓肥厚等引起的上呼吸道狭窄及某些全身性疾病如肥胖、内分泌紊乱等均可引起打鼾。伴有睡眠呼吸暂停者称为阻塞性睡眠呼吸暂停低通气综合征。

14. 声音嘶哑 是由于声门闭合不全或声带震动发生障碍引起,为喉部疾病特有症状之一。常见原因有喉部炎症、肿瘤、神经麻痹、创伤、先天性畸形等。癔病病人也可突发声嘶。

15. 呼吸困难 可分为吸气性、呼气性和混合性呼吸困难。喉源性呼吸困难为吸气性呼吸困难,表现为吸气费力,吸气时相延长。

(二)心理 - 社会状况

疾病引起耳聋、嗅觉障碍、声嘶等生理功能异常,耳鼻咽喉分泌物多并伴有异味等,这些病变可影响病人的生活、学习与工作,易产生焦虑、孤独,甚至抑郁、恐惧心理。部分病人由于缺乏疾病的相关知识而延误早期诊疗,会产生悔恨情绪。对需要特殊检查或手术的病人常有紧张、恐惧心理。

第三节 耳鼻咽喉科常用检查及护理配合

一、检查设备

综合医院一般配备耳鼻咽喉科诊疗综合工作台(图 2-2-1),它将常用器械、药物及常用功能(如吸引及清洗系统)集于一体,座椅可升降、旋转,便于操作。常配备的检查器械有:额镜、前鼻镜、压舌板、间接鼻咽镜和间接喉镜等(图 2-2-2)。常配备的药物有:3% 过氧化氢、1% 丁卡因溶液、0.5%~1% 麻黄碱生理盐水、70% 乙醇等。

二、常用检查及护理配合

(一)检查体位

受检者取坐位,与检查者相对而坐,上身稍前倾。小儿受检不能配合时,需将小儿抱持,双腿夹住双下肢、右手固定额头部于胸前,左手环抱两臂,将全身固定(图 2-2-3)。

(二)额镜、头灯及其使用

1. 额镜 是耳鼻咽喉科必备的检查辅助设备,医护人员应该学会其使用方法。

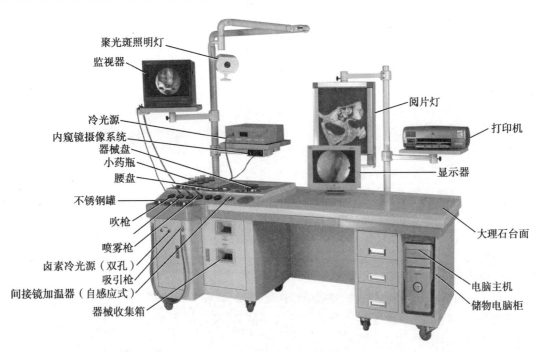

聚光斑照明灯
监视器
冷光源
内窥镜摄像系统
器械盘
小药瓶
腰盘
不锈钢罐
吹枪
喷雾枪
卤素冷光源（双孔）
吸引枪
间接镜加温器（自感应式）
器械收集箱

阅片灯
打印机
显示器
大理石台面
电脑主机
储物电脑柜

图 2-2-1　耳鼻咽喉科诊疗综合工作台

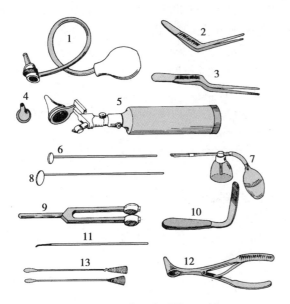

图 2-2-2　耳鼻咽喉科常用器械

1. 鼓气耳镜；2. 膝状镊；3. 枪状镊；4. 耳镜；5. 电耳镜；6. 后鼻镜；7. 喷壶；8. 间接喉镜；9. 音叉；10. 角形压舌板；11. 盯聍钩；12. 前鼻镜；13. 卷棉子

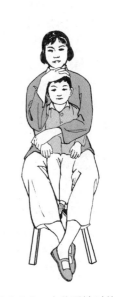

图 2-2-3　小儿受检时体位

2. 医用头灯　是 LED（发光二极管）灯，照明深度深，温度低，亮度高。方便使用，又避免了光污染。

（三）耳部检查

1. 耳郭与耳周检查　受检者侧坐，将受检耳朝向检查者。观察耳郭及耳周有无畸形、红肿、瘘口、瘢痕等,进一步检查耳郭有无牵拉痛,耳屏及乳突有无压痛。

2. 外耳道及鼓膜检查　检查者一只手将受检耳郭向后外上方(婴幼儿向后下方)牵拉,使外耳道变直,另一手示指向前推压耳屏,即可观察外耳道有无耵聍、异物及分泌物,皮肤是否红肿等。观察鼓膜的正常解剖标志是否存在,有无充血、内陷、穿孔,中耳有无积脓。若耳道内有脓液或耵聍,应先清洁干净后再检查,耳毛浓密者可用耳镜或鼓气耳镜检查。

3. 咽鼓管检查　主要检查咽鼓管的通气功能,常用方法有吞咽试验法、捏鼻鼓气法等。

4. 听力检查　听力检查分为主观测听和客观

边学边练
实训 2-1　额镜及头灯的使用法

边学边练
实训 2-2　咽鼓管功能检查

边学边练
实训 2-3　听觉功能检查——音叉试验

测听。主观测听包括语音检查法、表试验、音叉试验、纯音听力测试等,客观测听包括声导抗测试、电反应测听、耳声发射测试等。其中音叉试验、纯音听力测试和声导抗测试临床较为常用。

(1)音叉试验:可初步判断耳聋的性质,是门诊最常用的听力检查法。

(2)纯音听力测试:是利用纯音听力计产生 125~8000Hz 的纯音进行听阈及阈上功能测试。根据结果能比较准确地判断耳聋的类型、程度及病变部位。

(3)声导抗测试:是临床常用的客观测听法之一。通过改变外耳道压力,测量鼓膜被压入或拉出时声导抗的动态变化,加以记录形成鼓室导抗图。根据图示可以判断耳聋的部位、病变的性质,还可以对周围面瘫进行定位及判断预后。

5. 前庭功能检查法　是通过一些特殊的测试方式,了解前庭功能。前庭功能检查包括:平衡功能检查和眼震检查。

知识窗

耳部检查要注意什么?

1. 外耳道有炎症时,牵拉耳郭应轻柔,以免加重病人痛苦。

2. 听力检查时,环境要安静,以免影响检查结果。音叉检查时,击响音叉的力量不能过大,以免产生泛音影响检查结果。

3. 前庭功能检查时,应注意保护病人,以防跌倒。

(四)鼻部检查

1. 外鼻检查　观察外鼻有无畸形,皮肤有无红肿、缺失。触诊有无压痛、肿块,鼻骨有无塌陷、移位及骨擦音。

2. 鼻腔检查

(1)鼻前庭检查:受检者头稍后仰,以拇指将鼻尖抬起,观察鼻前庭皮肤有无充血、肿胀、皲裂、溃疡、疖肿,有无鼻毛脱落等。

(2)前鼻镜检查:检查者左手持前鼻镜,两叶合拢,与鼻腔底平行伸入鼻前庭,但不可越过鼻阈(图2-2-4)。缓慢张开镜叶,右手扶持受检者头部,随检查需要变动头位,依次检查鼻

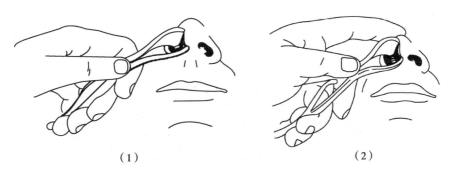

（1）　　　　　　　　　　　（2）

图 2-2-4　前鼻镜使用方法

腔各部。注意鼻黏膜有无充血、水肿、息肉样变,鼻甲有无肿大,各鼻道及鼻底有无分泌物,鼻中隔有无穿孔、偏曲,鼻腔内有无肿瘤、息肉、异物等。检查完毕,将镜叶呈半张状态退出,防止钳夹鼻毛引起疼痛。

3. 鼻窦检查　观察鼻窦区皮肤有无红肿、隆起,局部有无压痛。

前鼻镜检查:主要观察鼻腔有无脓性分泌物及其来源,中鼻道积脓提示前组鼻窦炎,嗅裂积脓常为后组鼻窦炎。

4. 嗅觉检查　常用水、乙醇、醋等物质进行测试,检查时两侧先后进行。能够全部辨别者为嗅觉正常;能部分辨别者为嗅觉减退;全部不能辨别者为嗅觉丧失。

5. 内镜检查　是近年来开展的先进的鼻腔及鼻窦检查方法,分为硬管内镜和软管内镜。可直接观察鼻腔黏膜和鼻窦开口处的细小病变,并可在直视下取活检及凝固止血等。

6. 影像学检查　鼻窦 X 线摄片、CT 检查是鼻腔及鼻窦疾病的主要辅助检查方法。

 临床应用

鼻部检查要注意什么?

1. 使用鼻镜时,应合拢放入,不能超过鼻阈,以免损伤鼻黏膜;取出时两叶稍张开,以免夹住鼻毛引起疼痛。

2. 检查鼻腔时,如黏膜肿胀、鼻甲肥大影响观察,可用 1% 麻黄碱溶液收缩黏膜后再检查,但老年人或高血压病人慎用。

3. 测试嗅觉时,接触时间不宜过长,以免发生嗅觉疲劳而影响结果。

（五）咽喉部检查

1. 口咽部检查　受检者取坐位,自然张口,用压舌板轻压病人舌前 2/3 处,嘱病人发"啊"音,观察软腭运动情况,咽峡是否对称,自前向后依次观察双侧腭舌弓、腭咽弓、咽侧壁及咽后壁,注意有无充血、溃疡、假膜、脓点、隆起。同时注意两侧腭扁桃体有无肿大,隐窝口处有无分泌物或新生物。

2. 鼻咽部检查　间接鼻咽镜检查(图 2-2-5):受检者端坐,张口用鼻呼吸。检查者左手持压舌板轻压舌前 2/3 处,右手以握笔姿势将加温而不烫手的间接鼻咽镜从左侧口角送到软腭与咽后壁之间,镜面朝上。转动及倾斜镜面分别观察鼻咽各部在镜面上的成像。注意观察后鼻孔有无畸形、有无脓液流出;鼻咽黏膜有无充血、溃疡;有无腺样体肥大;咽隐窝有无新生物,软腭背面有无脓液等。

3. 喉咽及喉部的检查　首先观察喉的形态有无畸形,然后触诊,注意局部有无压痛、颈

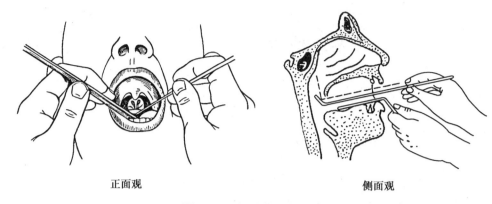

正面观   侧面观

图 2-2-5 间接鼻咽镜检查

部有无淋巴结肿大或皮下气肿等，最后用手指捏住甲状软骨两侧左右摆动，并加压力使之与颈椎发生摩擦，正常时应有摩擦音，喉癌时可消失。

间接喉镜检查（图 2-2-6）：受检者端坐，张口、伸舌，检查者用纱布包裹舌尖，用左手拇指和中指捏住舌前部并将其拉出口外，示指抵住上唇以固定。右手持加热而不烫手的间接喉镜，放入病人口咽部，镜面朝下，镜背将悬雍垂和软腭推向后上方，在镜面的成像中观察舌根、会厌谷、会厌舌面、梨状窝等，然后嘱病人发"衣"音，使会厌抬起，即可观察会厌喉面、杓会厌皱襞、室带、声带、声门下区等（图 2-2-7）。检查时注意喉咽及喉腔黏膜有无充血、增厚、结节、新生物等，同时观察声带运动是否对称。

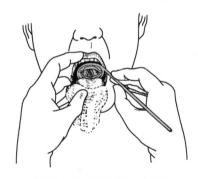

图 2-2-6 间接喉镜检查法

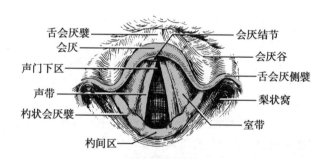

舌会厌襞 —— 会厌结节
会厌 —— 会厌谷
声门下区 —— 舌会厌侧襞
声带 —— 梨状窝
杓状会厌襞 —— 室带
杓间区

图 2-2-7 间接喉镜检查所见正常影像

4. 其他检查 必要时可以应用直接喉镜、纤维喉镜、显微喉镜、X 线检查、CT 检查或核磁共振检查等。

 临床应用

咽喉部检查要注意什么？

1. 使用压舌板时不能伸入过深，以免引起恶心、呕吐。

2. 间接鼻咽镜和间接喉镜加温防起雾时，应以操作者的手背试温，以防烫伤。

3. 咽反射敏感者，可先用 1% 丁卡因溶液做表面麻醉后再检查。使用时应注意总量不超过 60mg，并密切观察有无中毒反应。

4. 行黏膜麻醉的病人，应等麻木感消失后方可进食，以免发生烫伤、误咽等意外。

第四节　耳鼻咽喉科常用护理诊断

1. 体温过高　与各种急性感染有关。
2. 疼痛　与炎症、外伤或手术创伤、异物等有关。
3. 感觉紊乱　与相应器官病变导致的嗅觉、听觉和前庭功能障碍有关。
4. 气体交换障碍　与鼻塞、气管或支气管异物存留阻碍呼吸有关。
5. 吞咽障碍　与咽喉疼痛或梗阻有关。
6. 语言沟通障碍　与喉部疾病或气管切开造成声音嘶哑或失音及耳聋等有关。
7. 清理呼吸道无效　与咽喉、气管的炎症或气管切开术后局部分泌物增多且黏稠,不易排出有关。
8. 有感染的危险　与鼻窦引流不畅、异物、外伤、手术切口等因素有关。
9. 有窒息的危险　与喉部或气管异物、急性喉炎、外伤、手术后、肿瘤等有关。
10. 体液不足或有体液不足的危险　与鼻出血、手术出血、咽和食管病变致摄入不足等有关。
11. 自我形象紊乱　与器官先天畸形或手术后面部结构改变,或炎症引起分泌物过多、有异味有关。
12. 焦虑　与担心疾病的治疗效果及预后、经济负担增加等有关。
13. 知识缺乏:缺乏疾病的防治、并发症的控制与监测、自我护理知识等。

第五节　耳鼻咽喉科手术病人的常规护理

一、手术前常规护理

1. 评估　了解病人对手术治疗的了解和合作程度。术前各项检查结果是否正常,了解病人全身状况,有无严重糖尿病、高血压等影响手术的内科疾病及其他手术禁忌证。
2. 心理护理　了解病人的心理状态,介绍手术的目的和注意事项,说明术中、术后可能出现的并发症及手术效果等问题,争取病人的理解和配合。
3. 若需全麻者,术前 8 小时禁食,2 小时禁饮,并按医嘱给予术前用药。

二、手术后常规护理

1. 全麻未清醒者,平卧侧头位,防止呕吐物或血液误吸。局麻者依病情选择合适体位。
2. 依据病人的手术要求,选择合适的饮食,全麻清醒 3 小时或局麻者可进食半流质或软食。术后 3~5 天视病情逐步改为普食,注意增加蛋白质、维生素等营养物质。
3. 观察病人生命体征是否平稳,观察伤口状况,若有异常应及时报告医生处理。
4. 耳鼻咽喉科病人术后可能会影响其发声、吃饭、呼吸、睡眠等,应多关心病人,做好解释工作,消除其不安情绪,促进康复。对不能说话的病人,指导病人进行非语言沟通。
5. 遵医嘱使用抗生素,防止感染,促进伤口愈合。

三、专科手术护理

(一) 耳部手术病人的护理

耳部手术常见有乳突根治术、鼓室成型术、鼓膜修补术、电子耳蜗植入术等。

1. 术中术后可能出现的常见问题 面瘫、听力恢复不理想等。

2. 耳部准备 为便于手术消毒,包扎,备皮时需剃去病人术耳周围 5~7cm 范围的头发,并清洁该区域皮肤。女性病人还应将头发梳理至健侧,用发夹固定好。

3. 术后护理 ①嘱病人卧床休息,头偏向健侧,患耳朝上。②局麻者可进食半流质或软食以减少咀嚼运动。③观察术耳有无渗血,有无面瘫、眼震、眩晕、恶心、呕吐、脑脊液耳漏等并发症发生。④嘱病人避免用力擤鼻涕、打喷嚏,必要时张口深呼吸,避免中耳腔气压过大使修补的鼓膜重新裂开。洗漱时防止污水流入术耳而导致感染使手术失败。术后有眩晕的病人,嘱其不宜过早下地活动,防止跌倒。鼓膜及中耳、内耳手术病人半年内勿乘坐飞机,听骨链重建者应避免剧烈运动。⑤预防感冒,防止术后伤口感染,保持咽鼓管通畅。

(二)鼻部手术病人的护理

鼻部手术常见有鼻内镜手术、鼻甲部分切除术、鼻息肉摘除术、鼻中隔矫正术、上颌窦根治术、鼻整形术等。

1. 术中术后可能出现的常见问题 如出血、鼻部外形改变等。

2. 鼻部准备 备皮:剪双侧鼻毛,男性病人剃胡须。鼻腔分泌物较多时术前进行鼻腔冲洗,如有急性炎症,应待炎症消退后手术。上颌窦手术前 1 天应行上颌窦穿刺冲洗,术前 1~2 天可给予复方硼酸溶液漱口。

3. 术后护理 ①局麻者术后取半卧位,利于口内分泌物吐出,有虚脱现象者,改为平卧位。②注意观察创口有无出血,鼻及面部肿胀是否消退。③嘱病人有血流入咽部时应及时吐出,切勿咽下。尽量避免打喷嚏,如欲打喷嚏时,可张口做深呼吸,或用下切牙咬住上唇以抑制之,抑制不住时则采用张口打喷嚏方法,以免鼻内填塞物松动、脱出、导致出血。④术后鼻腔填塞,用口呼吸,病人感觉口干,可给予含漱,加强口腔护理,保持口腔清洁、舒适。⑤当医生取出鼻腔填塞物后,应注意观察鼻腔有无出血,嘱病人不要用力擤鼻,鼻腔少量出血者遵医嘱给 1% 麻黄碱滴鼻液滴鼻或鼻腔喷雾。

(三)咽喉部手术病人的常规护理

咽喉部手术常见有扁桃体摘除术、咽后脓肿切开排脓术、声带息肉摘除术、喉癌全喉或半喉切除术等。

1. 术中术后可能出现的常见问题 出血、呼吸困难、暂时或永久失去说话能力等。

2. 术区准备 男性病人需刮胡子。摘除活动义齿。术前 1~2 天给予复方硼砂溶液漱口。

3. 术后护理 ①保持病室安静,局麻者术后取半卧位,利于吐出口腔内分泌物。②咽后脓肿切开排脓术、全喉或半喉切除术的病人,不能经口进食,应鼻饲流质饮食。③术后加强口腔护理,保持口腔清洁。口内的分泌物应轻轻吐出,切勿咽下,以利于观察有无出血的情况。④呼吸困难者给予吸氧。

第六节 耳鼻咽喉科护理管理

一、耳鼻咽喉科门诊护理管理

(一)环境

1. 保持诊疗室整洁卫生,检查电源开关,保证工作状态安全,为病人提供安全、舒适、整洁、安静的就诊环境。

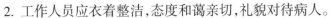

2. 工作人员应衣着整洁,态度和蔼亲切,礼貌对待病人。

（二）物品

1. 开诊前,应检查并添补诊疗桌上的各种常用检查器械,备好各种所需物品及敷料等,备齐办公用品并摆放到位。下班前,回收、清洁使用过的器械、物品,清理废弃的垃圾。

2. 定期检查抢救器械是否齐全完好,做好贵重、精密仪器的养护、保管及各项记录。

（三）工作内容

1. 遵守耳鼻咽喉科门诊的规章制度,维护门诊秩序,协助医生接待病人。

2. 指导病人填写病历首页,按号就诊,老弱幼小病人应优先安排就诊。急、危重病人（如外伤、鼻出血、呼吸困难等）应安排立即就诊。

3. 协助医生对婴幼儿病人进行检查和治疗（如固定头位等）。遵医嘱进行必要的门诊检查与治疗操作,配合医生完成门诊手术治疗。

4. 开展卫生宣教及健康指导,使病人初步了解疾病的预防保健方法。

二、耳鼻咽喉科隔音室护理管理

隔音室是检查耳听觉功能的场所,应设专职护士或技术人员共同管理。

（一）环境

1. 隔音室室内环境噪声的声压级应达到国家标准,通常声强在 28dB 以下。

2. 保持室内空气清新,整洁,注意防潮。

（二）物品

准备好检查器具、如音叉、纯音听力计、声导抗仪以及检测记录单等。仪器应妥善保管,定期校验。耳塞应用肥皂水清洗,并用 70% 的乙醇擦拭。

（三）工作内容

1. 向受试者讲解听力测试的目的、过程及配合注意事项。

2. 测试前,摘去眼镜、耳环、头饰及助听器,清洁外耳道,调整耳机位置。婴幼儿在必要时可遵医嘱给予镇静药。测试中,使受试者处于舒适的体位,保持安静。

3. 测试结束应填写记录,整理好物品,检查结果送交医生。

三、耳鼻咽喉科内镜检查室护理管理

内镜检查包括硬管和软管两种,均为贵重精密光学仪器,因此应该认真负责管理,并能配合医生进行各种检查。耳鼻咽喉科常用的内镜检查有:鼻内镜检查、鼻咽纤维镜检查、纤维喉镜检查等。

（一）环境

检查室应整洁卫生,注意通风、防潮。检查并保证电源工作正常。

（二）物品

1. 仪器设备的保管

（1）建立仪器档案以及使用、保养和维修卡。定期检查,及时维修与保养。

（2）器材不用时,按要求存放,纤维内镜置放时不应扭曲或过度弯曲。

2. 仪器设备使用注意事项

（1）使用仪器时应轻拿轻放,持镜要稳,切忌碰撞,不能过度弯曲导光线。

（2）使用前应用无菌生理盐水彻底冲洗（管腔内镜需用注射器冲洗）,以免消毒液刺激组织。

（三）检查前准备

1. 检查室应进行紫外线消毒,配备氧气和常用抢救药品,如肾上腺素、地塞米松,准备好所需要器械、设备,接通电源。

2. 核查病人所做的常规体检及辅助检查结果,准确掌握内镜检查的适应证、禁忌证。向检查者讲解检查的目的、方法及注意事项,以求配合。

（四）检查后处理

操作结束后,应用清水将所有的器械冲洗干净,尤其内镜管腔要反复冲洗,内镜消毒灭菌最好用环氧乙烷,也可选用高效器械消毒液浸泡,浸泡时管腔内应充满消毒液。

四、耳鼻咽喉科治疗室护理管理

（一）环境

1. 保持治疗室整洁卫生,注意通风、防潮。检查电源开关,保证工作状态安全。

2. 进入治疗室前工作人员应将工衣、口罩、帽子穿戴整齐。

（二）物品

保证耳鼻咽喉科综合治疗台上的器械、药品配备充足,喷雾、吸引等各项功能使用正常。耳鼻咽喉科常用检查及治疗的器械齐全、消毒达到要求,所需物品、敷料配给充足,摆放合理。抢救车物品及药品配备齐全,可以正常使用。

（三）工作内容

1. 引导病人有序进行各种治疗,治疗前与病人充分沟通,使病人了解治疗的目的和注意事项,积极配合治疗。

2. 独立或协助医生进行各种治疗,按耳鼻咽喉科治疗操作规程进行各项治疗操作。

3. 治疗后注意观察,预防不良反应,并做好卫生宣教及健康指导和登记记录工作。

4. 正确使用仪器,定期检查,及时维修保养,保持仪器功能良好。及时补充治疗室的耗材,定期更换器械液及敷料缸。

五、耳鼻咽喉科病房护理管理

（一）环境

1. 保持病房整洁卫生,房间保持良好的通风,水、电设施方便、安全,为病人提供安全、舒适、整洁、安静的医疗环境。

2. 工作人员应衣着整洁,态度和蔼亲切,礼貌对待病人。

（二）物品

病床舒适、平稳;各种医疗仪器、设备放置合理;各种器械消毒达到使用要求;敷料、用物及时更换,摆放合理;使用后器械及污物分类或分区域处理妥当。

（三）工作内容

1. 主动热情接待病人,向病人介绍住院规则制度如陪护制度、外出制度等,协助病人熟悉环境。主动了解病情和病人的心理状态,和谐护患关系,鼓励病人树立战胜疾病的信心,积极配合护理和治疗。

2. 熟悉各种物品、器材、药品的管理方法和登记制度。按科室相关物品、器材、药品的管理规定,规范放置、更换和使用,做到供应及时,消毒达标,放置合理,方便开展各种医疗、护理和抢救措施。

3. 熟悉耳鼻咽喉科护理技术管理规范,如护理标准、技术操作规程、疾病护理常规、交叉感染预防措施以及护理资料档案的管理等,保证护理质量,避免医疗差错和事故。

（古　源）

 思考题

1. 耳鼻咽喉科护理评估的内容有哪些?
2. 耳鼻咽喉各器官检查时要注意什么?
3. 耳鼻咽喉各科手术后护理观察的要点有哪些?

第三章　耳科疾病病人的护理

学习目标

1. 具有同情和理解耳疾病人听力下降的困扰并进行合理心理疏导的职业素养。
2. 掌握耳部疾病病人的护理评估及护理措施。
3. 熟悉耳部疾病病人的护理诊断。
4. 了解耳部疾病的病因与发病机制。
5. 能熟练评估病人,做出护理诊断并制订护理计划及采取正确的护理措施。
6. 能对耳部疾病病人及家属做出正确的健康教育,提高防聋意识。

第一节　外耳疾病病人的护理

工作情景与任务

导入情景:

　　65 岁的刘先生每次理发后,都会叫理发人员帮他掏掏耳朵,自从前天理发掏耳朵后,觉得耳朵很疼,今天还流出黄色的脓液,来医院经检查诊断为"外耳道炎"。

工作任务:

1. 评估张先生患病的原因。
2. 对张先生进行健康指导。

　　由于外耳与外界直接相通,常见的外耳疾病包括外耳道异物、耵聍及外耳道炎症。外耳道炎症包括细菌性、病毒性、真菌性及免疫反应等,本节主要介绍细菌性外耳道炎。

外耳道炎

　　外耳道炎(externa otitis)是外耳道皮肤的急性或慢性炎症。局限性外耳道化脓性炎症又称外耳道疖。

【护理评估】

（一）健康史

　　常因外耳道皮肤损伤继发细菌感染,如挖耳损伤皮肤、化脓性中耳炎的脓液刺激、游泳时耳道进水等。糖尿病和身体虚弱者易患本病。常见致病菌有金黄色葡萄球菌、链球菌、大

124

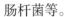

肠杆菌等。

（二）身体状况

1. 症状　分急、慢性两种。急性者可有发热或全身不适等症状，局部表现为轻度耳痛、灼热感，可有少量分泌物。外耳道疖耳痛较剧，张口、咀嚼时加重，耳郭牵拉痛和耳屏压痛明显。慢性者以外耳道痒为主。

2. 体征　急性者见外耳道皮肤弥漫性红肿、糜烂，可有耳周淋巴结肿大、压痛。外耳道疖初为皮肤局部红肿，成熟后可见白色脓点。慢性者外耳道皮肤可有增厚、皲裂、脱屑等改变。

（三）心理 - 社会状况

病人因耳痛、耳痒等影响睡眠和饮食而产生紧张、烦躁，长期不愈者常感到焦虑不安。

【治疗要点】

局部洁耳、滴耳治疗；全身抗炎治疗；成熟的疖肿切开引流；积极治疗全身病。

【常见护理诊断 / 问题】

1. 舒适受损：耳痛、耳痒　与外耳道炎症刺激有关。

2. 体温过高　与外耳道感染有关。

3. 知识缺乏：缺乏外耳道炎的防治和护理知识。

【护理措施】

（一）生活护理

嘱病人忌吃刺激性食物，糖尿病者按医嘱合理饮食。

（二）专科护理

1. 早期局部热敷或超短波理疗，促使炎症消退，减轻疼痛。

2. 洁耳和滴耳　分泌物多者用 3% 过氧化氢溶液清洁外耳道，每日 2~3 次。遵医嘱使用抗生素滴耳液滴耳，如 0.3% 氧氟沙星滴耳液。

3. 用药护理　遵医嘱指导病人使用广谱抗生素，常用大环内酯类抗生素。耳痒重或分泌物多者可给予抗组胺药或糖皮质激素治疗，并观察药物的不良反应。

4. 需要切开引流的疖肿协助医生进行手术。

（三）心理护理

向病人介绍外耳道炎的治疗和护理方法，缓解病人焦虑情绪并积极配合护理工作。

（四）健康指导

1. 指导病人不要自行挖耳，避免损伤外耳道皮肤。

2. 应避免污水进入外耳道，保持外耳道干燥、清洁。

3. 对反复发作病人应注意可能存在的全身疾病，如糖尿病。

第二节　鼓膜外伤病人的护理

 工作情景与思考

导入情景：

　　小平和小丽都是卫校的同学，一天两人因排队买饭发生口角，小平扇了小丽一耳光。小丽当时感觉耳痛、耳鸣，随即去医院就诊，医生经检查后确诊为"鼓膜穿孔"，需要住院治疗。

小丽的家人知道后打"110"报警。后经法医鉴定,小丽鉴定为轻伤。小平除了支付医疗费用与陪护费用外,还需要负刑事责任。

请思考:

1. 如果你是其中的当事人,如何正确处理同学之间的纠纷?

2. 对小丽的健康指导内容有哪些?

鼓膜外伤(injury of tympanic membrane)是指鼓膜遭受直接或间接外力冲击引起的损伤。

【护理评估】

(一)健康史

1. 直接性损伤 多因用硬物(如挖耳勺、牙签等)挖耳刺伤鼓膜,少数为取外耳道耵聍或异物时不慎损伤。

2. 间接性损伤 多因空气压力急剧变化所引起,如掌击耳部、爆破声冲击、跳水等。外耳道冲洗时操作不当可导致水压过大损伤鼓膜。

(二)身体状况

1. 症状 鼓膜损伤后突感耳鸣、耳痛、听力下降和耳内堵塞感。如为强烈气压伤,可由于镫骨强烈运动而致内耳受损,出现眩晕、恶心、呕吐。

2. 体征 外耳道可有少量鲜血流出或血痂,鼓膜穿孔多呈圆形或不规则裂隙状,边缘有血迹。若出血量多或水样液体流出,提示有颞骨骨折或颅底骨折所致脑脊液耳漏。

(三)辅助检查

可疑病例可借助耳内镜检查明确诊断。听力检查一般呈传导性聋,内耳损伤者呈混合性聋。用纯音听力计可检查听力损害程度。怀疑颞骨骨折者,可行颅底 X 线拍片、CT 扫描等影像学检查。

(四)心理 - 社会状况

多数病人由于担心耳聋不能恢复而焦虑不安,亦可因耳鸣、听力下降产生恐惧心理。

【治疗要点】

1. 预防感染,促进鼓膜伤口愈合。

2. 穿孔较大而不能自然愈合者,可行鼓膜修补术。

知识窗

鼓膜修补术适应证

1. 慢性化脓性中耳炎所致的鼓膜紧张部穿孔,无分泌物 2 个月以上。

2. 外伤性鼓膜穿孔,经观察 3 个月不能自愈者。

3. 鼓室内无鳞状上皮及隐匿胆脂瘤者。

4. 听力检查示听骨链及两窗功能正常者。

5. 咽鼓管功能良好者。

【常见护理诊断 / 问题】

1. 舒适受损:耳痛、耳鸣 与鼓膜损伤有关。

2. 感觉紊乱:听力下降 与鼓膜穿孔有关。

3. 有感染的危险 与鼓膜穿孔有关。

4. 知识缺乏:缺乏预防鼓膜外伤的相关知识。

【护理措施】

（一）一般护理

避免噪声刺激,眩晕者应卧床休息。禁止洗耳、滴耳。

（二）专科护理

1. 清除外耳道异物和血痂,用70%乙醇清洁外耳道后于外耳道口留置一个消毒干棉球,防止外界污物进入中耳,棉球每天更换。

2. 遵医嘱给予抗生素口服3~5天,防止继发感染。

3. 耳痛特别明显者可遵医嘱给予口服止痛药。

（三）病情观察

单纯鼓膜穿孔,多在伤后3~4周内自然愈合。重点观察患耳是否有脓性分泌物流出,有无发热等感染表现,如有异常应及时向医生报告并协助处理。

（四）健康指导

1. 介绍鼓膜外伤的预防知识,戒除经常挖耳的习惯。

2. 鼓膜穿孔愈合前应避免污水进入外耳道或滴药,以免继发感染。

3. 嘱病人不要用力擤鼻涕、打喷嚏,以免影响鼓膜愈合。

第三节 中耳疾病病人的护理

一、分泌性中耳炎

分泌性中耳炎（secretory otitis media）是以鼓室积液及听力下降为主要特征的中耳非化脓性炎症。本病可分为急性和慢性两种,病程迁延8周以上者为慢性。此病多发生在冬春季节,为小儿常见的致聋原因之一。

【护理评估】

（一）健康史

1. 咽鼓管功能障碍 包括咽鼓管机械性阻塞及咽鼓管开闭功能障碍。多见于慢性鼻炎、鼻窦炎、鼻咽癌、长期后鼻孔填塞、儿童腺样体肥大等。

2. 感染 为中耳的轻微感染,多见于上呼吸道感染。

3. 变态反应 与慢性分泌性中耳炎有关。

（二）身体状况

1. 症状 耳内闭塞感,按压耳屏后症状可暂时减轻;听力下降伴自听增强,当头位前倾或偏向患侧,听力可暂时改变;低音调间歇性耳鸣;轻微耳痛。部分病人可有发热、乏力等不适。

2. 体征 急性期可见鼓膜充血,以周边部明显;鼓膜内陷,表现为光锥缩短、变形或消失,锤骨短突明显外突。鼓室积液时,鼓膜呈淡黄或琥珀色,有时可透过鼓膜见到液平面,当头位置变动时,其与地面的平行关系不变。透过鼓膜偶可见到气泡。慢性者鼓膜可增厚、变浑浊。

（三）辅助检查

1. 听力测试 音叉和纯音听力计测试结果多为传导性聋。声导抗测试图呈平坦型（B型）曲线或高负压型（C型）曲线,B型曲线为分泌性中耳炎的典型曲线,C型曲线则提示咽鼓管功能不良。

2. 影像学检查 对于一侧鼓室积液的成年病人,应特别注意检查有无鼻咽癌的可能。

（四）心理 - 社会状况

急性期因耳鸣、听力下降易产生焦虑不安。慢性病人因病程长、病情反复而焦虑和失望。儿童因听力下降导致注意力不集中,对声音反应迟钝,影响人际沟通,会导致自卑。

【治疗要点】

1. 积极消除病因,改善咽鼓管通气功能。

2. 早期应用抗生素和糖皮质激素治疗,控制感染。

3. 鼓室积液者施行鼓膜穿刺或鼓膜切开置管术,清除中耳腔积液。

【常见护理诊断 / 问题】

1. 感知改变:听力下降 与咽鼓管阻塞、鼓室积液有关。

2. 舒适受损:耳痛、耳鸣、耳闭塞感 与咽鼓管阻塞后中耳气压变化有关。

3. 焦虑 与听力下降有关。

【护理措施】

（一）一般护理

适当休息,避免噪音刺激。忌烟、酒、辛辣刺激性食物,减少对咽鼓管黏膜的刺激。

（二）专科护理

1. 滴鼻 根据医嘱使用 0.5%~1% 的麻黄碱滴鼻剂滴鼻,改善咽鼓管通气功能。

2. 急性期遵医嘱给予抗生素和糖皮质激素,控制感染。

3. 疏通咽鼓管,减轻中耳腔负压 可采用捏鼻鼓气法、波氏球法或导管法进行咽鼓管吹张,减轻中耳腔负压,改善听力。

4. 清除鼓室积液 对鼓室积液较多的病人,配合医生进行鼓膜穿刺,清除鼓室积液。鼓膜穿刺抽液后,可向鼓室内注射 0.5ml 盐酸泼尼松龙注射液加强抗炎效果。

（三）病情观察

重点观察药物治疗后病人的耳痛、耳鸣、耳闭塞感及听力下降等症状是否改善。行鼓膜穿刺抽液或鼓膜切开置管术的病人,应注意是否有眩晕或继发感染等情况,并及时报告医生处理。

（四）心理护理

耐心解释病情,消除焦虑情绪。关爱患病儿童,助其克服自卑,积极配合治疗和护理。

（五）健康指导

1. 积极防治鼻及咽部疾病。成年人出现本病症状应重点检查鼻咽部,排除鼻咽癌。

2. 加强锻炼,预防上呼吸道感染,减少发病。

3. 介绍本病防治知识,儿童应定期进行听力检查,做到早发现早治疗。

4. 进行鼓膜穿刺抽液治疗的病人要防止污水进入术耳。

二、急性化脓性中耳炎

 工作情景与任务

导入情景:

小虎,男,5 岁。3 天前患感冒伴发热,不久出现左耳疼痛,咀嚼时加重,自觉听力下降。

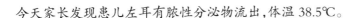

今天家长发现患儿左耳有脓性分泌物流出,体温 38.5℃。

工作任务:

1. 给小虎降温。

2. 做好外耳道分泌物的清洁。

急性化脓性中耳炎(acute suppurative otitis media)是中耳黏膜的急性化脓性炎症。多继发于上呼吸道感染,冬春季常见。好发于儿童,年龄越小发病率越高。

【护理评估】

(一)健康史

本病由细菌感染引起,常见的致病菌有葡萄球菌、链球菌、肺炎球菌等。其感染途径有:

1. 咽鼓管途径　是最常见途径。常因上呼吸道感染后擤鼻涕、打喷嚏等使鼻咽部气压增大,细菌咽鼓管逆行进入中耳。跳水或游泳时呛水、婴儿呛乳等亦为常见诱因。婴幼儿咽鼓管具有短、平、宽的特点,细菌更易经咽鼓管感染中耳腔,故婴幼儿较成人更易患本病。

 知识窗

为什么哺乳姿势不当可引起中耳炎?

不恰当的哺乳姿势如平卧位、仰卧位哺乳,由于幼儿的咽鼓管比较平直,且管腔较短,内径较宽,奶汁可经咽鼓管呛入中耳引发中耳炎。因此母亲给孩子喂奶时应取坐位,把婴儿抱起呈斜位,头部竖直吸吮奶汁。

2. 鼓膜途径　鼓膜外伤、原有鼓膜穿孔、鼓膜穿刺后,致病菌从外耳道经穿孔鼓膜进入中耳腔。

3. 血行途径　极少见。

(二)身体状况

1. 症状　①畏寒、发热、乏力等全身症状,小儿较成人重。②剧烈耳痛,为搏动性跳痛或刺痛,可向同侧头部放射,小儿表现为挠耳、哭闹。③听力减退及低音调耳鸣。④鼓膜穿孔,耳漏。⑤鼓膜穿孔后全身症状及耳痛减轻,听力略有好转。

2. 体征　鼓膜呈弥漫性充血、水肿、外隆,正常标志改变或消失。鼓膜穿孔,见脓性分泌物从中耳腔溢出。儿童可有乳突部压痛。

(三)辅助检查

1. 听力检查　呈轻、中度传导性聋。

2. 实验室检查　白细胞总数增多,中性粒细胞比例增高,鼓膜穿孔后血象逐渐正常。

(四)心理-社会状况

病人因剧烈耳痛、听力下降及发热等出现烦躁不安。小儿常哭闹,导致家长焦虑不安。

【治疗要点】

1. 尽快用抗生素控制感染,疗程要足,避免转为慢性。

2. 清洁外耳道,通畅脓液引流,局部用抗生素滴耳液滴耳。

【常见护理诊断/问题】

1. 急性疼痛:耳痛　与中耳急性炎症有关。

2. 体温过高 与细菌感染有关。

3. 感知觉紊乱:听力下降 与鼓室积脓、鼓膜穿孔有关。

4. 知识缺乏:缺乏本病的治疗和预防知识。

【护理措施】

（一）一般护理

嘱病人卧床休息,多饮水,给予营养丰富、易消化的饮食,保持大便通畅。高热者实施物理降温或遵医嘱给予解热镇痛药。

（二）专科护理

1. 遵医嘱早期、足量使用有效的抗生素治疗。症状严重的可酌情加用糖皮质激素。病人退热及耳流脓停止后,仍需继续用药 3~5 天。停药过早,治疗不彻底易转为慢性化脓性中耳炎。

2. 鼓膜穿孔前,用 2% 酚甘油滴耳,消炎止痛,亦可用抗生素类滴耳液如 0.3% 氧氟沙星滴耳液滴耳。鼓膜穿孔后,予 3% 过氧化氢溶液清洁并拭净外耳道脓液,然后滴抗生素类滴耳液,不可再使用 2% 酚甘油滴耳,以免药液与脓液起化学反应损伤鼓室黏膜。

3. 遵医嘱予 0.5%~1% 麻黄碱滴鼻液滴鼻,改善咽鼓管的引流,减轻中耳炎症。

（三）病情观察

观察本病主要症状如耳痛、发热等是否缓解。如果病人持续高热,且痛加剧,耳后软组织红肿、压痛,可能合并急性乳突炎,应报告医生处理。

（四）健康指导

1. 告知急性中耳炎的预防方法,包括:感冒后正确的擤鼻涕方法,防止并发急性中耳炎;向哺乳期妇女宣传正确的哺乳姿势;劳逸结合,加强锻炼,增强机体抵抗力,减少上呼吸道感染等。

2. 小儿感冒后出现耳痛,摇头抓耳,哭闹不安等,应及时到耳鼻咽喉科就诊,排除急性中耳炎。本病按感冒治疗易导致疾病迁延不愈转为慢性。

3. 中耳炎病人因鼓膜穿孔不宜游泳,不能过早停药,防止迁延为慢性化脓性中耳炎。

边学边练

实训 2-4 外耳道清洁

三、慢性化脓性中耳炎

慢性化脓性中耳炎（chronic suppurative otitis media）是中耳黏膜、骨膜或深达骨质的慢性化脓性炎症。病变多累及乳突部,病程迁延超过 8 周以上。主要临床特点为反复耳流脓,鼓膜穿孔及听力下降。严重者可引起颅内、外并发症,危及生命。

【护理评估】

（一）健康史

多因急性化脓性中耳炎治疗不当、迁延不愈所致,可出现两种以上细菌或细菌与真菌混合感染。腺样体肥大、慢性扁桃体炎、慢性化脓性鼻窦炎等局部病灶存在可为本病诱因。

（二）身体状况

根据临床表现将本病分为三型,即单纯型、骨疡型和胆脂瘤型,骨疡型和胆脂瘤型可合并存在。

1. 单纯型 最多见。病变局限于中耳鼓室黏膜,无肉芽形成。表现为间歇性耳流脓,量多少不等。脓液呈黏液性,不臭,鼓膜多呈中央性穿孔。听力减退为轻度传导性聋。

2. 骨疡型 病变超出黏膜组织,多有不同程度的听小骨坏死,鼓室内有肉芽形成。表现为持续性耳流脓,脓液黏稠,常有臭味,鼓膜呈边缘性穿孔。病人多有较重的传导性聋。此型中耳炎可发生各种并发症。

3. 胆脂瘤型 中耳有胆脂瘤形成。表现为长期耳流脓,量不多,恶臭。鼓膜穿孔常在松弛部(图 2-3-1),不易被发现。听力检查为传导性聋,早期较轻,后期听力损害较重。如病变波及内耳,可引起混合性耳聋或感音神经性聋。

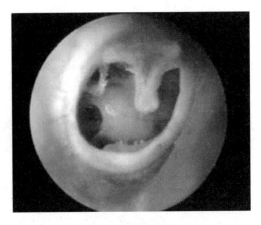

图 2-3-1 鼓膜穿孔

 知识窗

什么是胆脂瘤?

胆脂瘤是由于鼓膜、外耳道的复层鳞状上皮经穿孔向中耳腔生长堆积成团块,其外层由纤维组织包围,内含脱落坏死上皮、角化物和胆固醇结晶,非真性肿瘤。随着胆脂瘤增大,压迫破坏周围骨质,炎症向外扩散,可导致一系列颅内、外并发症。

4. 耳源性并发症 ①颅内并发症有:化脓性脑膜炎、脑脓肿、乙状窦血栓性静脉炎等,可危及病人生命。②颅外并发症有:耳后骨膜下脓肿、迷路炎、周围性面瘫等。并发症多见于骨疡型和胆脂瘤型中耳炎,故骨疡型和胆脂瘤型均被称为"危险型中耳炎"。

(三)辅助检查

1. 纯音听力测试 显示传导性聋或混合性聋。

2. 影像学检查 乳突 X 线片和颞骨 CT 扫描,临床常用,可显示病变范围及程度。

(四)心理 - 社会状况

因耳流脓、听力下降且伴有臭味,影响社会交往,可产生自卑心理;手术病人因担心手术及并发症,而产生焦虑、恐惧心理;少数病人不重视或失去信心而放弃治疗,最终成为听力残疾者。

【治疗要点】

控制感染,尽可能恢复听觉并预防并发症。骨疡型和胆脂瘤型中耳炎须及时手术治疗,彻底清除病灶,方能控制感染和预防并发症。

【常见护理诊断 / 问题】

1. 感觉紊乱:听力下降 与中耳结构破坏有关。

2. 舒适受损 与中耳腔持续炎症反应有关。

3. 焦虑 与病情反复发作及担心手术效果有关。

4. 潜在并发症:耳源性颅内、外并发症等。

5. 知识缺乏:缺乏慢性化脓性中耳炎的防治知识。

【护理措施】

(一)一般护理

避免高强度噪声刺激,忌烟酒,不使用有耳毒性的药物,保护残存听力。合理作息,锻炼身体,增强抵抗力,减少发作。

（二）专科护理

1. 炎症急性发作时,按照急性化脓性中耳炎处理。

2. 病情观察 观察病人耳流脓、听力下降等有无加重;如有面瘫、眩晕、剧烈头痛、呕吐及平衡障碍等症状,需警惕耳源性并发症的发生;长期使用抗生素滴耳液治疗的病人,需注意有无二重感染现象。情况异常者,应及时报告医生并协助处理。

3. 需要手术病人,按耳科手术病人护理常规护理。

（三）健康指导

1. 预防急性发作 嘱病人不能游泳,洗澡时避免污水进入耳内;加强锻炼,减少上呼吸道感染。

2. 告知病人防治慢性化脓性中耳炎的常识,教会病人正确洁耳、滴耳的方法。特别是骨疡型和胆脂瘤型有引起颅内、外并发症的危险,应及时手术彻底治疗。

3. 手术病人需学会避免打喷嚏和正确擤鼻涕的方法,以免影响手术效果。

> 边学边练
>
> 实训2-5 外耳道滴药法

第四节 梅尼埃病病人的护理

 工作情景与任务

导入情景:

李阿姨,46岁,反复发作眩晕5年,每次发作口服眩晕停药物,静卧休息后缓解。近期发作频繁,症状加重,有时伴有恶心、呕吐等症状。到医院经检查后,诊断为"梅尼埃病"。

工作任务:

1. 告知李阿姨住院期间的注意事项。

2. 对李阿姨做健康指导。

梅尼埃病（Ménière disease）是以膜迷路积水为特征的内耳疾病。其主要特点为发作性眩晕,波动性听力下降,耳鸣伴耳内胀满感。多发于青壮年,多为单耳发病。可反复发作而且无明显规律。

【护理评估】

（一）健康史

病因未明确。研究认为梅尼埃病的发生机制主要是内淋巴的产生和吸收失衡,导致膜迷路积水。

（二）身体状况

1. 症状 ①眩晕:多为突发旋转性眩晕,睁眼与转头时加剧,闭目静卧时减轻,持续时间数分钟至数小时不等,伴恶心、呕吐、出冷汗等症状。②耳聋:单耳波动性听力下降,发作期加重,间歇期减轻。③耳鸣:多在眩晕发作时出现,发作后减轻。④发作时患耳或头部有胀满、压迫感。

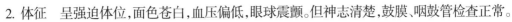

2. 体征 呈强迫体位,面色苍白,血压偏低,眼球震颤。但神志清楚,鼓膜、咽鼓管检查正常。

（三）辅助检查

1. 纯音听力测试 呈感音神经性聋。

2. 甘油试验 1.2~1.5g/kg 的 50% 甘油加等量盐水空腹服下,每隔 1 小时测一次听力,共测 3 次。如听阈提高 15dB 以上为阳性,提示病人有膜迷路积水。

（四）心理 - 社会状况

病人因眩晕反复发作影响正常的生活和工作而产生焦虑情绪。

【治疗要点】

发作期尽快缓解眩晕,采用镇静、调节自主神经功能等治疗;间歇期予改善内耳微循环、营养神经等治疗;病史长,眩晕重,听力已丧失,为控制眩晕发作,可选择患耳迷路切除术等手术治疗。

【常见护理诊断 / 问题】

1. 舒适受损:眩晕 与膜迷路积水有关。

2. 感知紊乱:耳鸣、听力下降 与膜迷路积水有关。

3. 有受伤的危险 与平衡失调有关。

4. 焦虑 与反复眩晕、听力下降影响生活和工作有关。

5. 知识缺乏:缺乏梅尼埃病的治疗和护理知识。

【护理措施】

1. 生活护理 病人卧床休息;保持环境光线柔和、安静、舒适;不要随意搬动病人,以免加重眩晕;下床活动时防止跌倒;低盐低脂饮食,适当限水,避免咖啡、酒精等。

2. 专科护理 ①遵医嘱给予镇静、调节自主神经功能、扩张血管、抗组胺药等治疗。②对需要手术治疗的病人,按耳部手术常规护理。

3. 病情观察 观察发作时病人生命体征变化,注意眩晕发作的次数、持续时间与伴随症状。

4. 心理护理 反复发作伴神经衰弱的病人,耐心解释,缓解焦虑情绪。

5. 健康指导 ①告诉病人要劳逸结合,缓解心理压力,以减少复发。②告知发作频繁的病人不要单独外出、骑车或登高等。禁止从事驾驶、高空作业等职业,防止意外发生。发作时应就地安静休息,以防止摔伤。③避免使用耳毒性药物,以免加重耳的损害。

 护理警示

耳毒性药物

耳毒性药物是指毒副作用主要损害第八对脑神经(听神经)或内耳,中毒症状为眩晕、平衡失调和耳鸣、耳聋等的一类药物。这种损害将会导致临时或者永久的听力缺失,也会对已存在的感音性听觉缺失造成更大伤害。如果病人现已有感音性的听觉损失,那么更容易遭到听力损失的加重。

已知的耳毒性药物有近百种,常用者有氨基苷类抗生素(链霉素、卡那霉素、新霉素、庆大霉素等),大环内酯类抗生素(红霉素等),抗癌药(长春新碱、2-硝基咪唑、顺铂),水杨酸类解热镇痛药(阿司匹林等),抗疟药(奎宁、氯喹等),袢利尿剂(呋塞米、利尿酸),抗肝素化制剂(保兰勃林),铊化物制剂(沙利度胺)等,其中氨基苷类抗生素的耳毒性在临床上最为常见。

第五节 耳聋的预防与康复

耳聋(deaf)是人体听觉系统发生器质性或功能性病变而导致的听力下降的总称。据统计,明显听力障碍者约占世界人口的 7%~10%,耳聋已成为影响人们生活质量的主要问题之一。

根据病变的性质和部位,可分为传导性聋、感音神经性聋、混合性聋、功能性聋(又称精神性或癔症性聋)和伪聋 5 类。根据发病的时间可分为先天性聋和后天性聋。也可按语言功能发育的程度分为语前聋和语后聋。根据病因与发病机制不同可分为老年性聋、传染病源性聋、耳毒性聋、创伤性聋、特发性聋、自身免疫性聋等。

【护理评估】

(一) 健康史

常见的耳聋原因有:

1. 先天性 基因或染色体异常等遗传因素导致听觉器官发育缺陷;母体妊娠期病毒感染或大量使用过耳毒性药物,新生儿缺氧、产伤、核黄疸症等。

2. 后天性 外耳、中耳的炎症;外伤如颞骨骨折、耳气压伤等;耳异物或其他机械性阻塞;耳部畸形等可导致传导性耳聋。各种耳毒性药物或化学制品的作用,长时间噪声刺激,某些病毒的感染,全身系统性疾病如高血压、糖尿病等,自身免疫性疾病,某些微量元素的缺乏等均可引起耳聋。

(二) 身体状况

根据世界卫生组织 1964 年公布的耳聋分级标准,以 500Hz、1000Hz、2000Hz 的平均听阈为准,将耳聋分为以下 5 个等级,作为听力损失程度的判断依据。(表 2-3-1)

表 2-3-1 耳聋的分级

耳聋分级	听力损失程度(单耳)	听力障碍表现
轻度聋	26~40dB	听低声谈话有困难
中度聋	41~55dB	听一般谈话有困难
中重度聋	56~70dB	需大声说话才能听
重度聋	71~90dB	需在耳旁大声说话才能听到
极重度聋	>90dB	在耳旁大声说话也听不清

(三) 辅助检查

1. 听功能检查 判断耳聋的性质和听力下降程度。

2. 影像学检查 可选择耳部 X 线平片、CT 或 MRI 检查,协助确定病变部位、范围及程度等。

(四) 心理 - 社会状况

病人往往因听力下降,妨碍与人交流,影响工作和学习,易产生焦虑、悲观情绪;从小听力障碍者多有自卑心理,性格孤僻。

【常见护理诊断 / 问题】

1. 感知改变 与听功能损害有关。

2. 焦虑 与影响工作和生活有关。

3. 语言沟通障碍 与听力下降影响交谈有关。

4. 知识缺乏:缺乏耳聋的有关防治知识。

【护理措施】

(一) 耳聋的预防

1. 向病人、家属及社区人员宣教预防耳聋的知识,减少耳聋的发生。如避免近亲结婚;加强孕产期的妇幼保健;开展婴幼儿听力筛查;防治高血压、高血脂、糖尿病等引起老年性聋的慢性病;注意远离强噪声环境,作业者应加强耳部防护;避免耳外伤;不滥用耳毒性药物等。

2. 锻炼身体,均衡营养,保证身心健康,增强机体抗病能力。积极治疗各种耳部疾病,挽救或恢复听力。

(二) 耳聋的康复

1. 促进听力提高或恢复

(1) 病因治疗:根据病因不同选择适当的方法尽早治疗原发疾病,治疗越早效果越好。

(2) 手术治疗:对于保守治疗无效的全聋病人,尤其是儿童,可行人工耳蜗植入术恢复听觉。小儿人工耳蜗植入术应在 5 岁即语言中枢发育完善前进行。

2. 心理护理 耐心与病人交流,对重度耳聋病人,可选用写字板、手语等交流方式与其沟通,帮助其解除顾虑、增强信心,消除自卑感。

3. 改善语言沟通 ①对于佩戴助听器或实施人工耳蜗植入术等改善或恢复听觉后的病人,尽早进行听力语言训练,使其能够改善或恢复语言能力。②指导耳聋病人根据听力损失的程度选配适宜的助听器,教会其使用和护理助听器。

 临床应用

助听器选配及护理

助听器(hearing aid)是听力障碍者改善听觉的精密电子仪器,可将声音放大,使听力障碍者听清周围声响。选配助听器应根据耳聋的性质、程度及个人情况综合考虑。一般来说,听力损失小于30分贝者不需配助听器;听力损失达到30~45dB者即可考虑选配助听器;听力损失达到45~70dB者配助听器效果最好。

助听器应经常用小刷子清洁耳模或用干的软布擦拭机身,不可用有机溶剂擦拭,以免腐蚀耳塞。应防止震动和碰撞,不要放置高温处,以免机壳变形损坏。游泳、沐浴时应取出,防止受潮。定期更换电池,睡觉时应关闭电源,长时间不用时应取出电池,置于阴凉干燥处存放。

(古 源)

 思考题

1. 急性化脓性中耳炎的感染途径和病因有哪些?

2. 慢性化脓性中耳炎各类型的身体状况有什么不同?

3. 耳聋应该如何预防?

第四章　鼻科疾病病人的护理

 学习目标

1. 具有同情和理解鼻部疾病病人鼻塞、脓涕的困扰并进行合理心理疏导的职业素养。
2. 掌握鼻部疾病病人的护理评估及护理措施。
3. 熟悉鼻部疾病病人的护理诊断。
4. 了解鼻部疾病的病因与发病机制。
5. 熟练运用护理程序对鼻部疾病病人进行护理。
6. 能对本节疾病病人及家属做出正确的健康教育。

第一节　外鼻及鼻腔炎症病人的护理

 工作情景与任务

导入情景：

　　病人，男，26岁。5天前鼻前庭有一疖肿，自行挤压脓肿后，出现寒战、高热、头痛。检查见眼睑及球结膜水肿，眼球突出，诊断为"鼻疖并发海绵窦血栓性静脉炎"。

工作任务：

　　1. 找出该病人的主要护理问题。
　　2. 制订护理措施。

一、鼻疖

　　鼻疖（furuncle of nose）是指鼻前庭、鼻尖及鼻翼部毛囊、皮脂腺或汗腺的局限性急性化脓性炎症。

【护理评估】

（一）健康史

1. 致病菌　金黄色葡萄球菌等。

2. 诱因　挖鼻或拔鼻毛等是本病的常见诱因，机体抵抗力下降，如糖尿病等，也可使本病反复发作。

3. 继发于鼻前庭炎。

（二）身体状况

1. 症状和体征 局部红、肿、热、痛,重者伴有全身不适和发热。疖肿成熟后,丘状隆起顶部出现黄白色脓点,多在1周内自行溃破流脓而愈。

2. 并发症 若处理不当或挤压,炎症通过静脉扩散,可引起颅内外并发症,如上唇及面颊部蜂窝织炎或海绵窦血栓性静脉炎等。

（三）心理-社会状况

因疼痛病人表情痛苦;也有部分病人认为鼻疖是小病,不予重视,或自行挑破挤压排脓而导致并发症。

【治疗要点】

早期局部热敷、涂药使炎症局限,疖肿成熟后切开排脓。严禁挤压,预防并发症。

【常见护理诊断/问题】

1. 急性疼痛 与局部炎症刺激有关。

2. 潜在并发症:上唇及面颊部蜂窝织炎、海绵窦血栓性静脉炎等。

3. 知识缺乏:缺乏本病护理与并发症预防知识。

【护理措施】

1. 多喝水,忌辛辣、油腻食物,保持大便通畅。糖尿病病人,应控制血糖。

2. 疖肿未成熟时,可理疗、热敷,局部涂安尔碘、10%鱼石脂软膏或抗生素软膏,使炎症局限或消退。

3. 全身症状较重者,按医嘱给予抗生素。如有发热应给予降温,剧痛者可适当服用镇痛剂。

4. 疖肿已成熟者,协助医生切开排脓。

5. 注意观察病情变化,若出现眼睑水肿,眼球运动障碍,伴高热、寒战、头痛、呕吐等表现,考虑合并海绵窦血栓性静脉炎,应及时报告医生。

6. 健康指导 ①介绍本病的护理和防治知识,戒除挖鼻、拔鼻毛等不良习惯。②切忌挤压以防止并发症发生。如发生高热、头痛时,应警惕并发症,及时就诊。③屡发鼻疖者,检查血糖。

二、慢性鼻炎

慢性鼻炎（chronic rhinitis）是鼻腔黏膜和黏膜下层的慢性炎症。病程持续数月以上或反复发作为其特征。分为慢性单纯性和慢性肥厚性两种。

【护理评估】

（一）健康史

1. 局部因素 急性鼻炎反复发作或治疗不彻底;慢性化脓性鼻窦炎,脓性分泌物的长期刺激;严重鼻中隔偏曲妨碍鼻腔通气引流;长期使用影响鼻腔血管舒缩功能的药物,如麻黄碱类滴鼻液。

2. 全身因素 全身性慢性疾病、自主神经功能紊乱、营养不良、内分泌失调等可引起鼻黏膜血管长期瘀血或反射性充血,使鼻黏膜肿胀。

3. 不良嗜好 长期大量烟、酒刺激。

4. 环境及职业因素 长期或反复吸入粉尘或有害化学气体（如水泥、煤尘、二氧化硫、甲醛等）。

护理警示

滴鼻剂不可长期使用

市面销售的滴鼻剂以血管收缩类滴鼻剂居多,如麻黄碱滴鼻液、萘甲唑啉(滴鼻净)等,这类滴鼻剂能收缩鼻黏膜血管,在缓解鼻塞上有立竿见影的效果。但其实这类药物用药过量或持续时间过久,会导致鼻黏膜血管收缩过度,损伤鼻黏膜而出现"反跳"现象,使鼻甲更为肿胀,鼻子通气更差,引发药物性鼻炎。若长时间用药不当或滥用,还会引起鼻黏膜的病理改变,影响到鼻黏膜纤毛和自主神经的正常功能,并可继发肥厚性鼻炎或萎缩性鼻炎。

(二)身体状况

慢性鼻炎的主要临床表现有鼻塞、流涕,鼻黏膜充血、肿胀、增生。慢性肥厚性鼻炎多由慢性单纯性鼻炎发展、演变而来,但二者临床表现不同。其鉴别要点见表 2-4-1。

表 2-4-1 慢性单纯性鼻炎及慢性肥厚性鼻炎鉴别要点

	慢性单纯性鼻炎	慢性肥厚性鼻炎
症状	间歇性或交替性鼻塞,嗅觉下降不明显。无闭塞性鼻音	持续性鼻塞,嗅觉下降明显,有闭塞性鼻音。可伴头痛、咽干、耳鸣等不适
体征	下鼻甲黏膜肿胀,暗红色,表面光滑	下鼻甲黏膜肥厚,暗红色,表面不平,呈结节状或桑椹状
下鼻甲触诊	柔软,有弹性	质硬,无弹性
对减充血剂的反应	黏膜有明显的收缩	黏膜无明显收缩或不收缩

(三)心理 - 社会状况

因病人长期受慢性病的困扰,病人可表现出焦虑、苦闷等心理状况。

【治疗要点】

1. 慢性单纯性鼻炎 消除病因,恢复鼻腔通气功能。采用局部治疗及中成药治疗。

2. 慢性肥厚性鼻炎 可采用物理疗法或手术治疗,缩小鼻甲,改善通气。

【常见护理诊断/问题】

1. 舒适改变:鼻塞 与鼻黏膜慢性炎症有关。

2. 感觉紊乱:嗅觉减退或消失 与鼻塞和嗅觉神经末梢变性有关。

3. 焦虑 与慢性鼻炎久治不愈和担心手术治疗效果有关。

4. 潜在并发症:鼻窦炎、中耳炎等。

【护理措施】

(一)一般护理

普食,忌烟酒,少吃辛辣刺激性食物。秋冬季节交替时注意保暖,预防感冒。

(二)专科护理

1. 慢性单纯性鼻炎

(1)遵医嘱给予 0.5%~1% 麻黄碱滴鼻液滴鼻,连续用药不宜超过 7 天,以免引起药物性鼻炎。

（2）用生理盐水或鼻腔冲洗剂冲洗鼻腔,每周3次,清除鼻内分泌物,改善鼻腔生理功能。

（3）下鼻甲注射和迎香穴注射,减轻鼻腔炎症。

2. 慢性肥厚性鼻炎　在上述治疗和护理基础上,采用物理疗法如激光、微波、冷冻等或行下鼻甲部分切除术治疗,以缩小鼻甲,改善通气。配合医生做好术前术后护理。

（三）病情观察

密切观察病情,如出现鼻塞、流涕症状加重,并伴有发热、头痛、耳鸣、听力下降等不适,应警惕鼻窦炎、中耳炎等并发症,需报告医生并协助处理。

（四）心理护理

病人因长期受慢性疾病困扰而产生焦虑心理,护士应多关心病人,详细介绍疾病的治疗及护理方法,树立治愈疾病的信心,鼓励病人坚持治疗。

（五）健康指导

1. 介绍本病的预防措施,如戒除吸烟、酗酒等不良习惯;改善生活和工作环境,加强劳动防护,避免有害粉尘和气体吸入;劳逸结合,加强锻炼,预防感冒。

2. 避免长期使用损害鼻腔血管和黏膜功能的减充血剂。

三、变应性鼻炎

变应性鼻炎（allergic rhinitis）又称过敏性鼻炎,是发生于鼻黏膜的变态反应性疾病,可分为常年性和季节性两种。本病的发生与遗传及环境因素密切相关,近年来发病率呈上升趋势。

【护理评估】

（一）健康史

1. 遗传因素　特应性体质即过敏体质,具有家族性特点。

2. 接触变应原　常年性变应性鼻炎主要由屋尘、螨虫、真菌、棉絮等引起,少数因进食牛奶、鱼虾等食物或接触化妆品、油漆等化学物引起。季节性变应性鼻炎主要因吸入某些花粉引起,故又称花粉症。

（二）身体状况

1. 症状　突发鼻痒、连续打喷嚏、流大量水样鼻涕、鼻塞伴嗅觉减退为主要症状。少数病人伴眼、耳、咽痒等不适。持续时间长短不一,可自然缓解。

2. 体征　鼻黏膜水肿、苍白或浅蓝色,以下鼻甲最明显。发作时鼻腔有大量水样分泌物。病史较长的病人可见中鼻甲息肉样变。

（三）辅助检查

鼻分泌物涂片嗜酸性粒细胞增多;血清特异性 IgE 滴度升高;可做变应原皮肤试验和鼻黏膜激发试验。

（四）心理 - 社会状况

因鼻塞、流涕影响自我形象,妨碍工作、学习、生活及社交,而产生自卑、焦虑心理。

【治疗要点】

避免接触过敏原,使用抗组胺药和糖皮质激素减轻鼻部症状,有条件者可行脱敏治疗。

【常见护理诊断/问题】

1. 舒适改变:鼻痒、鼻塞、打喷嚏　与鼻黏膜变态反应有关。

2. 潜在并发症:支气管哮喘等。

3. 知识缺乏:缺乏变应性鼻炎的防治及护理知识。

【护理措施】

(一)一般护理

与病人分析寻找致病的变应原并尽量避免接触;加强锻炼,改善体质;不吃致敏食物。

(二)专科护理

1. 遵医嘱给予药物控制症状,目前多用糖皮质激素类喷鼻剂和口服抗组胺药,常用药物有布地奈德喷鼻剂、丙酸倍氯米松喷鼻剂、西替利嗪等,配合中成药治疗效果更佳。鼻塞重者可短时间给予 1% 地塞米松麻黄碱滴鼻剂滴鼻。注意观察药物的不良反应。

2. 遵医嘱实施脱敏治疗,发放治疗卡,详细记录治疗间隔时间,告知病人连续、长期治疗才能有效。

3. 遵医嘱施行下鼻甲注射、迎香穴注射、鼻腔冲洗等,减轻鼻黏膜炎症反应。

4. 遵医嘱 2%~3% 高渗盐水冲洗鼻腔。

(三)健康指导

①避免接触过敏原:嘱病人保持家居清洁干燥以减少霉菌滋生,经常清洁空调,晒洗衣物被褥,有粉尘时戴口罩,不滥用化妆品。如为花粉症病人尽可能不接近树林和草坪。②病人应在医生指导下使用抗组胺药和激素类药,避免不良反应发生。司乘人员及精密设备操作者慎用扑尔敏类药物。

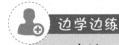

边学边练

实训 2-6 鼻腔冲洗法

第二节 鼻窦炎病人的护理

 工作情景与任务

导入情景:

病人,男,12 岁。2 天前患感冒出现鼻塞、流清涕伴低热,今天鼻塞、发热症状加重,流脓涕,觉左侧面颊部及前额部疼痛,晨轻午后重。体温 38.5℃。

工作任务:

1. 找出该病人的主要护理问题。

2. 改善病人的鼻通气状态。

一、急性鼻窦炎

急性鼻窦炎(acute sinusitis)为鼻窦黏膜的急性化脓性炎症,严重者可累及骨质,并可引起周围组织及临近器官的并发症。上颌窦因窦口小,位置高,通气引流差,故临床上发病率最高。

【护理评估】

(一)健康史

致病菌多为肺炎双球菌等化脓性球菌,也可见厌氧菌感染。常见的致病原因有:

1. 局部因素 鼻腔疾病导致鼻窦开口的通气引流受阻为最常见诱因,如急性或慢性鼻

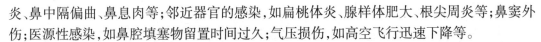

炎、鼻中隔偏曲、鼻息肉等;邻近器官的感染,如扁桃体炎、腺样体肥大、根尖周炎等;鼻窦外伤;医源性感染,如鼻腔填塞物留置时间过久;气压损伤,如高空飞行迅速下降等。

2. 全身因素 过度疲劳、受凉、营养不良等引起全身抵抗力降低;全身性疾病如贫血、糖尿病、急性传染病等均可诱发本病。

(二) 身体状况

1. 全身症状 发热、食欲减退、全身不适等全身症状。

2. 局部症状

(1) 鼻塞:重而持久,伴嗅觉下降。

(2) 流脓涕:量多。厌氧菌感染者脓涕有恶臭。

(3) 头痛或局部疼痛:为本病最突出症状。不同鼻窦感染其疼痛部位和规律不同。①急性上颌窦炎:眶上额部疼痛,可伴有同侧颌面部痛或上列磨牙痛,晨起轻,午后重。②急性筛窦炎:疼痛局限于内眦或鼻根部,可放射至头顶部,有时可为眼球后方疼痛,转动眼球或按压眼球时疼痛加重,一般晨起渐重,午后转轻。③急性额窦炎:前额部剧痛,具有明显的周期性,晨起时即感头痛,逐渐加重,中午最烈,午后减轻,晚间消失。如炎症未消,每日将以同样规律周而复始地持续。④急性蝶窦炎:颅底或眼球深部钝痛,可放射至头顶及耳后,亦可引起枕部疼痛,早晨轻,午后重。

3. 体征 鼻黏膜充血、肿胀,鼻腔内有大量脓性分泌物。相应的鼻窦区皮肤(尖牙窝、眼眶内上角、内眦)红肿和压痛。

(三) 辅助检查

1. 影像学检查 鼻窦 X 线摄片检查或鼻窦 CT 扫描,能显示鼻窦黏膜病变情况。

2. 鼻内镜检查 能显示窦口黏膜病变情况及脓液引流情况。

3. 实验室检查 血常规检查示白细胞数增加,中性粒细胞比例升高。

(四) 心理 - 社会状况

病人因鼻塞、流脓涕、头痛等而影响正常的工作、学习和生活,可产生焦虑心理。

【治疗要点】

根除病因,解除鼻腔鼻窦引流和通气障碍,控制感染,预防并发症。

【常见护理诊断 / 问题】

1. 急性疼痛:头痛或相应鼻窦区疼痛 与窦腔内负压形成及炎症刺激有关。

2. 舒适改变:鼻塞 与鼻黏膜充血肿胀,鼻腔分泌物多有关。

3. 体温过高 与鼻窦炎症反应有关。

4. 潜在并发症:中耳炎、咽炎、喉炎、气管炎等。

【护理措施】

(一) 一般护理

嘱病人注意休息,多饮水,清淡饮食,少吃刺激性食物,多吃蔬菜,保持大便通畅。

(二) 专科护理

1. 遵医嘱使用足量、有效抗生素治疗,尽快控制感染。疼痛特别严重者,酌情给予止痛药。

2. 遵医嘱使用减充血剂滴鼻并指导病人正确擤鼻涕,以改善鼻腔通气引流,亦可缓解头痛。如窦内脓液引流不畅,可采取体位引流,上颌窦炎者必要时可行上颌窦穿刺冲洗。

3. 局部给予超短波或微波等物理治疗,能促进炎症消退和改善疼痛症状。

4. 持续高热者行物理降温或遵医嘱给予解热镇痛药。

（三）病情观察

注意观察病人鼻腔脓性分泌物的量和性质、体温的变化、药物的疗效和不良反应等，如情况异常应及时报告医生并协助处理。

（四）心理护理

对病人头痛、鼻塞、流涕、嗅觉下降等不适，主动关怀和安慰病人，缓解病人的焦虑情绪，使其积极配合治疗和护理。

（五）健康指导

1. 告知病人劳逸结合，加强锻炼，增强抵抗力。忌烟、酒、辛辣刺激性食物。

2. 要预防感冒，感冒后需采取正确的擤鼻涕方法，以免并发急性鼻窦炎。

3. 本病要及时、彻底治疗，避免迁延成为慢性鼻窦炎。

二、慢性鼻窦炎

慢性鼻窦炎（chronic sinusitis）是鼻窦黏膜的慢性化脓性炎症，病程超过 12 周。可为单个鼻窦发病，也可多个鼻窦发病。本病与慢性鼻炎共存，又称"慢性鼻 - 鼻窦炎"。

【护理评估】

（一）健康史

1. 最常见的病因是急性化脓性鼻窦炎反复发作或治疗不当迁延而成。

2. 少数是上颌 5、6、7 牙深龋，细菌经破坏的牙根进入同侧上颌窦引起感染。

3. 机体免疫力下降或变态反应体质者易发病。

（二）身体状况

1. 全身症状　轻重不等，表现为精神不振、易倦、头昏、记忆力减退、注意力不集中等。

2. 局部症状　大量脓涕为本病主要症状，常反复发作。可有持续鼻塞，嗅觉减退或消失，头痛较轻。牙源性感染的病人鼻涕常有腐臭味。

3. 体征　鼻黏膜慢性充血、肿胀或肥厚，中鼻甲肥大或有息肉样变，鼻腔内有脓性分泌物引流。牙源性上颌窦炎者可见患侧上列牙病变。

（三）辅助检查

1. 鼻内镜检查　可判断鼻腔及相应鼻窦开口处病变情况。

2. 影像学检查　鼻窦 CT 扫描可清楚显示窦口鼻道复合体及各窦腔病变，鼻窦 X 线平片亦有参考价值。影像可见窦内黏膜不同程度的增厚、窦腔密度增高、液平面或息肉阴影等。

3. 上颌窦穿刺冲洗　对上颌窦炎具有诊断和治疗双重作用。脓液可作细菌培养和药敏试验，以便进一步治疗，冲洗结束后可向窦内注入抗生素加强抗感染。

（四）心理 - 社会状况

因病程长且反复发作，鼻部及全身不适影响病人正常生活，或需要手术治疗而易产生焦虑、恐惧心理，久治不愈对治疗失去信心。

【治疗要点】

1. 消除病因，改善鼻窦的通气引流和鼻腔生理功能。

2. 长疗程小剂量使用抗生素及中医中药治疗。

3. 必要时手术治疗。

【常见护理诊断 / 问题】

1. 清理呼吸道无效　与鼻黏膜肿胀、分泌物多而黏稠有关。

2. 舒适改变:鼻塞 与鼻黏膜肿胀有关。

3. 感觉紊乱:嗅觉减退或消失 与鼻塞或嗅神经功能减退有关。

4. 焦虑 与病情反复发作及担心手术疗效有关。

【护理目标】

1. 病人鼻窦通气引流改善,鼻腔分泌物减少或消失。

2. 病人鼻塞减轻或消失。

3. 病人嗅觉提高或恢复正常。

4. 病人情绪稳定,积极配合治疗和护理。

【护理措施】

(一) 一般护理

予富营养易消化的普食,多吃蔬菜、水果。少吃刺激性食物,忌烟酒。生活规律,劳逸结合,提高机体的抵抗力。

(二) 专科护理

1. 改善鼻腔及鼻窦通气引流 是治疗鼻窦炎的关键环节,可选用以下方法:

(1) 喷(滴)鼻和擤鼻:遵医嘱用激素类喷鼻剂喷鼻,可减轻鼻黏膜炎症,改善鼻腔通气引流。鼻塞重时可用减充血剂滴鼻,连续使用不宜超过 7 天。同时教会病人正确擤鼻涕,清除鼻腔分泌物。

(2) 鼻腔冲洗:用生理盐水或鼻腔冲洗剂进行鼻腔冲洗,隔日 1 次,以清除鼻腔内分泌物。

(3) 鼻窦置换疗法:通过负压吸引法将抗生素药液导入鼻窦,置换原窦腔脓液。多用于全组鼻窦炎,操作时应注意吸引器的负压不宜过大(小于 24kPa),以免引起鼻出血。

(4) 上颌穿刺冲洗:适用于慢性上颌窦炎。冲洗结束后可向窦内注入抗生素加强抗感染。

2. 遵医嘱给予长疗程小剂量抗生素治疗,如罗红霉素片连续口服三个月。结合中成药如霍胆丸、鼻窦炎口服液等治疗,效果较好。

3. 经保守治疗无效时可施行手术治疗,按照鼻部手术病人的常规护理做好术前和术后护理。

(三) 病情观察

注意观察病人鼻腔脓性分泌物的量和性质、药物的疗效和不良反应等,手术病人应严密观察术后有无鼻出血、有无感染,如情况异常应及时报告医生并协助处理。

(四) 健康指导

1. 向病人耐心解释病情,说明坚持治疗或手术治疗的必要性,使其能积极配合治疗和护理工作。

2. 告知病人要劳逸结合,加强锻炼,增强机体抵抗力,预防感冒。忌烟、酒、辛辣刺激性食物。

3. 教会病人正确鼻腔滴药、擤鼻涕的方法。手术后病人出院后应遵医嘱坚持用药,定期复诊。

【护理评价】

经过治疗和护理,病人是否:①鼻窦通气引流改善,鼻腔分泌物减少或消失;②鼻塞减轻或消失;③嗅觉提高或恢复正常;④情绪稳定,积极配合治疗和护理。

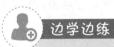

边学边练

实训 2-7 鼻腔滴药及喷雾法

第三节　鼻出血病人的护理

 工作情景与任务

导入情景:

　　小学生明明,在上课时突然出现右侧鼻腔出血,从前鼻孔流出,量比较大。

工作任务:

　　1. 对小明实施简易止血。

　　2. 帮小明查找鼻出血的原因。

　　鼻出血是耳鼻咽喉科常见急症之一。多为单侧鼻腔出血,亦可双侧出血。

【护理评估】

（一）健康史

　　1. 局部因素　鼻腔、鼻窦的炎症;鼻外伤;鼻腔异物;鼻及鼻咽部肿瘤;鼻中隔偏曲等。

　　2. 全身因素　凡引起动脉或静脉压增高、血管张力改变或凝血功能障碍的全身性疾病均可致鼻出血,如心血管疾病、急性发热性传染病、血液病、营养障碍或维生素缺乏、严重肝肾疾病等。

（二）身体状况

　　轻者仅涕中带血,重者可致失血性休克,反复出血可导致贫血。除外伤外,一般不伴有疼痛等不适。全身因素引起的鼻出血,多有原发病的表现。

　　儿童及青少年出血部位多在鼻中隔前下方的易出血区（即利特尔区）;中老年鼻出血部位多在鼻腔后部的鼻-鼻咽静脉丛或鼻中隔后动脉。

（三）辅助检查

　　1. 鼻内镜检查　可发现出血部位和局部病变,同时可给予止血。

　　2. 实验室检查　包括血常规、凝血功能检查等,以排除血液系统疾病导致的出血。

　　3. 影像学检查　必要时可行 CT 或 MRI 检查,以了解鼻窦或深部组织病变。

（四）心理-社会因素

　　病人及家属常因出血量大或反复出血而产生紧张、恐惧心理,后因担心疾病预后出现焦虑。

【治疗要点】

采用恰当的止血方法尽快止血,然后查找出血的病因并治疗,预防再出血。

【常见护理诊断／问题】

　　1. 恐惧　与出血量大、反复鼻出血及担心疾病的预后有关。

　　2. 潜在并发症:失血性休克、鼻部感染、分泌性中耳炎等。

　　3. 知识缺乏:缺乏与鼻出血相关的防护及急救知识。

【护理目标】

　　1. 病人恐惧感减轻或消失,能配合治疗和护理。

　　2. 病人出血减少或停止,无并发症发生。

　　3. 病人了解鼻出血的有关防治和护理知识。

【护理措施】

（一）心理护理

安慰病人及家属，告知紧张与恐惧心理会加重出血。必要时可遵医嘱使用镇静剂。

（二）一般护理

1. 协助病人取坐位或半坐位，头稍前倾，张口呼吸。休克病人取平卧位。

2. 少量出血或已止血病人可普通饮食，忌吃过硬、过热食物。鼻腔填塞后吞咽受影响，可予流质或半流质饮食。

3. 卧床休息，减少活动，保持大便通畅。

（三）专科护理

1. 依据病情采用恰当的止血方法，快速准备相关物品，配合医生尽快止血。

（1）简易止血法：主要适用于利特尔区的出血，常为收敛、指压、冷敷配合使用。

用含 1% 麻黄碱或 0.1% 肾上腺素的棉片反复多次放入出血侧鼻腔，减缓出血并清除血痂。用手指捏紧两侧鼻翼（压迫鼻中隔前下方）10~15 分钟，同时给予冷敷前额或颈部。

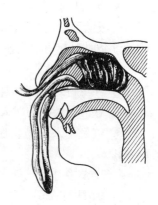

图 2-4-1　前鼻孔填塞

（2）填塞法：临床最常用。适用于出血较剧、渗血面较大或出血部位不明者。常用凡士林纱条、碘仿纱条、膨胀海绵等填塞材料。填塞分前鼻孔填塞（图 2-4-1）及后鼻孔填塞（图 2-4-2）。纱条填塞时间一般为 24~48 小时，不应超过 72 小时。

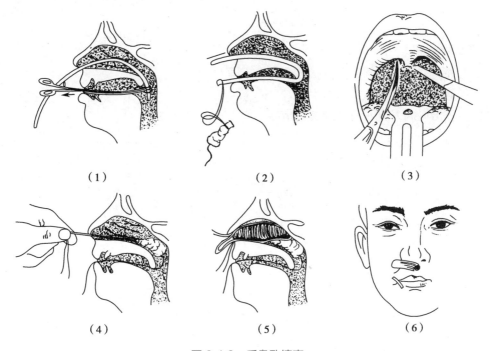

（1）　　　　　　　　（2）　　　　　　　　（3）

（4）　　　　　　　　（5）　　　　　　　　（6）

图 2-4-2　后鼻孔填塞

（1）将导尿管头端拉出口外；（2）将纱球尖端的丝线缚于导尿管头端，回抽导尿管；（3）借器械之助，将纱球向上推入鼻咽部；（4）将线拉紧，使纱球嵌入后鼻孔；（5）再作鼻腔填塞；（6）纱球尖端上的系线固定于前鼻孔处，底部单线固定于口角

（3）烧灼法：适用于反复少量出血、且出血点明确者。化学烧灼法常用 30%~50% 硝酸银或 30% 三氯醋酸烧灼出血点；还可在表麻后选用 YAG 激光、射频、微波等物理烧灼法。

（4）血管结扎及血管栓塞法：严重出血用其他止血治疗无效的病人，可行颈外动脉、筛前动脉结扎止血。还可用数字减影血管造影（DSA）和超选择栓塞技术（SSE）栓塞出血血管。

2. 遵医嘱对大出血病人立即建立静脉通道，并遵医嘱使用抗生素及止血剂，补充维生素，输血等。

3. 病情观察　监测生命体征，无休克表现。观察鼻腔、口咽有无继续渗血及填塞物有无脱落。

4. 保持口腔清洁卫生，加强口腔护理。对鼻腔填塞的病人，口部盖湿纱布，减轻病人因张口呼吸而引起的口、咽部干燥。抽纱条前，于鼻腔内滴入石蜡油，润滑鼻腔黏膜及纱条，预防抽纱条时引起再次出血和疼痛。

（四）健康指导

1. 告知病人出院后避免用力擤鼻、重体力劳动或剧烈运动，生活有规律，合理饮食。

2. 有全身疾病的病人，要及时进行治疗。高血压者应坚持按时服用降压药。

3. 教会病人简易止血方法，若再次出血，应保持镇定，可先自行简易止血处理，再到医院就诊。

【护理评价】

经过治疗和护理，病人是否：①恐惧感减轻或消失，能配合治疗和护理；②出血减少或停止，无并发症发生；③了解鼻出血的有关防治和护理知识。

（古　源）

思考题

1. 两种类型的慢性鼻炎身体状况有什么不同？

2. 如何避免药物性鼻炎的发生？

3. 对鼻出血病人应如何进行健康指导？

第五章 咽科疾病病人的护理

学习目标

1. 具有全心全意为病人服务的观念和爱岗敬业的奉献精神。
2. 掌握慢性咽炎的健康史及护理措施、扁桃体炎并发症。
3. 熟悉急慢性扁桃体炎的护理评估要点及护理措施。
4. 了解阻塞性睡眠呼吸暂停低通气综合征的健康史及辅助检查。
5. 能正确运用护理程序评估病人状况,进行有效沟通并作出正确护理诊断及健康指导;熟练进行咽部疾病的专科护理操作。

第一节 慢性咽炎病人的护理

慢性咽炎(chronic pharyngitis)为咽部黏膜、黏膜下及淋巴组织的慢性弥漫性炎症,常为上呼吸道慢性炎症的一部分,多见于成年人。本病病因复杂、病程长,症状顽固,不易治愈。临床上根据病理学形态可分为单纯性、肥厚性、萎缩性三类。

【护理评估】

（一）健康史

1. 局部因素

（1）急性咽炎反复发作而转为慢性。

（2）鼻腔及鼻窦疾病、慢性扁桃体炎、用嗓过度、牙周炎、龋齿等影响。

（3）烟酒过度、粉尘、有害气体的刺激及辛辣食物等均可引起本病。

2. 全身因素 多种慢性病,如贫血、消化不良、下呼吸道慢性炎症、内分泌功能紊乱、糖尿病、维生素缺乏及免疫功能低下等均可诱发本病。

（二）身体状况

1. 症状 主要为咽部异物感、灼热、干痒或微痛等不适。病人常感"痰多",因分泌物的刺激,病人可出现刺激性咳嗽伴恶心,此症状晨起尤为明显。用嗓过度、受凉或过度疲劳时加重。全身症状不明显。

2. 体征

（1）慢性单纯性咽炎:检查可见咽黏膜血管弥漫性充血、扩张,呈暗红色,咽后壁有少数散在的淋巴滤泡,常有少量黏稠分泌物附着在黏膜表面。

（2）慢性肥厚性咽炎:检查时可见咽黏膜充血肥厚,咽后壁淋巴滤泡显著增生,呈丘状隆起或融合成块。双侧咽侧索也充血肥厚呈条索状。

（三）心理 - 社会状况

慢性咽炎病人会因为咽部不适、异物感等病症的久治不愈,而产生焦虑、烦躁,甚至产生恐癌心理。常表现为求医心切、失眠、多疑并到处诊治。少数病人因久治不愈,慢慢失去信心,放弃和不重视治疗。

【治疗要点】

去除病因,提高机体抵抗力,对症治疗,适当使用中成药。局部可使用漱口液或含片。肥厚性咽炎在上述基础上,还可采用激光、冷冻或电凝等治疗。

【常见护理诊断/问题】

1. 舒适受损:咽部异物感、干痒、轻微灼痛　与咽部慢性炎症有关。

2. 焦虑　与长期不愈的咽部不适有关。

3. 知识缺乏:缺乏咽部炎症防治常识。

【护理措施】

1. 一般护理　嘱病人多饮水,进清淡饮食,补充所需维生素,避免烟、酒及辛辣食物刺激,经常漱口,清除咽部分泌物。

2. 治疗配合　遵医嘱局部用复方硼砂溶液、呋喃西林溶液等含漱,亦可含服碘喉片、薄荷喉片及中成药含片治疗。慢性肥厚性咽炎者,除上述治疗外,可用激光、冷冻或电凝等方法治疗。但治疗范围不宜过广,以防发生萎缩性咽炎。

边学边练

实训 2-8　咽部涂药及喷药法

知识窗

咽喉含片可以当糖吃吗

咽喉含片可清热解毒、消炎杀菌、润喉止痛,用来治疗咽喉炎有一定的作用。但有些人将咽喉含片当作糖果吃却很不可取。因为含片多具有收缩口腔黏膜血管、减轻炎症水肿和疼痛的作用,但在口腔无炎症时经常含服却会使因黏膜血管收缩、黏膜干燥破损,易导致口腔溃疡的发生。

3. 心理护理　耐心向病人介绍病情,告诉病人疾病的发生发展以及转归过程,使其树立信心,尽快解除病人的焦虑、烦躁、恐惧或恐癌的心理,以利于康复。

4. 健康指导　嘱病人养成良好的生活习惯,戒除烟、酒,少食辛辣食物;鼓励病人积极参加体育锻炼,增强体质,提高机体免疫力;积极治疗鼻部、咽部及全身的慢性疾病;加强厂矿环境卫生,改善工作和生活环境,避免有害气体。

第二节　扁桃体炎病人的护理

　工作情景与任务

导入情景:

门诊来了一位妈妈:"我家宝宝4岁多了,自小稍微受凉或吃刺激性食物后,扁桃体就发炎、肿大,然后咳嗽、发烧,基本上每月一次。虽然每次吃药或打针就能好,可过不了多长时间又反复,这次还高热到40℃,真急人!医生,怎么办才好?"医嘱:查血象,测体温。

工作任务:
    1. 观察宝宝体温变化,并正确降温。
    2. 告知小宝宝的妈妈如何预防扁桃体炎复发。

一、急性扁桃体炎

急性扁桃体炎(acute tonsillitis)俗称"乳蛾"、"喉蛾",是腭扁桃体的急性非特异性炎症。往往伴有一定程度的咽黏膜及其他咽淋巴组织的急性炎症,是一种常见的咽部感染性疾病,多发于儿童及青少年,一般在季节交替、气温变化时容易发病。

【护理评估】

(一)健康史

1. 致病菌 乙型溶血性链球菌、葡萄球菌、肺炎双球菌、流感杆菌及病毒。

2. 诱因 受凉、潮湿、劳累及烟酒过度等抵抗力下降,致病原体繁殖。

3. 邻近器官的急性炎症蔓延 如急性咽炎、鼻炎、口底炎等。

4. 传播方式 病原体可通过飞沫或直接接触而传染。通常呈散发性。

(二)身体状况

1. 本病按其病理学类型及临床表现分为急性卡他性扁桃体炎和急性化脓性扁桃体炎。

(1)急性卡他性扁桃体炎:多为病毒感染所致,病情较轻,炎症多限于扁桃体表面黏膜。病人有咽痛、低热和轻度全身症状。扁桃体及腭舌弓黏膜急性充血,扁桃体无显著肿大,表面一般无脓性分泌物。

(2)急性化脓性扁桃体炎:本型扁桃体炎起病较急,局部和全身症状较重,咽痛剧烈,伴吞咽困难。全身症状有高热、恶寒、头痛、关节酸痛及全身不适等。小儿可因高热引起抽搐、呕吐及昏睡。检查可见咽部黏膜弥漫性充血,扁桃体明显充血肿大,表面或在隐窝口有黄白色脓点及分泌物,并可融合成片状假膜,易于擦去。可有颌下淋巴结肿大压痛(图2-5-1)。

2. 并发症 ①局部并发症:扁桃体周脓肿、急性中耳炎、急性鼻炎、急性喉炎等。②全身并发症:风湿热、急性肾炎、急性关节炎、急性心肌炎、急性心内膜炎等。

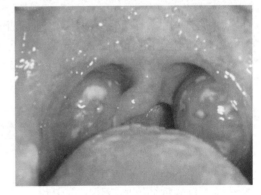

图2-5-1 急性化脓性扁桃体炎

(三)辅助检查

1. 细菌感染时白细胞总数和中性粒细胞增多。血沉、心电图等科协助并发症的诊断。

2. 细菌培养和药敏实验 有助于查明病原体和指导临床用药。

扁桃体周脓肿

在扁桃体急性发炎 3~4 天后,发热仍持续不退或又加重,体温上升达 39℃以上,咽痛加剧,吞咽时尤甚。常限于患侧,可放射至耳及颈部,其主要特点为咽部疼痛,吞咽困难,唾液外流,张口困难,语言不清,音调改变,体质衰弱。病情严重时病人头偏向患侧,不易转动。说话时言语不清,似口中含物一般,口不能张大,口内有多量黏稠唾液沿口角外流。

(四)心理 - 社会状况

急性扁桃体炎起病急,症状明显,容易引起重视并积极治疗;小孩因容易复发,症状突出,家长易紧张、焦虑;急性扁桃体炎的病原体有一定传染性,但在社会日常生活中一般未引起大家注意。

【治疗要点】

以抗生素治疗为主,首选青霉素类药物。对咽痛剧烈或高热时,予解热镇痛药口服或局部漱口等对症处理。应充分休息,加强营养和锻炼,提高机体抵抗力。对于已形成扁周脓肿等局部并发症的病人,可行脓肿切开引流术。另外,对于反复发作急性扁桃体炎或扁周脓肿切开引流术后两周的病人,可根据实际情况选择在炎症控制后手术切除扁桃体。

【常见护理诊断 / 问题】

1. 急性疼痛和吞咽障碍　与扁桃体的急性炎症有关。
2. 体温升高　与扁桃体的急性炎症有关。
3. 潜在并发症:扁桃体周脓肿、风湿热、急性肾炎、急性关节炎、急性心肌炎等。
4. 知识缺乏:缺乏疾病相关知识。

【护理目标】

1. 病人咽部庝痛减轻或消失,吞咽功能恢复正常。
2. 病人体温恢复正常。
3. 病人或家属能了解并发症的原因及预防措施,未发生并发症。
4. 了解疾病相关知识。

【护理措施】

1. 生活护理　注意休息,多饮水,通大便。进易消化、富含营养的半流质饮食。嘱病人尽量少说话,指导病人使用含漱剂进食前后漱口,或含漱片消炎止痛。
2. 遵医嘱全身及时给予足量抗生素,病情重者可酌情使用糖皮质激素,病毒感染者遵医嘱给予抗病毒药物或清热解毒中药。
3. 病情观察　观察病人体温变化、症状的变化、有无并发症的发生,发现问题及时报告给医生。
4. 其他　对高热病人给予冰袋冷敷、酒精擦浴等物理降温。雾化吸入法对本病也有较好的疗效。
5. 健康指导
(1)平时加强户外活动,多见阳光,增强体质,提高抗病能力。
(2)注意气候变化,及时增减衣服。

（3）在感冒流行期间，尽量减少外出，以防传染，发病期间病人要适当隔离。

（4）养成良好生活习惯，饮食有规律，睡眠充足，注意口腔卫生，经常漱口。避免烟酒、远离有害气体及少食辛辣刺激性食物。注意搞好环境卫生，室内空气流通、保持适宜的温度和湿度。

【护理评价】

通过治疗和护理，病人是否达到①咽痛减轻或消失。②体温恢复正常。③无并发症发生。④病人获得本病的治疗和预防知识。

二、慢性扁桃体炎

慢性扁桃体炎（chronic tonsillitis）多由急性扁桃体炎反复发作演变为慢性炎症，或自身变态反应而来，是临床常见疾病，多发生于大龄儿童及青年，也是常见的全身感染"病灶"。

【护理评估】

（一）健康史

1. 反复发作的急性扁桃体炎，扁桃体窝引流不畅，隐窝内致病菌滋生聚集引起感染，常见致病菌为链球菌和葡萄球菌。

2. 继发于猩红热、流感等传染病及鼻部炎症。

3. 与自身的变态反应相关，多有风湿热、心肌炎、急性肾炎等全身疾病。

（二）身体状况

1. 症状 病人自觉症状较轻。多有急性扁桃体炎反复发作史或扁桃体周脓肿病史。部分病人无明显急性发作史，表现为咽干痒、异物感、刺激性咳嗽、口臭等轻微症状。如扁桃体过度肥大，可出现呼吸不畅、睡眠打鼾、言语及吞咽障碍。部分病人可有消化不良、头痛、乏力、低热等症状。

2. 体征 检查可见扁桃体和腭舌弓呈慢性充血，扁桃体表面瘢痕收缩，与周围组织粘连，凹凸不平，隐窝口可见黄、白色干酪样点状物，扁桃体大小不一。成人扁桃体多缩小。病人可有下颌角淋巴结肿大。

3. 并发症 慢性扁桃体炎可引起风湿性关节炎、风湿热、风湿性心脏病、肾炎等。

（三）辅助检查

测定血沉、抗链球菌溶血素"O"、血清粘蛋白、心电图检查等有助于并发症的诊断。

（四）心理 - 社会状况

慢性扁桃体炎平时症状不明显，病人多不予重视。当出现全身性并发症损害病人健康，不同程度地影响其生活、工作和学习，特别是需进行的扁桃体切除术时，病人多会产生紧张、恐惧心理。

【治疗要点】

1. 非手术疗法

（1）抗生素应用同急性扁桃体炎。

（2）免疫疗法或抗变应性措施，包括使用有脱敏作用的细菌制品（如用链球菌变应原和疫苗进行脱敏），以及各种增强免疫力的药物，如注射胎盘球蛋白等。

（3）局部涂药、隐窝灌洗、冷冻及激光疗法等均已应用，但远期疗效不理想。

2. 手术疗法 有手术适应证者，施行扁桃体切除术。

知识窗

扁桃体切除术适应证

①慢性扁桃体炎反复急性发作或多次并发扁桃体周脓肿。②扁桃体重度肥大,妨碍吞咽、呼吸及发声功能。③慢性扁桃体已成为引起体内其他脏器病变的病灶,或与邻近器官的病变有明显关联。④白喉带菌者,经保守治疗无效时。⑤各种扁桃体良性肿瘤,可连同扁桃体一并切除;对恶性肿瘤则应慎重选择病例。

【常见护理诊断/问题】

1. 急性疼痛 与慢性扁桃体急性发作或手术引起的机械损伤有关。

2. 焦虑 与慢性扁桃体炎反复发作或担心并发症和手术等有关。

3. 潜在并发症:创面出血、风湿性关节炎、风湿热、风湿性心脏病、肾炎等。

4. 知识缺乏:缺乏正确的治疗及自我保健知识。

【护理目标】

1. 病人咽部疼痛减轻或消失。

2. 病人焦虑减轻或消失。

3. 无并发症发生,或能及早发现并发症,并能及时处理。

4. 病人或家属能了解相关知识。

【护理措施】

1. 遵医嘱全身或局部用药,并注意观察药物疗效及副作用。

2. 病情观察 观察有无发热、关节痛、尿液的变化等,警惕并发症的发生,有异常及时报告医生。

3. 专科护理 ①遵医嘱冲洗扁桃体隐窝,清除隐窝内积存物,减少细菌繁殖的机会。②指导病人用复方硼砂液或生理盐水漱口,清除口腔及咽部分泌物,减少刺激,解除或减轻口臭。

4. 手术护理 遵医嘱做好扁桃体切除术的术前术后护理。

(1)术前护理:①做好病人术前的心理护理,耐心地向病人介绍病情、疾病的治疗恢复过程及注意事项,消除其焦虑或恐惧心理。②详细询问病史,注意有无手术禁忌证。③协助医生做好术前各项检查:血压、心电图、血、尿常规、血小板计数及出凝血时间检查等。④保持口腔清洁,术前3天用复方硼砂液漱口,每天4~6次;术前6小时禁食,遵医嘱用药,如术前半小时给适量阿托品和苯巴比妥。

(2)术后护理:①全麻病人应取右侧俯卧位,头部稍低。局麻病人及全麻清醒者取半卧位。②手术当日尽量少说话,避免咳嗽,嘱病人将口内分泌物轻轻吐出,不要咽下。③局麻病人术后2小时、全麻病人清醒后3小时如无出血,可进冷流质饮食,术后第二日如创面白膜均匀完整,可进半流质饮食,3日后可进软食,2周内忌吃硬食、粗糙食物及辛辣食物。④密切观察生命体征、神志、面色及口中分泌物的色、质、量。如有活动性出血,应立即报告医生并协助止血。⑤其他:术后创面疼痛属于正常现象,对病人做好解释及心理疏导,颈部可用冰袋冷敷减轻疼痛;术后当日禁止刷牙漱口,以免损伤创面出血。

5. 健康指导 见急性扁桃体炎。

【护理评价】

经过治疗和护理,病人是否:扁桃体炎症消失,手术伤口愈合,疼痛消失;焦虑减轻或消失,情绪稳定;无风湿热、肾炎、出血等并发症发生;掌握了扁桃体炎的有关知识及健康保健。

第三节　阻塞性睡眠呼吸暂停低通气综合征病人的护理

阻塞性睡眠呼吸暂停低通气综合征(obstructive sleep apnea-hypopnea syndrome,OSAHS)是指睡眠时上气道塌陷阻塞引起的呼吸暂停和通气不足,伴有打鼾、睡眠结构紊乱、白天嗜睡等症状,是常见危害严重的一种睡眠呼吸低通气综合征。OSAHS可发生在任何年龄,但以中年肥胖男性发病率最高。

【护理评估】

(一) 健康史

OSAHS的病因尚不完全清楚。目前研究表明与下列因素有关。

1. 上气道狭窄或阻塞　常见原因有鼻中隔偏曲、鼻息肉、鼻甲肥大、鼻腔肿瘤、鼻咽狭窄或闭锁等;腺样体和扁桃体肥大;颌骨发育不良等。

2. 上气道扩张肌张力异常　主要表现在颏舌肌、咽壁肌肉及软腭肌肉的张力异常。

3. 呼吸中枢调节功能异常　主要表现为睡眠过程中呼吸驱动力降低及对高二氧化碳、高氢离子及低氧的反应阈值提高。

4. 某些全身因素或疾病也可通过影响上述三重因素而诱发或加重本病,如肥胖、妊娠期、绝经期、甲状腺功能低下、糖尿病等。另外与遗传因素、饮酒、安眠药物等也有一定关系。

(二) 身体状况

1. 症状

(1) 睡眠打鼾:病人鼾声如雷,呈间歇性,是病人就诊的主要原因之一。

(2) 憋气:即呼吸暂停,在睡眠时频繁发生,每次持续数十秒,屡被憋醒,憋醒后用力呼吸,胸腹部隆起,肢体不自主颤动。憋气常发生于仰卧位,侧卧位时减轻或消失。打鼾与憋气病人醒来并不知晓。

(3) 白天嗜睡:病人总感觉睡眠不足,在安静的环境中很容易入睡,甚至在阅读、看电视、听报告或与他人谈话间也可不自觉地入睡。常伴有晨起头痛、记忆力减退、注意力不集中及工作效率低下等症状。

(4) 心血管症状:长期持续发作的病人可并发高血压、心律失常、心肺功能衰竭甚至猝死。

(5) 其他症状:一过性血糖升高、多梦、夜尿多、遗尿等;性格变化和其他系统并发症,包括脾气暴躁,智力和记忆力减退以及性功能障碍等。

2. 体征

(1) 一般征象:肥胖,颈部粗短。部分病人有明显上、下颌骨发育不良,颌面部、胸廓发育畸形。

(2) 上气道征象:可以检查到口咽腔狭窄、扁桃体肥大、鼻中隔偏曲、腺样体肥大等上气道病变。

(三) 辅助检查

1. 多导睡眠描记仪可对病人进行整夜连续的睡眠观察和监测。

2. 纤维喉镜、鼻内镜、头颅 X 线、CT 扫描或 MRI 等检查,有助于明确上呼吸道阻塞部位,进一步确诊病变的性质及范围。

(四)心理 - 社会状况

OSAHS 是一个潜在性威胁生命的疾病,初期许多病人及其家属还没有认识到这是一种疾病,因此对于治疗并不持积极态度。当引起严重并发症时病人及家属会出现焦虑心理。同时部分病人可发生性格改变,如性情暴躁、多疑、忌妒、沮丧等,因此影响人际关系。

【治疗要点】

1. 一般治疗　侧卧睡眠、戒烟酒、减肥、锻炼等。

2. 非手术治疗

(1)正压通气治疗:是通过一定压力的机械通气,保证病人睡眠时呼吸道通畅,以纠正缺氧。

(2)口腔矫治器:睡眠时佩戴口腔矫治器可以抬高软腭,牵引舌主动或被动向前,以及下颌前移,达到扩大舌根后气道,但对中、重度 OSAHS 病人无效。

3. 手术治疗　手术治疗的目的在于减轻和消除气道阻塞。若病因明确,原则上应予以手术,如常用的手术方法有扁桃体、腺样体切除术、鼻中隔偏曲矫正术,鼻息肉或鼻甲切除、腭垂和腭咽成形术等。

【常见护理诊断 / 问题】

1. 睡眠型态紊乱　与上呼吸道受阻引起憋气、觉醒有关。

2. 社交孤立　与鼾声干扰他人休息及性格改变有关。

3. 气体交换受损　与气道狭窄等原因影响通气有关。

4. 潜在并发症:高血压、心律失常、心肺功能衰竭、睡眠中猝死等。

5. 知识缺乏:病人及家属缺乏本病的防治知识。

【护理措施】

1. 一般护理:

(1)制订减肥计划:建议与帮助病人改变饮食习惯,减少糖和脂肪的摄入量,适当增加体力活动。

(2)调整睡眠姿势:指导病人尽量取侧卧位或半坐卧位,可减少舌根后坠,减轻睡眠呼吸暂停症状。

(3)晚饭及睡前忌饮酒,酒精可使肌肉松弛和肌张力降低,从而使睡眠呼吸暂停加重。切忌随意应用中枢神经抑制药,以免加重病情。

(4)病情观察:密切观察病人的生命体征,定期测量血压;密切观察呼吸状况,尤其于凌晨时要加强巡视。如果病人憋气时间过长,应将其推醒,同时准备好抢救用物,如呼吸器、气管切开包或气管插管用物等以备急用。

(5)病人住单人病房,以免鼾声影响其他病人睡眠及休息。

2. 正压通气治疗病人的护理　①使用前向病人解释治疗目的及方法,消除病人的紧张情绪。②指导病人选择鼻罩或面罩并正确使用。③加强气道湿化和雾化,指导与协助病人进行有效咳嗽、排痰。④加强治疗过程中的监护,严密观察血气分析、血压、心率、呼吸、病人的意识、精神状态及呼吸机工作状态等。

3. 对使用口腔矫治器者遵医嘱指导与协助病人正确使用。

4. 手术护理　需手术治疗的病人,协助医生做好术前及术后护理(详见咽喉部手术病人的常规护理）。

5. 心理护理　同情和关心病人的疾苦，消除病人对手术治疗的紧张和恐惧心理。

6. 健康指导　①指导病人合理饮食，加强运动，避免体态向肥胖型发展。控制饮酒，以免加重病情发展。②告知手术病人，本病术后严格控制体重，否则影响手术效果。③告诫病人不宜从事驾驶、高空作业等有潜在危险的工作。④定期随访病人，检测心功能，加强卫生宣教工作，使其认识到本病是一种潜在的威胁生命的疾病。

（范国正）

1. 病人王某，女性，26岁，高热，咽痛伴头痛，周身乏力，关节酸痛两天来诊。查体：T 39℃，咽黏膜急性充血，扁桃体充血肿大，隐窝见脓性分泌物。扁桃体周无隆起。间接喉镜见会厌、喉正常。诊断为"急性化脓性扁桃体炎"收住院治疗。

请问：

（1）病人的主要护理问题有哪些？

（2）请根据护理问题制订一个护理计划。

2. 病人金某，男性，42岁。睡眠打鼾伴憋气4年，发病伴嗜睡，记忆力下降，晨起后觉胸闷，乏力，头昏头沉。查体：BP 148/95mmHg，体态偏胖，鼻中隔左偏，双下鼻甲肥大；软腭低垂，咽腔左右径及前后径均狭窄，舌体偏大。下咽正常。医生诊断为：OSAHS；鼻中隔偏曲；高血压。

请问：

（1）做出该病人的护理评估，列出常用的辅助检查。

（2）说出该病人的护理措施及存在的危险。

（3）做好健康教育及心理护理。

第六章　喉科疾病病人的护理

学习目标

1. 具有尊重病人及应急处理能力。
2. 掌握急性会厌炎的护理诊断及护理措施;急性喉炎的健康史及护理措施。
3. 熟悉喉梗阻的急救护理要点、各种喉部疾病的健康指导。
4. 了解气管切开的适应证、正常人发声器官及其生理功能。
5. 运用所学知识能正确观察病情变化,对喉部常见疾病进行正确的护理操作。

第一节　喉部炎症病人的护理

　工作情景与任务

导入情景:

　　张先生在家属陪同下看急诊,医生问诊时,张先生用笔写道:因感冒发热、嗓子疼痛厉害,不能吃饭、说话,有时会感到憋气。

工作任务:

　　1. 做好张先生的病情观察。
　　2. 为张先生制订护理措施。

一、急性会厌炎

　　急性会厌炎(acute epiglottitis)是发生在会厌舌面黏膜的急性炎症,为喉科急重症之一,起病急,发展迅速,可在短时间内造成上呼吸道阻塞而引起窒息死亡。全年均可发病,但在冬、春季节多见。

【护理评估】

(一)健康史

　　1. 感染　为本病最常见的原因。其主要致病菌为乙型流感杆菌、葡萄球菌、链球菌、肺炎双球菌等,有时可为两种以上细菌混合感染或合并病毒感染。

　　2. 异物、外伤、吸入有害气体、放射线损伤等或邻近器官急性炎症的蔓延也可导致本病。

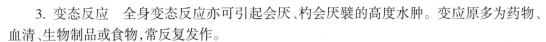

3. 变态反应　全身变态反应亦可引起会厌、杓会厌襞的高度水肿。变应原多为药物、血清、生物制品或食物,常反复发作。

(二)症状与体征

1. 症状　起病急,全身有畏寒、乏力和高热等全身症状,体温多在 38~39℃,少数可达 40℃以上。局部有剧烈的咽喉痛,吞咽时明显加重,导致咽下困难、流涎、语言含糊不清,但不伴有声音嘶哑。严重时有吞咽困难或呼吸困难,甚至发生窒息。

2. 检查　病人呈急性面容,严重者伴喉阻塞体征。间接喉镜检查,会厌高度充血肿胀,尤以舌面为著,甚至增厚呈球状。若见黄白色脓点或脓苔则表示会厌脓肿形成。

(三)辅助检查

喉部侧位 X 线摄片、CT 扫描和 MRI 等检查可显示会厌等声门上结构肿胀,喉咽腔阴影缩小,对小儿急性会厌炎有一定的诊断价值。细菌感染时血常规检查白细胞数明显增高。

(四)心理 - 社会状况

本病起病急,进展快,病人常以剧烈咽喉痛和咽下困难而急诊就医,且表现紧张、焦虑。但多数病人缺乏对本病的认识,常以为本病是普通的咽喉炎症疾病而不予重视,不愿住院观察治疗。

【治疗要点】

尽快控制感染和水肿,以抗生素和糖皮质激素为主;形成脓肿者应切开引流;如喉阻塞程度较严重,则按喉阻塞的处理原则治疗;进食困难者予以静脉补液等支持疗法。

【常见护理诊断 / 问题】

1. 体温过高　与会厌感染引起炎症反应有关。
2. 急性疼痛　与会厌充血肿胀有关。
3. 吞咽障碍　与会厌高度充血肿胀以及剧烈咽痛有关。
4. 有窒息的危险　与会厌高度肿胀阻塞呼吸道有关。

【护理措施】

(一)病情观察

严密观察病人体温、呼吸型态,必要时吸氧。对有明显呼吸困难者,应做好气管切开术的准备,及时配合医生行气管切开术,以防发生窒息。

(二)专科护理

1. 对体温过高者,应采取物理降温等措施,使体温恢复正常。
2. 局部采用蒸汽吸入或超声雾化吸入,对本病的治疗有明显效果。

(三)治疗配合

1. 按医嘱及时给予足量、敏感的抗生素和类固醇激素,如头孢类抗生素、地塞米松等。重症或体弱者应加强支持治疗和纠正电解质紊乱。
2. 配合医生对会厌舌面脓肿形成者,在喉镜下将脓肿切开,排除脓液,并用吸引器吸除。
3. 已施行气管切开术者,则按气管切开术后护理。

(四)心理护理

耐心向病人解释病情,消除焦虑、恐惧心理,鼓励其配合治疗和护理,树立战胜疾病的信心。

(五)健康指导

(1)指导病人生活有规律、不过度疲劳、戒烟酒。饮食清淡、忌辛辣食物。加强锻炼,增强体质,积极预防呼吸道急性感染。由变态反应所致者应避免与变应原接触。

（2）开展卫生宣传教育,提高病人对本病的认识,一旦发病应及时诊治。

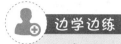
边学边练
实训 2-9　雾化吸入法

二、急性喉炎

急性喉炎（acute laryngitis）是喉黏膜的急性炎症,是常见的呼吸道急性感染性疾病之一,好发于冬、春季节,成人、小孩均可发病。成年人以声嘶、喉部疼痛为主要表现,小孩急性喉炎易出现吸气性呼吸困难等喉阻塞的表现,如不及时治疗,可并发喉阻塞而危及生命。

【护理评估】

（一）健康史

1. 本病多继发于急性鼻炎与急性咽炎,也可单发于喉部。一般认为,先为病毒感染,后继发细菌感染。儿童病人可为流感、百日咳、麻疹、猩红热等急性传染病的并发症。

2. 用声过度　发声不当、用嗓过度,如说话过多,大声喊叫,剧烈咳嗽等。

3. 其他　理化刺激、烟酒过度、气候变化、喉部外伤及变态反应等。

（二）身体状况

1. 起病较急,常有发热、乏力、全身不适及食欲下降等全身症状。儿童病人畏寒、发热等全身症状较成人病人重。

2. 声音嘶哑　是急性喉炎的主要症状,严重者可以失音,以成人更为显著。

3. 咳嗽、咳痰、喉痛　早期干咳,随着病情的发展可有稠厚的粘脓痰咳出。小儿病人则痰液不易咳出,常出现夜间加重的犬吠样咳嗽,此症状是小儿急性喉炎的重要特征之一。

4. 吸气性呼吸困难　在小儿急性喉炎病人多见。初起哭闹时喘息,伴有吸气期喉喘鸣声,患儿表现烦躁不安,出汗,并可出现胸骨上窝、锁骨上窝、肋间及上腹部软组织吸气期凹陷等喉阻塞症状、。严重者面色苍白、发绀、呼吸无力、神志不清,最终因呼吸、循环衰竭而死亡。

护理警示

小孩急性喉炎易发生呼吸困难的原因

小孩急性喉炎病情比成年人重,如诊断治疗不及时,会危及生命,主要原因是:由于小儿喉软骨柔软,喉腔狭小,声门下区黏膜下组织疏松、淋巴管丰富,病人抗感染能力低下,发生感染后极易引起组织肿胀而导致喉阻塞。同时小儿神经系统不稳定的解剖特点,炎症刺激后易引起喉痉挛而加重阻塞症状。此外,小儿咳嗽功能不良,喉及气管内分泌物不能及时排除,更易加重呼吸困难,甚至发生窒息死亡。

（三）辅助检查

喉镜检查可见喉黏膜弥漫性充血肿胀,声带呈红色,边缘肿胀变厚,附有少许黏稠分泌物,发声时不能闭紧。

（四）心理-社会状况

声音嘶哑与咳嗽等症状可给工作和生活带来不便,使病人急于求治,病人易产生焦虑不安心理。小儿病人出现咳嗽和呼吸困难时,家长常有恐惧感,往往以急诊就医。部分病人对本病不重视,对疾病的严重性缺乏了解,不积极求医,以致反复发展成慢性喉炎或导致生命危险。

【治疗要点】

消除病因,控制用声,适当使用抗生素和糖皮质激素,给氧及雾化吸入。重度喉阻塞经药物治疗后不能缓解者应及时行气管切开术。

【常见护理诊断/问题】

1. 语言沟通障碍:由于喉部炎症所致声音嘶哑或失音。

2. 体温过高　与喉部感染有关。

3. 有窒息的危险　与喉阻塞或喉痉挛有关。

4. 知识缺乏:家属或病人对本病的危害认识不足,缺乏预防知识。

【护理措施】

(一)生活护理

嘱病人多饮水,禁烟、酒,避免进食刺激性食物;安静休息,尽可能避免发声,指导病人笔谈或其他非语言方式与他人交流。小儿病人应避免哭闹,也可适当使用镇静剂,使其保持安静,促进声带恢复,减少体力消耗,减轻呼吸困难。

(二)专科护理

1. 遵医嘱采用超声雾化吸入或含喉片等局部治疗。

2. 体温升高者可采用物理降温或遵医嘱给予退热药,用药后注意观察,补充体液。

3. 遵医嘱给予抗生素及类固醇激素治疗,并观察药物副作用。

4. 密切观察病人的面色、唇色、肤色、意志状态、呼吸频率与节律,加强对小孩急性喉炎的巡视,必要时吸氧,做好气管切开术的准备,对出现了重度喉梗阻者,应立即报告医生,迅速实施紧急抢救措施。

(三)心理护理

做好解释工作,消除病人对声嘶或暂时失声的疑虑,使其增强战胜疾病的信心。

(四)健康指导

①告知病人或家属此病的危险性。小孩因感冒等原因出现声嘶、咳嗽等症状时,应积极到医院就诊,以防发生严重呼吸困难。②普及喉炎预防知识,不要用嗓过度,忌烟酒及刺激性食物。

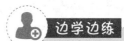

边学边练

实训 2-10　喉部喷药法

第二节　喉阻塞病人的护理

喉阻塞(laryngeal obstruction)又称喉梗阻,是因喉部或其邻近组织的病变使喉腔变窄或发生阻塞,出现以吸气性呼吸困难为主要表现的症候群。系耳鼻咽喉科的常见急症之一。本病多发生于小儿,若不及时救治,可引起窒息死亡。

【护理评估】

(一)健康史

1. 炎症　如急性会厌炎、小儿急性喉炎、急性喉气管支气管炎、喉白喉、咽后脓肿、口底蜂窝组织炎等。

2. 喉部外伤　喉部挫伤、烧灼伤、切割伤、毒气或高热蒸汽吸入等。

3. 异物 较大的咽下部异物、食道上端异物、喉异物等。

4. 肿瘤 如喉癌、舌癌、食道癌、甲状腺肿瘤等。

5. 喉水肿 喉血管神经性水肿、药物过敏反应，以及心、肾疾患引起的水肿等。

6. 其他 喉蹼、先天性喉喘鸣、喉软骨畸形或喉瘢痕狭窄等畸形；各种原因引起的声带瘫痪麻痹。

(二) 身体状况

1. 吸气性呼吸困难 为喉阻塞的主要症状。表现为病人吸气运动加强，时间延长，吸气深而慢。因呼气时气流向上推开声带，使声门裂变大，故呼吸时呼吸困难不明显。

2. 吸气性喉喘鸣 用力吸气时，空气通过狭窄的声门时，产生空气涡流冲击声带，使声带颤动而发出的一种尖锐的喘鸣声。喉梗阻程度越严重，喘鸣声越响。

3. 吸气期软组织凹陷 由于吸气困难，导致胸腔内负压增加，将胸部的软组织吸入，形成凹陷。具体表现为胸骨上窝、锁骨上窝、胸骨剑突下及肋间隙软组织内陷，临床上称为"四凹征"（图 2-6-1）。

4. 声音嘶哑 若病变累及声带，则出现声音嘶哑，甚至失声。

5. 缺氧症状 因缺氧而表现为面色青紫、口唇发绀，脉搏细速、烦躁不能入睡。严重时可导致心力衰竭、大小便失禁、昏迷，甚至心跳骤停。

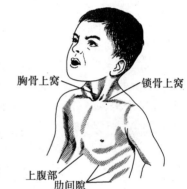

图 2-6-1 吸气性软组织凹陷

(三) 喉阻塞引起的呼吸困难分度

喉阻塞所致呼吸困难的分度有利于观察病情和拟定治疗方案，根据病人症状和体征的严重程度将其分为以下四度：

Ⅰ度：安静时无呼吸困难。活动或哭闹时，有轻度吸气性呼吸困难，轻微吸气性喉喘鸣和软组织凹陷。

Ⅱ度：安静时有轻度吸气性呼吸困难，吸气期喉喘鸣和软组织凹陷，活动或哭闹时加重。但不影响睡眠和进食，无烦躁不安等缺氧症状，脉搏尚正常。

Ⅲ度：吸气期呼吸困难明显，喉喘鸣声甚响，四凹征显著。并因缺氧而出现烦躁不安、不易入睡、不愿进食、轻度发绀、脉搏加快等症状。

Ⅳ度：呼吸极度困难。病人坐卧不安、手足乱动、面色苍白、口唇发绀、出冷汗、定向力丧失、心律不齐、脉搏细弱、血压下降、大小便失禁等。如不及时抢救，则可因窒息引起呼吸心跳停止而死亡。

(四) 心理 - 社会状况

多数病人及家属对喉梗阻的发生都十分紧张和恐惧，常急诊就医，希望立即解除呼吸困难。少数病人由于缺乏气管切开术知识，担心影响生长发育或美观而拒绝气管切开，贻误治疗，加重病情与病人窒息的危险。

【治疗要点】

治疗原则：明确判断呼吸困难的程度，迅速解除喉阻塞，恢复通气，防止窒息。根据其病因及呼吸困难的程度，采用药物或手术治疗。

Ⅰ度和Ⅱ度：明确病因，积极进行病因治疗。如由炎症引起，使用足量抗生素和糖皮质

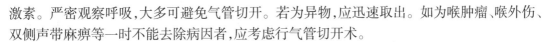

激素。严密观察呼吸,大多可避免气管切开。若为异物,应迅速取出。如为喉肿瘤、喉外伤、双侧声带麻痹等一时不能去除病因者,应考虑行气管切开术。

Ⅲ度:对因治疗,密切观察病情,并作好气管切开术的准备。必要时宜早行气管切开术。若为肿瘤,则应立即行气管切开术。

Ⅳ度:立即行气管切开术。若病情紧急,可先行环甲膜切开术,或先气管插管,再行气管切开术。

【常见护理诊断 / 问题】

1. 有窒息的危险　与喉阻塞或手术后套管阻塞、脱落有关。

2. 语言沟通障碍　与喉部疾病或气管切开术有关。

3. 恐惧:担心危及生命而表现得十分紧张和恐惧。

4. 潜在并发症:低氧血症、术后出血、皮下气肿、气胸等。

5. 知识缺乏:缺乏气管切开术后自我护理及喉阻塞的预防知识。

【护理目标】

1. 病人呼吸道通畅,缺氧症状缓解。呈现正常的呼吸型态,无窒息的危险。

2. 病人声音嘶哑减轻或消失,能正常地进行语言交流。

3. 消除病人焦虑及恐惧的心理状态。

4. 无并发症发生。

5. 病人掌握气管切开后自我护理及疾病的预防知识。

【护理措施】

(一)心理护理

向病人解释呼吸困难产生的原因、治疗方法及治疗目的,缓解其紧张、恐惧的心理,取得其配合。

(二)保持呼吸道通畅,改善缺氧症状,预防窒息

1. 给病人创造安静的休息环境,卧床休息,减少耗氧量。保持室内温度和湿度。

2. 遵医嘱给予抗生素和类固醇激素治疗,并观察药物副作用。

3. 必要时吸氧或超声雾化吸入。

4. 密切观察病人的血压、脉搏、神志、呼吸等生命体征,有异常及时报告医生。随时作好气管切开的准备工作。

5. 对于Ⅳ度呼吸困难病人:①护理人员应迅速、及时、准确地执行各项医嘱,做到忙而不乱,特别是给予强心剂、呼吸兴奋剂或升压药时,要更加仔细,以保证准确无误。②迅速作好气管切开的一切准备,必要时可先行环甲膜穿刺、切开或气管插管。③已行气管切开术的病人,按气管切开术后常规护理。

 临床应用

环甲膜穿刺针及穿刺方法

环甲膜穿刺针是一种能够快速、准确地实施环甲膜穿刺术的急救产品,具有体积小、重量轻、携带方便、应急性强、操作简便、时间短和安全性高等优点。适合院前和院内的现场急救,特别适合于急性喉阻塞时的快速建立通气气道。

穿刺方法:①病人取仰卧位,去掉枕头,肩部垫起,头部后仰。②在环状软骨与甲状

软骨之间正中处可触到一凹陷,即环甲膜,为穿刺位置。③局部常规消毒后,以1%普鲁卡因1ml局麻。紧急情况下可不消毒或局麻。④术者左手手指消毒后,以食、中指固定环甲膜两侧,右手持环甲膜穿刺针从环甲膜垂直刺入,当针头刺入环甲膜后,即可感到阻力突然消失,将穿刺针芯取出,穿刺针管口有空气排出,病人可出现咳嗽反射。⑤将金属手柄与穿刺针管连接,并接上呼吸气球,连续给氧。

(三)气管切开术病人的护理

气管切开术(tracheotomy)系切开颈段气管,插入气管套管,以解除喉源性呼吸困难、呼吸功能失常或下呼吸道分泌物潴留所致呼吸困难的一种常见手术。

1. 术前护理 ①向病人说明手术的目的和必要性,术中可能出现的不适感及如何配合。②床旁准备好气管切开包、气管插管、氧气、负压吸引器和敷料等。③术前禁食、禁水、遵医嘱给药。④术前严密观察病人呼吸困难程度、生命体征的变化情况。

2. 术后护理

(1)生活护理:①体位与饮食:早期取平卧位,头部稍低,以利于气管内分泌物排出。恢复期可取半卧位。进营养丰富的半流质或软食,少食多餐,增加蛋白质、维生素的摄入,增强机体抵抗力。②保持室内适宜的温度和湿度,温度保持在20~25℃左右,湿度保持在60%~70%左右。③不能发音者可采用书面交谈或肢体语言。

(2)保持呼吸道通畅:①定时清洁和消毒内套管,术后1~2周,每隔4~6小时拔出内套管,彻底清洗管腔,然后煮沸消毒,病情稳定后可改为每天1次。②随时吸出呼吸道内分泌物,动作宜轻柔,负压不能过大,以免损伤气管内壁。③保持呼吸道湿润,气管套口覆盖2~4层温湿纱布,可间断使用蒸气吸入器、雾化器做湿化,湿化液中可根据需要加入抗生素或其他药物。

(3)预防感染:①每日清洁消毒切口,更换套管垫。②密切观察体温的变化、切口渗血、渗液等情况,发现异常及时报告给医生。

(4)预防套管脱落:经常检查和调整固定套管的系带松紧,防止因体位改变时气管套管脱出。

(5)外套管的更换:术后一周内,窦道未形成时不应更换,长期带管者2~3周更换一次。

(6)堵管及拔管:病愈后,呼吸平稳,在拔除气管套管前应试行堵管,观察24~48小时,若呼吸、睡眠、发音均正常方可拔管。拔管后无须缝合,消毒后用蝶形胶布贴封瘘口,数天后瘘口自然愈合。

(四)健康指导

1. 通过各种途径介绍喉阻塞的常见病因、预防知识及其严重后果。

2. 指导病人加强身体锻炼,防止上呼吸道感染。养成良好生活习惯,戒除烟酒,避免进食刺激性食物。避免接触有害粉尘等物质。

3. 对气管切开术后的病人,教会病人或家属掌握自我护理知识,特别是未能拔管而需戴管出院的病人,应指导学会消毒及更换气管垫、湿化气道和保持空气湿度等方法,嘱定期门诊随访。

【护理评价】

通过治疗和护理后,评价病人能否到达:呼吸道通畅,喉阻塞解除,缺氧症状改善;能正常地进行语言交流;情绪稳定,积极配合治疗;无并发症或引起严重后果;掌握气管切开后自

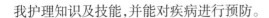

我护理知识及技能,并能对疾病进行预防。

第三节　嗓音病变护理及嗓音保健

嗓音保健(voice health)是指保护人发声器官的功能健康,增强发声器官功能的方法。人发声器官的主要功能是发声功能和言语功能。嗓音的好坏直接影响着语言的表达能力,特别是对歌唱演员、播音员、教师以及常用嗓音工作的人员,如售票员、推销员等来说都非常重要。临床上许多病人由于缺乏嗓音保健知识,导致嗓音出现不同程度的问题,如声音嘶哑、嗓音耐久力差、发声困难等。因此普及和宣传嗓音的保健知识,提高保护发声器官的意识是非常重要的。

(一)发声器官及其生理功能

肺部的空气经气管呼出时振动喉部的声带而发声;声音经过喉腔、咽腔、鼻腔各部分的时候,又得到共鸣而放大,这就是最简单的发音原理。其中发声器官包括以下4个部分:

1. 动力器官　即呼吸器官,包括气管、支气管、肺、胸廓和膈肌、肋肌等与呼吸有关的肌群。主要功能是为声音的产生及维护提供必要的气流压力。

2. 振动器官　喉是主要的振动器官,其振动体是声带,闭合的声带经呼出的气流冲击和振动后发出声音。声音由音强、音调、音色3因素构成。一般来说声门下气流压力高,音强就大,声音就响,反之声音就弱;声带短小、薄、窄,振动频率快,音调高,声带宽、大、厚,振动频率慢、音调低;音色是指声音个性,取决于人声泛音的多少和强弱。

3. 共鸣器官　主要包括鼻腔、鼻窦、鼻咽腔及口腔、口咽腔、喉咽腔、喉腔、胸腔等,其功能是使微弱音量、单调难听的喉原音变成和谐、丰满、圆润的声音,并赋予声音独特个性。

4. 构音器官　即咬字器官,包括唇、齿、舌及腭,通过改变口腔和咽腔形状或容积,发元音和辅音。

(二)嗓音病变的护理评估

1. 健康史

引起嗓音病变的常见原因有:

(1)用声不当　最为常见,常因过度用声或方法不对,如长时间说话、歌唱、喊叫、吵架、呐喊等,由于过度用声超过声带负荷,引起声带急性充血,水肿以及黏膜下出血等急性创伤性反应,导致嗓音改变。

(2)炎症　最常见为急慢性喉炎,常继发于上呼吸道感染,如急性鼻炎、急性咽炎,如果不及时治疗和发声休息,就可导致声音嘶哑。

(3)声带小结、息肉、肿瘤等病变均可导致声音嘶哑。

(4)烟酒刺激　烟草中含有尼古丁、甲基氰化物、亚硝类化合物等各种有害物质,对人的呼吸道有直接的刺激作用,会使咽喉干痒、痰多、咳嗽。经常饮酒可引起喉头、声带黏膜慢性充血、水肿致使声音改变。

(5)气候骤变、理化刺激　秋冬之交气候骤然转变,也常能引起急性嘶哑。在粉尘环境中工作长期吸入有害气体或粉尘,易导致嗓音的改变。

(6)青少年变声期　变声期是指嗓音由童声转变为成人声。变声期是嗓音成长的关键时期,也是青少年青春期发育的重要表现之一,变声一般从13岁或14岁开始,女孩稍早。变声期的长短因人而异,一般约3~6个月,最长1年左右。青少年变声期不正确用声可导致讲话、歌唱变调,出怪音,重者声音嘶哑,甚至讲话困难。

（7）其他原因　如外伤、异物、手术、声带麻痹、神经受损、声带肥厚、功能性发声障碍、过度疲劳等均可引起嗓音的改变。

2. 嗓音病变的临床表现　①声音嘶哑：轻者发音粗糙，音质欠圆润。重者发音沙哑，甚至完全失声。②发音费力，易疲劳。③音调与年龄和性别不相符合，如音调低沉，或者音调过高。④音量减小。⑤发音中断，无力伴气息音；音域发生改变。⑥咽部干燥、异物感；喉痛，发音时加重，吞咽疼痛；咳嗽、咳痰、清嗓；呼吸困难，喘鸣。

（三）嗓音病变治疗、护理与嗓音保健知识

1. 嗓音训练　指导其正确发声，纠正不正确的发声习惯和方法，减少嗓音的滥用，每天保证适量饮水，避免化学物质及其他刺激物质的刺激。

2. 治疗原发疾病　如手术切除声带小结等。

3. 避免不良的生活习惯　①避免在嘈杂且干燥的有害环境里持续用声。②戒烟、酒、浓茶、咖啡及酸辣食物等。③纠正不良的发音习惯，包括经常清嗓子、咳嗽、耳语、大喊大叫、过多讲话与唱歌等。④避免在严寒的天气或尘土飞扬、空气污浊的环境中活动。

4. 变声期的保健　变声期要做好以下几点：①注意合理用嗓：在变声期间，歌唱训练和歌唱活动，不能时间过长，不过度地拔高音，以免损伤发声器官。②注意身心健康：青少年变声期是生理现象，避免不必要的心理与精神上的负担。③合理安排运动、饮食：青少年在变声期间，既要积极参加有益的活动和体育锻炼，但运动量不能太大，以免因过度疲劳加重变声期声带的充血与水肿状态。注意营养均衡，多吃蔬菜及蛋白质，脂肪之类的食物；切忌暴饮暴食，尤其是忌辛辣食物。预防感冒、消化不良、咽喉炎、扁桃体炎等，以免加重在变声期间的声带充血、水肿及肥厚。

 知识窗

几种嗓音训练的方法

嗓音训练也是嗓音保健的一个重要因素，它对于纠正不良的发音，改变用嗓不当和增强嗓音的能力有很大的帮助。训练嗓音的方法有很多种，有条件的可向艺术院校声乐教师学习。国外有很多种纠正发音不良的练声方法，如咀嚼发声法、推拳方法、重音法等，国内有著名嗓音专家、男中音歌唱家林俊卿博士倡导的"咽音八个步骤"等，这些方法都能在不同程度上纠正不良的发音，同时提高发声功能。发声功能的提高对嗓音保健是一个很重要的手段。

（范国正）

 思考题

患儿，男，4岁，因"发热声音嘶哑1天入院"救治。入院后查 T 38.9℃，P 105 次/分，R 32 次/分，BP 98/65mmHg，神志清晰，精神尚可，鼻翼扇动，咽部充血，扁桃体Ⅱ肿大，颈软，气管居中，三凹征(−)，胸廓无畸形，呼吸运动对称。入院初步诊断："急性喉炎"。

（1）请问患儿主要的护理诊断有哪些？

（2）说出小孩急性喉炎易导致呼吸困难的原因，并能正确分度。

（3）制订一个详细的护理计划。

第七章 喉、气管、支气管及食管异物病人的护理

学习目标

1. 具有理解和认同病人及家属对疾病所表现出的焦虑心情,并进行心理疏导。
2. 掌握气管与支气管异物病人的护理评估及护理措施。
3. 熟悉气管与支气管异物病人的护理诊断。
4. 了解气管与支气管异物的健康史及食管异物的护理要点。
5. 熟练运用护理程序对气管与支气管异物病人实施护理。
6. 能对病人家属及社区人群进行预防上述疾病的宣教工作。

第一节 喉、气管、支气管异物病人的护理

工作情景与任务

导入情景:

患儿阳阳,男,2岁。2天前进食花生米时由于哭闹突发剧烈呛咳,伴憋气、面部潮红,5分钟后症状缓解,而后出现阵发性咳嗽、喘息。

工作任务:

1. 找出阳阳的主要护理问题,并配合医生逐一解决。
2. 对阳阳及家属做护理指导及健康教育。

喉、气管与支气管异物是耳鼻咽喉科常见的急危重症之一。临床多见于5岁以下小儿。异物的种类繁多,按来源可分为外源性及内源性异物。临床以外源性植物类最常见,如花生仁、瓜子、玉米粒及各种豆类,其次为动物的骨骼,少数为金属类或化学合成品。内源性异物系指呼吸道病变所致痂皮、纤维蛋白膜或其他坏死物质等。异物进入喉、气管与支气管后,主要引起呼吸困难,重者因窒息而死亡。

【护理评估】

（一）健康史

1. 小儿进食或口含异物时,因哭、笑、跌倒等原因误吸。

2. 全麻、昏迷、醉酒等状态的病人将呕吐物、义齿等异物误吸入呼吸道。

3. 偶可见医源性异物,如取鼻腔异物时异物从后鼻孔滑入气管;拔牙或补牙时不慎将脱落的牙齿或根管治疗针、修补材料等误吸进入气管;后鼻孔息肉或扁桃体摘除手术时部分组织块不慎脱落误吸进入气管等。

(二)身体状况

1. 喉异物

(1)症状:突发剧烈呛咳和吸气性呼吸困难,伴有不同程度的喉痛、声嘶、吸气性喉喘鸣及发绀等。若异物较大,可立即引起窒息。尖锐异物可损伤喉黏膜而出现出血或继发感染。

(2)体征:间接喉镜或直接喉镜下多可发现异物。

2. 气管、支气管异物

症状和体征可分为四期:异物进入期、安静期、刺激与炎症期、并发症期。

(1)症状:异物进入期,即发生剧烈咳嗽和不同程度的呼吸困难。较大的异物阻塞气管常导致严重呼吸困难或窒息。小而光滑异物在气管内可随呼吸或咳嗽上下跳动,引起阵发性剧咳。支气管异物主要表现为阵发性咳嗽,异物较小或停留于小支气管内,一段时间内可无症状或出现轻微的咳嗽、喘鸣;植物类异物刺激黏膜或异物停留时间较长,会出现发热、咳嗽、咳痰等支气管炎的症状。

(2)体征:气管异物听诊时于颈下段或胸骨上端可闻及"异物拍击音",两肺呼吸音无明显差异,有时可听到因气道狭窄而产生的喘鸣音。支气管异物临床以右侧支气管多见,听诊可闻及患侧呼吸音减弱或消失,合并感染时可闻及干湿性啰音。

(3)并发症:若异物不能及时取出,可引起相应的并发症,如:急性支气管炎、肺气肿、肺不张或肺脓肿。

(三)辅助检查

1. X 线胸部透视及拍片

(1)直接征象:能直接发现不透 X 线的喉、气管及支气管异物,如金属性异物。

(2)间接征象:固定在一侧支气管的非金属性异物,常显示一侧肺气肿或肺不张,或有纵隔摆动现象。

2. 喉内镜或支气管镜检查能直接发现异物,可同时予以取出。

(四)心理 - 社会状况

因喉、气管及支气管异物的病人大多为儿童,病史讲述不清,如症状较轻,家长易忽视而未能及时就医,延误治疗。有时因医务人员经验不足,对本病缺乏足够的警惕,出现误诊或救治不及时,导致严重后果。部分病人及家属对喉、气管、支气管异物和内镜检查取异物缺乏了解,担心异物取出困难,恐惧做气管切开术,易产生焦虑不安情绪。

(五)治疗要点

支气管镜下及时取出异物,控制感染,保持呼吸道通畅。

【常见护理诊断 / 问题】

1. 有窒息的危险 与异物阻塞呼吸道或引起喉痉挛有关。

2. 有感染的危险 与异物损伤、刺激喉、气管及支气管黏膜及继发感染有关。

3. 气体交换受损 与异物阻碍正常呼吸有关。

4. 知识缺乏:缺乏喉、气管及支气管异物的预防与急救知识。

【护理目标】

1. 病人呼吸道通畅,没有窒息的危险。

2. 不发生感染或感染得到有效的控制。

3. 病人气体交换正常。

4. 获得喉、气管及支气管异物防治的相关知识。

【护理措施】

协助医生尽快取出异物,防止窒息。

1. 使病人安静,卧床休息,吸氧。频繁咳嗽的病人,遵医嘱酌情给予止咳药,忌用有呼吸抑制作用的镇咳药,如吗啡、可待因等。

2. 准备好抢救物品,如负压吸引器、气管插管、气管切开包、呼吸兴奋剂等。配合医生做好直接喉镜或支气管镜检查前的各项准备,术前禁饮食4小时。

3. 严密观察呼吸情况,如呼吸困难突然加重,立即报告医生,及时施行有效的救治措施,如环甲膜切开术或气管切开术。支气管镜检查术后,若呼吸困难未能解除,伴声嘶,多为器械损伤喉黏膜引起局部水肿所致,应及时遵医嘱给予糖皮质激素和超声雾化吸入治疗。

4. 协助医生在全麻下行直接喉镜或支气管镜检查,取出异物。

5. 防治感染 呼吸道异物易引起感染,尤其是含脂类的异物,如豆类、花生、瓜子等,遵医嘱给予广谱抗生素静脉滴注,防治呼吸道感染。

6. 健康指导 ①向病人或家属、幼儿园保育员等介绍喉、气管和支气管异物的相关知识,做到预防为主。②小儿进食时不要对其责备、挑逗、追逐,防止因哭闹、说笑、跌倒而误吸。③纠正小儿进食时的各种不良习惯,指导文明进食;教育儿童不要口含物品玩耍,以免误吸。④疑似喉、气管和支气管异物的病人应及时就诊,做相关检查,以免漏诊。

【护理评价】

经过治疗和护理,病人是否:①异物已经取出,没有窒息的危险;②不发生感染或感染已得到有效的控制;③气体交换正常;④已了解喉、气管及食管异物防治的相关知识。

第二节 食管异物病人的护理

食管异物(esophageal foreign body)为耳鼻咽喉科常见的急症之一。可发生于任何年龄,多与进食不慎有关。异物如未能及时取出,可引起许多并发症,甚至危及生命。

【护理评估】

(一)健康史

1. 进食仓促或注意力不集中,误将混在食物中的各种异物咽下所致。

2. 儿童易将含于口内物品误咽。

3. 老年人牙齿脱落、松动,咀嚼功能减退,口腔黏膜感觉欠敏感,义齿过松等而致。

4. 睡眠、酒醉、昏迷或全麻时发生的误咽。

5. 食管本身有狭窄、痉挛和肿瘤时,易引发本病。

6. 少数精神病人或企图自杀者吞下异物。

(二)身体状况

1. 症状

(1)吞咽疼痛 颈段异物疼痛较重,位置多在颈下部或胸骨上窝;胸腹段异物疼痛相对较轻,常感胸骨后或背部疼痛,吞咽时加重。

（2）吞咽困难 轻者可进食流质或半流质食物;异物较大者,病人面容痛苦,流涎,饮水困难。

（3）其他 巨大的食管异物可压迫气管后壁,引起呼吸困难甚至窒息;合并感染者有发热症状;损伤血管则可有吐血或黑便,甚至休克。

2. 体征 食管异物体征不明显,可有梨状窝积液。

3. 并发症 若异物不能及时取出,损伤食管壁及周围组织将会引起各种严重并发症,如食管穿孔、食管周围炎、皮下气肿、气管 - 食管瘘、主动脉破裂大出血、纵隔脓肿及脓胸等。

（三）辅助检查

1. 食管吞钡挂棉 X 线透视或胸部拍片 可大致明确有无异物存留及存留部位。

2. 食管镜检查 这是确诊的方法,同时可取出异物。

3. 疑似食管穿孔、出血,应采用食管碘油造影或胃镜检查,以明确诊断。

（四）心理 - 社会状况

发病后病人多能及时就医;少数病人采用大量饮醋或强行吞食企图将异物推入胃的方法,常延误诊治,极易产生并发症或增加异物取出难度。部分病人恐惧食管镜检查,不愿及时就医。

（五）治疗原则

尽早在食道镜下取出异物,预防感染及并发症。

【常见护理诊断 / 问题】

1. 吞咽障碍与吞咽疼痛 与异物阻塞食管有关。

2. 潜在并发症:主动脉破裂大出血、脓胸等。

3. 知识缺乏:缺乏食管异物的预防及正确处理的知识。

【护理措施】

（一）取出异物,恢复吞咽功能

食管镜检查前禁食 4 小时。异物取出后,吞咽疼痛和吞咽困难消失,术后 4 小时可进食流质或半流质食物,无其他并发症者,可逐步恢复正常饮食。

（二）密切病情观察,预防并发症

注意观测生命体征,观察病人吞咽疼痛和吞咽困难是否加重,是否出现发热、胸痛、呕血、黑便或呼吸困难等新情况。若出现异常情况,应立即报告医生并协助护理。

（三）健康指导

1. 提倡文明进食,细嚼慢咽,预防咽及食管异物发生。

2. 教育儿童不要将玩物含于口内玩耍,以免发生误吞。

3. 要及时修复松动的义齿,以免进食时脱落被误吞。

4. 发生食管异物后应尽早就医,及时取出,食管异物多在发病后第 2 周出现并发症,时间越长越危险。咽及食管异物发生后自行用食物强咽或饮醋都是错误的。

（张同良）

 思考题

1. 患儿,女,4 岁,6 天来反复阵发性咳嗽、发热,胸片见右肺全肺部不张,入院后查 T

38.5℃,P 96次/分,R 30次/分,BP 101/65mmHg,神志清晰,精神尚可,诊断为"支气管异物"。

（1）请问病人的护理问题有哪些？

（2）制订护理计划。

2. 病人张大爷,误吞鱼骨半天,感咽部疼痛和异物感,经检查证实异物在食管上段,生命体征平稳,张大爷担心异物刺伤血管显得紧张不安。

（1）如何解除张大爷的紧张情绪？

（2）对张大爷及社区人群应做哪些宣教工作？

第八章　耳鼻咽喉科常用护理技术操作

 学习目标

1. 具有尊敬病人、关心病人,与病人换位思考的意识和能力。
2. 掌握耳鼻咽喉科常用的护理操作技术及注意事项。
3. 熟练掌握耳鼻咽喉科常用的护理操作技术操作步骤。
4. 能独立、规范地完成耳鼻咽喉科常用的护理操作。

实训 2-1　额镜及头灯的使用法

【操作目的】
1. 借助额镜将光线聚焦反射到检查或治疗部位,利于耳鼻咽喉科检查或治疗。
2. 直接利用耳鼻咽喉科医用头灯检查。

【操作准备】
1. 护士准备　洗手、评估受检者的认知能力、讲解检查方法。
2. 物品准备　额镜、光源、头灯。

【操作步骤】

（一）额镜使用法
1. 被检查者取坐位,检查或治疗部位朝向检查者。
2. 检查者调节双球关节的松紧,使镜面灵活转动,而不松滑。调整额镜头围后佩戴。
3. 将镜面贴近左眼或右眼,光源置于同侧,略高于受检者耳部,相距 10~20cm,并使投射于额镜上的光线反射后聚集于受检部位,两眼睁开进行检查。额镜的使用方法(图 2-8-1)。

（二）头灯使用法
1. 被检查者取坐位,检查或治疗部位朝向检查者。
2. 检查者依据头型调节头围后佩戴,打开灯光开关,根据病人的检查或治疗部位调节万象灯头,使光亮聚焦在受检部位(图 2-8-2)。

【注意事项】
1. 保持瞳孔、额镜中央孔和受检部位处于同一条直线。
2. 检查者双眼自然睁开,不要挤眼、眯眼或闭眼。
3. 检查者姿势端正,不可弯腰、扭颈或歪头。

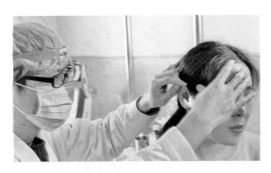

图 2-8-1 额镜检查法

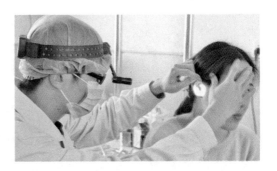

图 2-8-2 头灯检查法

实训 2-2 咽鼓管功能检查

【操作目的】

检查咽鼓管的通气功能,帮助诊断、评价中耳疾病。

【操作准备】

1. 病人准备 被检查者取坐位,清除鼻腔及咽腔分泌物。

2. 护士准备 洗手、评估受检者的认知能力、讲解检查方法。

3. 物品准备 额镜、听诊器、纸巾、耳镜、波氏球、1% 麻黄碱和 1% 地卡因溶液、饮用水。

【操作步骤】

(一)吞咽试验

1. 目的 评价鼓膜无穿孔者咽鼓管通气功能。

2. 操作 将听诊器两端橄榄头分别置于受检者和检查者的外耳道口,嘱病人捏鼻做吞咽动作,咽鼓管功能正常者可听到"嘘嘘"鼓膜振动声。亦可通过耳镜观察鼓膜随吞咽动作产生的运动。

(二)捏鼻鼓气法

1. 目的 评价鼓膜无穿孔者咽鼓管通气功能。

2. 操作 嘱受检者闭口捏鼻并用力鼓气,若受检者自觉耳内发胀感,证明可进入鼓室,咽鼓管功能正常。

(三)波氏球吹张法

1. 目的 适用于咽鼓管功能差的病人或小儿。

2. 操作 被检查者含一口水,检查者将波氏球前端的橄榄头塞于受试者一侧前鼻孔(图 2-8-3),并压紧对侧前鼻孔。让受试者快速将水咽下,同时检查者迅速挤压像皮球,将气流压入咽鼓管达鼓室,检查者从听诊器管内可听到鼓膜振动声。

(四)导管吹张法

1. 目的 检查咽鼓管是否通畅及咽鼓管功能不良、分泌性中耳炎的治疗。

2. 操作 用 1% 麻黄碱和 1% 地卡因溶液收缩和表麻鼻腔黏膜。检查者将咽鼓管导管沿鼻底缓缓伸入鼻咽部,并将原向下的导管口向受检侧旋转 90°,进入咽鼓管咽口后用橡皮球向导管内鼓气,注意鼓气要适当,避免压力过大损伤鼓膜,检查者从听诊器管内可听到鼓膜振动声。

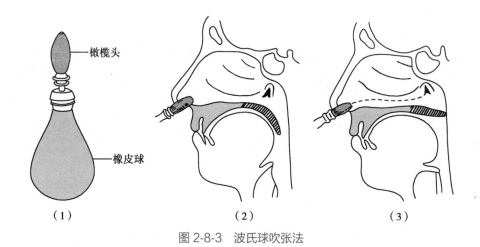

图 2-8-3　波氏球吹张法

【注意事项】
1. 上呼吸道急性感染、鼻腔或鼻咽部有脓液、溃疡、新生物者忌用。
2. 咽鼓管吹张操作动作要轻柔,以免造成医源性损伤。

实训 2-3　听觉功能检查——音叉试验

【操作目的】
检查评价听觉功能,初步判断耳聋的性质,帮助诊断听觉系统的疾病。
【操作准备】
1. 病人准备　被检查者摘去眼镜、头饰、耳环及助听器;清洁外耳道。
2. 护士准备　洗手、评估受检者的认知能力、讲解检查目的、过程及配合方法。
3. 物品准备　各种型号音叉、安静检查环境。
【操作步骤】
（一）林纳试验（RT）
又称气骨导对比试验,是比较同侧气导和骨导的一种检查方法。
取 C256 的音叉,振动后置于鼓窦区测其骨导听力,待听不到声音时立即将音叉移置于同侧外耳道口外侧 1cm 处,测其气导听力,若仍能听到声音,则表示气导比骨导时间长（AC>BC）,称林纳试验阳性,记为 RT（+）,表示听力正常或感音神经性聋;反之骨导比气导时间长（BC>AC）,则称林纳试验阴性,记为 RT（-）,表示传导性聋。
（二）韦伯试验（WT）
又称骨导偏向试验,系比较两耳骨导听力的强弱。
取 C256 或 C512 振动的音叉柄底置于前额或头顶正中,让病人比较哪一侧耳听到的声音较响,若两耳听力正常或两耳听力损害性质、程度相同,则感声音在正中,视为骨导无偏向;如偏向患侧,多为传导性聋;如偏向健侧,则患耳为感音神经性聋。
（三）施瓦巴赫试验（ST）
又称骨导对比试验,为比较正常人与病人骨导的时间。
将振动的 C256 音叉柄先置于受检者鼓窦区,至听不到再迅速检测检查者（正常人）的骨导。正常者两者相等;若受检者较检查者骨导延长,记为 ST（+）,为传导性聋;若骨导缩短则记为 ST(-),为感音神经性聋。

【注意事项】

音叉检测时注意:①检查过程中保持安静,避免说话、吞咽等动作。②应击动音叉臂的上 1/3 处;敲击力量应一致,不可用力过猛或敲击台桌硬物,以免产生泛音。③检查气导时应把振动的音叉上 1/3 的双臂平面与外耳道纵轴一致,并同外耳道口同高,距外耳道口约 1cm 左右。④检查骨导时则把柄底置于颅面。⑤振动的音叉不可触及周围任何物体。⑥检查完毕,记录、整理检查结果并及时交给医生。

实训 2-4 外耳道清洁、冲洗法

【操作目的】

1. 清除脓液、耵聍、痂皮及外耳道异物。

2. 为耳部检查及治疗作准备,特别是检查鼓膜时更为重要。

【操作准备】

1. 护士准备 洗手、戴口罩、查对病人、评估病人的认知能力与合作程度、讲解操作目的与方法。

2. 物品准备 额镜、弯盘、卷棉子、耳镜、耳镊及 3% 双氧水、消毒剂、冲洗器、温生理盐水等。

【操作步骤】

(一) 外耳道清洁法

1. 光线充足下,病人取侧坐位,拉直外耳道。

2. 整块耵聍用耳镊或耵聍钩轻轻取出,耵聍碎屑用卷棉子清除。

3. 外耳道内的分泌物用蘸有 3% 双氧水的耳用小棉签清洗,然后用干棉签拭净。

(二) 外耳道冲洗法

1. 病人取坐位,头略偏向对侧。

2. 使患耳稍向上,同侧颈及肩部围以治疗巾或橡皮布。

3. 病人手托弯盘紧贴耳垂下颈部皮肤,以便冲洗时水可回流入弯盘。

4. 操作者左手将耳郭牵向后上(如系婴幼儿则向后下方牵拉),使外耳道成一条直线。

5. 右手持耳冲洗器对着外耳道后上壁缓缓注入,借回流力量冲出耵聍或异物。

6. 冲洗后用干棉签拭干外耳道,检查外耳道及鼓膜有无损伤或病变,若有,则予以及时处理。

【注意事项】

1. 操作应动作轻柔,不可损伤外耳道皮肤和鼓膜。

2. 若耵聍坚硬难以取出来时,不可强行取出,先用 5% 碳酸氢钠溶液等浸泡软化后再取。

3. 冲洗液接近体温,不可太热或者太凉,以免引起迷路刺激症状。

4. 冲洗液不可直接对准鼓膜或异物用力冲洗,以免损伤鼓膜或者将异物冲洗致外耳道深处。

5. 对不合作儿童应由家长或其他护士协助。

6. 有外耳道炎症期、鼓膜穿孔或化脓性中耳炎者不宜冲洗,以免感染扩散。

173

实训 2-5　外耳道滴药法

【操作目的】

1. 治疗外耳道及中耳疾病。

2. 软化耵聍。

【操作准备】

1. 护士准备　洗手、戴口罩、查对病人、评估病人的认知能力与合作程度、讲解操作目的与方法。

2. 物品准备　滴管、滴耳药及消毒干棉球。

【操作步骤】

1. 取坐位,头偏向健侧,患耳向上。

2. 向后上外方牵拉耳郭(婴幼儿则向后下方牵拉),拉直外耳道,将药液顺外耳道壁滴入耳内 2~3 滴。

3. 轻压耳屏数次,使药液流入耳道深部及中耳腔。并保持体位 3~5 分钟,充分耳浴。

4. 外耳道口塞入干棉球,以免药液流出。

【注意事项】

1. 滴药前,应先清洁外耳道。

2. 药液温度应与体温相近,以免滴入后病人出现眩晕。

3. 已经干燥的慢性化脓性中耳炎(穿孔)、鼓膜外伤穿孔的急性期病人禁止滴药。

4. 应教会病人或病人家属掌握滴药方法,以便能在家中自行滴药。

 临床应用

鼓膜穿刺法

用于诊断鼓室内有无积液,治疗分泌性中耳炎,清除中耳积液,改善咽鼓管通气引流功能或向鼓室内注药。病人取侧坐位,清洁、消毒耳周及外耳道皮肤,以 2% 丁卡因或行鼓膜表面麻醉,左手固定耳镜,右手持穿刺针沿外耳道下壁向鼓膜前下部刺入鼓室,会有"落空感"。抽除中耳积液,或注入治疗药物。

实训 2-6　鼻腔冲洗法

【操作目的】

1. 清洁鼻腔、湿润鼻腔黏膜,促进鼻腔黏膜功能恢复。

2. 用于治疗萎缩性鼻炎、鼻及鼻窦手术后及鼻咽癌放射治疗后,以去除鼻腔、鼻咽部脓痂。

【操作准备】

1. 护士准备　洗手、戴口罩、查对病人、评估病人的认知能力与合作程度、讲解操作目的与方法。

2. 灌洗桶、脸盆、鼻腔冲洗器、橡皮管、橄榄头及 500~1000ml 温生理盐水。

【操作步骤】

1. 病人取坐位,低头偏向一侧。

2. 将装有温盐水的灌洗桶悬挂于距病人头顶约 0.5m 的高度,关闭输液夹。

3. 橄榄头塞入一侧前鼻孔,病人稍低头,张口呼吸,头偏向另一侧,下接脸盆,盐水注入一侧鼻腔并经对侧流出时,即可将鼻腔内的分泌物或痂皮冲出。

4. 一侧鼻腔冲洗后可按此法冲洗对侧鼻腔。也可用鼻腔冲洗器冲洗。

【注意事项】

1. 急性炎症时禁止冲洗,以免炎症扩散。

2. 灌洗桶不宜悬挂过高,防止因压力过大将分泌物冲入咽鼓管。

3. 冲洗时勿讲话,以免发生呛咳。

4. 冲洗液温度以接近体温为宜,以免因温度过高或过低而刺激鼻黏膜。

实训 2-7 鼻腔滴药及喷雾法

【操作目的】

收缩或湿润鼻腔黏膜,用于检查或治疗鼻腔、鼻窦和中耳的疾病。

【操作准备】

1. 护士准备 洗手、戴口罩、查对病人、评估病人的认知能力与合作程度、讲解操作目的与方法。

2. 物品准备 滴鼻药物、滴管或喷雾器、清洁棉球或纸巾。

【操作步骤】

1. 病人取仰卧头低位,头部与身体成直角,头低肩高。

2. 每侧鼻腔滴入药液 3~5 滴,轻压鼻翼数次,使药液与鼻腔黏膜广泛接触。

3. 保持原体位 3~5 分钟后恢复正常体位。

4. 也可使用喷雾器将药液喷入鼻腔。

5. 用棉球或纸巾擦去外流的药液。

 临床应用

上颌窦穿刺冲洗法

用于治疗和诊断上颌窦疾患。病人取坐位,头稍前倾,收缩鼻腔黏膜,1% 丁卡因棉条置于下鼻道表面麻醉 5~10min。右手持穿刺针(左侧穿刺与此相反),针头斜面朝向鼻中隔一侧,经前鼻孔伸入下鼻道,距下鼻甲前端约 1~1.5cm 下鼻甲附着处,向同侧耳郭上缘方向用力刺入上颌窦内侧壁,穿刺针进入窦腔后有落空感。然后拔出针芯,用注射器抽吸,若有空气或脓液吸出,证明针已进入窦内。接上带橡皮管的玻璃接头,嘱病人头向前倾,偏向健侧,张口呼吸,手持弯盘接污物。以温生理盐水或抗生素药液连续冲洗,直至将脓液洗净为止。

【注意事项】

1. 滴药前应擤尽鼻腔内分泌物。

2. 不能取仰卧头低位者,可取侧卧位,患侧稍偏向下方。

3. 药瓶口、滴管口或喷雾器头不得插入鼻孔触及鼻翼和鼻毛,以免污染药液。

4. 应教会病人或家属,使其能在家中自行滴药。

实训 2-8　咽部涂药及喷药法

【操作目的】

1. 滋润黏膜,消炎收敛,用于治疗各种类型咽炎。

2. 咽部手术或内镜检查时的麻醉。

【操作准备】

1. 护士准备　洗手、戴口罩、查对病人、评估病人的认知能力与合作程度、讲解操作目的与方法。

2. 额镜、压舌板、咽喉卷棉子或长棉签、喷雾器及各种治疗用药,如 20% 硝酸银,2% 碘甘油,吹喉散或冰硼散等。

【操作步骤】

1. 取坐位,头稍前倾。

2. 病人舌自然平放,张口发"啊——"长音。

3. 用压舌板将舌前 2/3 部位压低,充分暴露咽部。

4. 用棉签或卷棉子将药液直接涂布于病变处。

5. 需喷药者,将喷雾器头用酒精擦拭消毒,喷药顺序则自上而下,从右至左,即先悬雍垂及软腭;再咽后壁和舌根;然后右侧扁桃体及舌;咽腭弓,最后是左侧的相应部位。

6. 每次涂或喷入的药液均不可咽下,需含 3~4 分钟再吐出。第一次喷入麻药后,需观察 10 分钟左右,不断询问病人的感觉,密切注意面色及表情;若有不良反应,按局麻过敏或中毒加以处理。

【注意事项】

1. 压舌板按压部分不宜过后,以免引起恶心。

2. 涂药时,棉签上的棉花应缠紧,以免脱落。

3. 所蘸药液(尤其是腐蚀性药液)不宜过多过湿,以免流入喉部造成黏膜损伤甚至喉痉挛。

4. 喷药后不宜立即进食或漱口。

实训 2-9　雾化吸入法

【操作目的】

1. 间歇雾化吸入药物治疗咽部、喉部、气管疾病。

2. 消炎、镇咳、祛痰,解除支气管痉挛,使气道通畅,改善通气功能。

3. 在胸部手术前后,预防呼吸道感染。

4. 湿化呼吸道。

【操作准备】

1. 护士准备　洗手、戴口罩、查对病人、评估病人的认知能力与合作程度、讲解操作目的与方法。

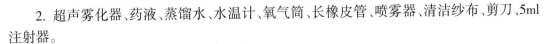

2. 超声雾化器、药液、蒸馏水、水温计、氧气筒、长橡皮管、喷雾器、清洁纱布、剪刀、5ml 注射器。

【操作步骤】

(一) 超声雾化吸入法

1. 检查雾化器各部件性能和连接是否良好,水槽内加冷蒸馏水 250ml,液面高度约 3ml,要浸没雾化罐底部的透声膜。

2. 雾化罐内放入药液稀释至 30~50ml,将罐盖拧紧,把雾化罐放入水槽内将水槽盖盖紧。

3. 接通电源,先开电源开关(红色指示灯亮)预热 3 分钟,再开雾化开关(白色指示灯亮)此时药液成雾状喷出。

4. 根据需要调节雾量(开关自左向右旋,分三档,一般用中档)。

5. 病人取舒适体位,将含嘴放入病员口中或将面罩罩住口鼻,嘱其深呼吸,每次治疗时间 15~20 分钟。

6. 吸入完毕,先关雾化开关,再关电源开关,消毒处理。

(二) 氧气雾化吸入法

1. 核对治疗单,取喷喉药物用剪刀剪去封口或用 5ml 注射器抽吸药液注入喷雾器内。

2. 用清洁纱布包住喷雾器开口上端。

3. 打开氧气筒开关,调节好压力,使橡皮管与喷雾器连接。

4. 病人漱口以清洁口腔,取舒适体位,将喷雾器开口放入病人口腔深部,用示指堵住雾化器排气孔,使气体与药液混合成极细小的气雾从喷口处喷出,嘱病人慢慢呼吸,吸气时间长些,使带药的气雾进入喉及气管内。

5. 药液吸入完毕,一般 10~15 分钟,关闭开关,消毒处理。

【注意事项】

(一) 超声雾化吸入

1. 水槽底部的点晶片和雾化罐底部的透声膜薄而脆,易破碎,应轻按,避免用力过猛。

2. 在使用过程中,如发现水槽内水温超过 60℃,可调换冷蒸馏水,换水时要关闭机器。

3. 如发现雾化罐内液体过少,影响正常雾化时,应继续增加药量,但不必关机,只要从盖上小孔向内注入即可。

4. 若要连续使用,中间须间歇半小时。

5. 治疗完毕病人不应马上外出,休息片刻后再外出。整个吸入过程中,注意观察病情变化。

(二) 氧气雾化吸入

1. 空气压力不能过高或者过低。

2. 喷雾后,应嘱病人禁食刺激性食物及禁烟、酒,并休声,以提高治疗效果。

3. 雾化器内药液必须浸没弯管底部,否则药液不能喷出。

4. 操作中,避开烟火及易燃物,注意安全用氧。

实训 2-10 喉部喷药法

【操作目的】

1. 用于喉部检查或术前表面麻醉。

2. 治疗喉部疾病。

【操作准备】

1. 护士准备　洗手、戴口罩、查对病人、评估病人的认知能力与合作程度、讲解操作目的与方法。

2. 额镜、喷雾器、药液及无菌纱布。

【操作步骤】

1. 病人取正坐位,头微前倾,张口伸舌、用口呼吸。

2. 首先在口咽部喷雾 1~2 次后。

3. 用无菌纱布裹舌前 1/3,让病人自己用右手将舌拉出,口尽量张大并作深呼吸(主要是深吸气动作)。

4. 将喷雾器头弯折向下,将喷雾器的头端放在悬雍垂的下方,对准喉部,右手握捏橡皮球打气,使小壶内所盛的药液呈雾状喷洒于喉部。

5. 一般需喷药 3~4 次,每次捏橡皮球 2~3 下即可。

【注意事项】

1. 喷雾器的头端应能转动,以适宜向各个方向喷洒。

2. 每次喷药前应先吐出口内残余药液及分泌物。

3. 操作动作轻柔,尽量减少恶心反应。

(姜宪辉)

 思考题

1. 外耳道冲洗及鼻腔冲洗法的注意事项有哪些?

2. 咽喉部喷药法的操作要领及注意事项有哪些?

3. 描述雾化吸入的目的及操作流程。

▶▶▶ 第三篇　口腔科护理

第一章　口腔颌面部应用解剖及生理

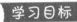

学习目标

1. 具备解剖联系临床的意识,并能根据相关知识为口腔门诊病人制订相应的口腔卫生和保健计划。
2. 掌握口腔前庭及固有口腔的解剖结构及特点。
3. 掌握牙齿的名称、数目、符号表达及牙体与牙周组织的解剖特点。
4. 了解颌面部解剖生理特点。
5. 运用所学的口腔局部解剖知识,能概述口腔外伤或感染后病人的护理观察要点和护理措施。

　　口腔颌面部(oral and maxillofacial region)是口腔与颌面颈部的统称,为人体最显露、最具个体特征性的部位。由于位置外露,极易遭受损伤,但患病后容易被发现,从而能进行及时治疗;由于此部位血管丰富,抗感染力强,外伤或手术后伤口愈合快,但也因为颌面部血管丰富、组织疏松,受伤后出血较多,局部组织肿胀明显。另外口腔颌面部结构中包含人体内一种特殊的器官——牙齿,牙齿的疾病容易导致剧烈的疼痛,牙齿缺失后又严重影响人的生活质量;因此,掌握熟悉口腔颌面部解剖生理特点,了解口腔颌面部疾患与全身的关系,正确认识、评估、护理口腔科疾病可使人体的健康状况和生活质量得以改善和提高。

第一节　口腔局部解剖及生理

工作情景与思考

导入情景:

　　病人张小姐,23岁,因右下后牙疼痛,伴面颊部肿胀就诊,经检查确诊为右下第三磨牙错位萌出伴智齿冠周炎,治疗方案为局部消炎后拔除右下第三磨牙。

请思考:
1. 若拔除下颌第三磨牙,需做下牙槽神经阻滞麻醉,口内进针点的解剖标志在哪?
2. 向张小姐解释第三磨牙的萌出特点有哪些?

口腔(oral cavity)是消化道的起始部分,由牙齿、颌骨、唇、颊、舌、腭、口底和涎腺等组织器官组成,具有参与消化过程,协助发音、言语和呼吸等重要生理功能。闭口状态时,上、下牙列、牙龈及牙槽骨将口腔分为口腔前庭和固有口腔两部分,前外侧部称口腔前庭,后内侧部为固有口腔。

一、口腔前庭

口腔前庭(vestibule of mouth)是位于唇、颊与牙列、牙龈及牙槽骨弓之间的蹄形潜在间隙。其两端经第三磨牙后方的间隙与固有口腔相通,牙关紧闭或颌间结扎的病人,可经此通道输入流质食物。

(一)表面解剖标志

在口腔前庭各壁上,有以下临床常用的表面解剖标志:

1. 前庭沟 即口腔前庭的上、下界,呈蹄铁形,为唇、颊黏膜移形于牙槽黏膜的转折处。前庭沟黏膜下组织松软,是口腔局部麻醉穿刺及手术切口的常用部位。

2. 上、下唇系带 为前庭沟中线上扇形或线形的黏膜小皱襞。上唇系带一般较下唇系带明显,制作义齿时,基托边缘应有适当的缓冲。儿童的上唇系带较为宽大,并可能与切牙乳头直接相连,导致上颌切牙之间出现间隙。随着儿童年龄的增长,唇系带也应逐渐缩短,如果持续存在,则该间隙不能自行消失,影响上颌中切牙的排列,需要手术治疗。

3. 颊系带 为口腔前庭沟相当于上、下尖牙或前磨牙区的扇形黏膜皱襞,其数目不定。一般上颊系带较为明显,义齿基托边缘在此也应适当缓冲。

4. 腮腺乳头 在平对上颌第二磨牙牙冠的颊黏膜上,有一乳头状结构称腮腺乳头,是腮腺导管开口的部位。

5. 磨牙后区 位于下颌最后磨牙的远中,由磨牙后三角及磨牙后垫组成。

6. 翼下颌皱襞 为延伸于上颌结节后内侧与磨牙后垫后方之间的黏膜皱襞,是下牙槽神经阻滞麻醉进针的重要标志。

7. 颊脂垫尖 大张口时,颊黏膜上可见一个底朝前尖朝后的三角形隆起,称颊脂垫。其尖称颊脂垫尖,是下牙槽神经阻滞麻醉进针的参考标志。

(二)唇

唇(lip)分为上唇和下唇,构成口腔的前壁。上下唇间的裂隙称口裂,上下唇联合处形成口角。上唇上面与鼻底相连,其中央有一浅垂直沟称为人中沟,是面部中线的标志。唇部组织分为皮肤、肌肉和黏膜三层,上下唇的游离缘系皮肤与黏膜的移行区,称唇红;唇红与皮肤的交界处为唇红缘。口腔前庭沟中线上扇形或线形的黏膜小皱襞称唇系带。唇结构松软、血运丰富、感觉灵敏,是面部疖、痈、血管瘤、痣及痤疮的好发部位。(图 3-1-1)

(三)颊

颊(cheek)位于面部两侧,为口腔前庭外侧部,上界起于颧骨下缘,下界止于下颌骨下缘,前至鼻唇沟,后至嚼肌前缘。主要由皮肤、浅层表情肌、颊脂垫、颊肌和黏膜构成。组织疏松富有弹性,血运丰富。

二、固有口腔

固有口腔(cavum oris proprium)为闭口时从牙列的舌侧到咽部之间的腔隙。为口腔的主要部分。其上为硬腭和软腭,下为舌和口底,前界和两侧界为上、下牙弓,后界为咽门。

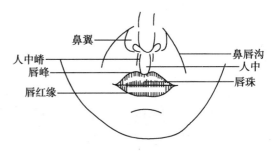

图 3-1-1 唇部正常解剖标志

(一) 腭

腭由硬腭和软腭组成,形成口腔的顶部,将口腔与鼻腔、鼻咽部分隔开,参与发音、言语及吞咽活动。

腭的前 2/3 是硬腭,硬腭呈穹隆状,是以骨为基础,表面覆盖黏膜构成。两侧切牙间后面腭部有黏膜突起,称为切牙乳头,其下方有一骨孔,称为切牙孔,有鼻腭神经血管通过此孔,是阻滞麻醉进针的标志之一。硬腭后缘前方约 0.5mm 处有一处黏膜稍显凹陷,其深面为腭大孔,有腭前神经及腭大血管经过此孔,是阻滞麻醉进针的表面标志。

腭后 1/3 为软腭,为一能动的肌性膜样膈,厚约 1cm,附着于硬腭后缘并向后延伸。其中央有一小舌样物称为悬雍垂。后部向两侧延伸形成舌腭弓和咽腭弓,其间容纳腭扁桃体。通过腭肌和咽肌的协调运动,完成腭咽闭合,对呼吸、吞咽、言语等功能起重要作用。

(二) 舌

舌(tongue)为口腔内重要器官,在言语、咀嚼、协助吞咽、感受味觉等功能活动中起重要作用。此外,舌又是观察全身某些疾病的重要窗口,中医早就将舌诊视为辨证施治的依据之一。舌以骨骼肌为基础,表面覆以黏膜,分为上、下两面,上面为舌背,下面为舌腹,两侧为舌缘。以人字沟为界,舌前 2/3 为舌体,后 1/3 为舌根。舌体遍布舌乳头,司味觉,主要包括丝状乳头、菌状乳头、轮廓乳头和叶状乳头四种,分布于舌的不同部位,当维生素 B 族缺乏或严重贫血时,可见舌乳头萎缩,舌面光滑。舌腹正中有一黏膜皱襞与口底相连,称为舌系带,如果发育异常(过短或附着过前)则限制舌的运动,造成吸吮、咀嚼及语言障碍,须行系带修整术矫正。(图 3-1-2)

(三) 口底

口底指位于下牙龈和舌腹面之间的新月形区域,组成口腔的底部,表面为黏膜覆盖。由于口底组织比较疏松,当口底外伤或感染时易形成较大的血肿、脓肿,将舌体向上后方推挤,引起口底肿胀、舌体抬高以及舌体活动度差,造成呼吸困难或窒息,应特别警惕。

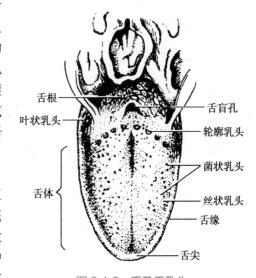

图 3-1-2 舌及舌乳头

第二节　牙体及牙周组织的应用解剖及生理

一、牙齿

(一)牙齿的名称、数目及萌出时间

人的一生中有两副天然牙齿,按萌出时间和形态可分为乳牙与恒牙。

1. 乳牙(deciduous teeth)　婴儿出生后 6~8 个月乳牙开始萌出,约 2 岁半萌齐。正常乳牙有 20 个,上、下颌左右两侧各 5 个。其名称从中线起向两旁分别为乳中切牙、乳侧切牙、乳尖牙、第一乳磨牙、第二乳磨牙。各乳牙萌出时间和顺序(表 3-1-1)

表 3-1-1　乳牙萌出时间和顺序

牙齿名称与顺序	萌出时间(月)
乳中切牙	6~8
乳侧切牙	8~10
第一乳磨牙	12~16
乳尖牙	16~20
第二乳磨牙	24~30

2. 恒牙(permanent teeth)　是继乳牙脱落后的第二副牙齿,非因疾患或意外损伤不致脱落,脱落后再无天然牙可替代。(图 3-1-3)恒牙一般有 28~32 个,上、下颌左右两侧各 7~8 个,其名称从中线起向两侧分别为中切牙、侧切牙、尖牙、第一前磨牙、第二前磨牙、第一磨牙、第二磨牙、第三磨牙。切牙和尖牙位于牙弓前部,统称为前牙;前磨牙和磨牙位于牙弓后部,统称为后牙。恒牙一般从 6 岁左右开始萌出,在第二乳磨牙后方萌出第一恒磨牙(简称六龄牙),同时恒中切牙萌出,乳中切牙开始脱落,随后侧切牙、尖牙、第一前磨牙、第二前磨牙、第二磨牙及第三磨牙依次萌出。恒牙一般在 12~13 岁时已长出 28 个,第三磨牙俗称智齿,萌出时间不一致,一般在 18~26 岁之间,也有终身不萌出者。由于人类进化,颌骨发育逐渐退化变小,常出现第三磨牙因间隙不足而萌出困难或位置不正,称为智齿阻生。

上下颌同名牙中下颌牙较早萌出,同名牙齿女性萌出早于男性。从 6 岁到 12 岁之间,口腔内乳牙逐渐脱落,恒牙相继萌出,恒牙和乳牙发生交替,此时口腔内既有乳牙,又有恒牙,这种乳牙、恒牙混合排列于牙弓上的时期称为混合牙列期。

恒牙萌出时间及次序见表 3-1-2。

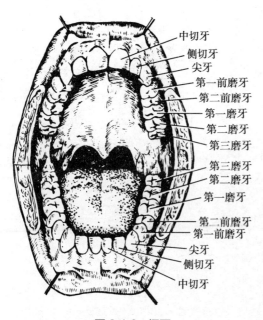

中切牙
侧切牙
尖牙
第一前磨牙
第二前磨牙
第一磨牙
第二磨牙
第三磨牙

第三磨牙
第二磨牙
第一磨牙
第二前磨牙
第一前磨牙
尖牙
侧切牙
中切牙

图 3-1-3　恒牙

表 3-1-2 恒牙萌出时间及次序

牙齿名称与顺序	萌出时间（岁）	
	上颌	下颌
第一磨牙	5~7	5~7
中切牙	7~8	6~7
侧切牙	8~10	7~8
尖牙	11~13	10~12
第一前磨牙	10~12	10~12
第二前磨牙	11~13	11~13
第二磨牙	12~14	11~14
第三磨牙	17~26	17~26

（二）牙位记录法

为方便病例记录，临床上以"十"符号将全口牙分为上、下、左、右四区，水平线用以区分上下颌，垂直线代表中线，用以区分左右。"⌐"代表右上区（A 区），"¬"代表左上区（B 区），"L"代表右下区（C 区），"J"代表左下区（D 区）。乳牙的临床牙位用罗马数字"Ⅰ~Ⅴ"或大写的英文字母"A~E"记录。恒牙的临床牙位记录使用阿拉伯数字"1~8"。例如左上颌第二前磨牙，书写为 |5 。

（三）牙齿形态

从外观上看，牙体由牙冠、牙根及牙颈三部分组成。

1. 牙冠 是牙齿暴露在口腔内的部分。每个牙齿的牙冠分五个面，即近中面、远中面、舌（腭）面、唇（颊）面和𬌗面（切缘）。牙冠上还有窝、沟、点隙等解剖标志。前牙主要用于切割食物；后牙主要用以研磨食物；尖牙上有尖锐的牙尖，用以撕裂食物。

2. 牙根 包埋于牙槽骨中，是牙齿的支持部分。牙根的形态与数目随着功能的不同而有差异，可以分为单根牙和多根牙。切牙、尖牙和除上颌第一前磨牙以外的前磨牙为单根，上颌第一前磨牙与下颌磨牙为双根；上颌磨牙为三根；第三磨牙牙根变异大，多为融合根，也有双根和多根。

3. 牙颈 是牙冠与牙根的交界处，也是牙釉质与牙骨质的分界处。

（四）牙齿组织结构

从牙体纵剖面可见牙体组织由牙釉质、牙骨质、牙本质三种钙化的硬组织和牙体髓腔内的软组织牙髓组成。（图 3-1-4）

1. 牙釉质 位于牙冠表面，为乳白色半透明有光泽的钙化组织，是人体中最硬的组织，对牙本质和牙髓具有保护作用。牙釉质在窝沟处较薄，切缘、牙尖处较厚。牙釉质没有神经、血管，缺损

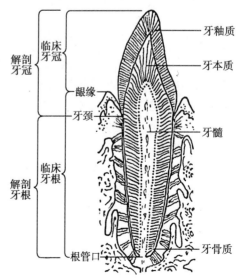

图 3-1-4 牙的组成部分

183

后不会再生。

2. 牙骨质　是覆盖在牙根表面的一层钙化结缔组织,色淡黄,构成和硬度与骨组织相类似。牙骨质在牙颈部较薄,根尖处较厚。

3. 牙本质　是构成牙齿的主体,呈淡黄色,有光泽,硬度比牙釉质低,但高于牙骨质。牙本质内有神经末梢,是痛觉感受器,受到外界冷热酸甜刺激时会出现酸痛感。

4. 牙髓　是充填于髓腔内的疏松结缔组织,内含血管、神经、淋巴管等,其主要功能是营养牙体组织并形成继发性牙本质。牙髓内神经丰富,对外界刺激异常敏感,稍受刺激即可引起剧烈疼痛,感染后易导致牙髓坏死,使牙齿失去光泽、牙体变脆易折裂。

二、牙周组织

牙周组织即牙齿周围的支持组织,由牙龈、牙周膜和牙槽骨三部分组成,具有支持、固定、营养牙齿的功能。

1. 牙龈(gingiva)　是口腔黏膜包围牙颈及牙槽骨的部分,分游离龈、附着龈和龈乳头。

2. 牙周膜　是牙根与牙槽骨之间的结缔组织,其间含有血管、神经,具有感觉、营养、缓冲咀嚼压力的作用。

3. 牙槽骨　又称牙槽突,是包围着牙根的颌骨突起,容纳牙根的凹陷称牙槽窝,两牙之间的牙槽骨称牙槽间隔。当牙齿脱落后,牙槽骨会逐渐萎缩。

第三节　颌面部应用解剖及生理

一、颌骨

(一)上颌骨

上颌骨是颜面中 1/3 最大的骨,左右各一,互相对称,形态不规则,由"四突"(额突、颧突、腭突、牙槽突)和"一体"(上颌骨体)组成。上颌骨体的中央形成空腔称上颌窦。上颌骨血运丰富,抗感染力强,骨折愈合快,但外伤骨折时出血较多。

(二)下颌骨

下颌骨由下颌骨体和升支构成,是颌面部唯一可活动而坚实的骨骼。下颌骨体分为内外两面和上下两缘,升支分为内外两面和上下前后四缘。升支的上端为喙突和髁状突。体内有下颌管,内有下牙槽神经和下牙槽动脉等重要结构。下颌骨血运较上颌骨为差,因此骨髓炎多见,骨折时愈合也较上颌骨慢。

二、肌肉

表情肌与咀嚼肌是构成颌面部肌肉的两大肌群。可协调运动以完成口腔的部分生理功能。

(一)表情肌

表情肌位置较浅,起自骨面或筋膜,止于皮肤,收缩力较弱。协调运动时可表达喜、怒、哀、乐等表情,同时也部分参与咀嚼、吮吸、吞咽、呕吐、呼吸和言语等活动。头面部表情肌分为口、鼻、眶、耳和颅顶五群。口周表情肌主要是口轮匝肌、上唇方肌、笑肌、下唇方肌、颊肌。表情肌由面神经支配运动,面神经受到损伤,则引起表情肌瘫痪,造成面瘫。

（二）咀嚼肌

咀嚼肌由升颌肌群（闭口肌）和降颌肌群（开口肌）构成。升颌肌群包括嚼肌、翼内肌和颞肌等，降颌肌群包括翼外肌、下颌舌骨肌、颏舌骨肌和二腹肌等。两者协调运动，使下颌自由运动，即张闭口、前伸、侧向运动，完成口腔生理功能。

三、淋巴

口腔颌面部的淋巴很丰富，有环形组和纵形组两大淋巴结群，构成颌面部的主要防御系统。正常情况下，淋巴结小而柔软，不易触及，当炎症或肿瘤时，相应的淋巴结会肿大、变硬，能触及，一般还会伴有明显压痛。所以颌面部淋巴结对一些炎症和肿瘤的诊断、肿瘤的转移及治疗等有重要的临床意义。

四、血管

口腔颌面部的动脉主要是颈外动脉的分支，如舌动脉、颌外动脉、颌内动脉和颞浅动脉等。可保证颌面部的血液供应。静脉与动脉伴行，形成深浅静脉网。面静脉部分行走于肌肉中，且有的静脉内瓣膜少而薄弱，又与颅内海绵窦相通，所以颌面部的感染易于向颅内蔓延。

五、神经

与颌面部相关的神经主要有运动神经和感觉神经两类。运动神经有面神经、舌下神经和三叉神经第三支发出的神经，分别支配表情肌、舌与咀嚼肌的运动。感觉神经主要是舌咽神经和三叉神经，其中三叉神经分为眼神经、上颌神经和下颌神经。上颌神经又分出鼻腭神经、腭神经、上牙槽前中后神经，分布到上颌牙、牙周膜、牙龈与牙槽骨。下颌神经又分出舌神经、下牙槽神经、颊神经，分布到下颌牙、牙周膜、牙龈与牙槽骨。

（吴雅楠）

思考题

1. 列举几个口腔前庭的表面解剖标志，并说明其有什么临床应用。

2. 用临床牙位记录法记录以下牙：左上颌第一乳磨牙、左下颌乳尖牙、右上颌第一前磨牙、左下颌中切牙。

3. 简述牙的组织结构。

第二章 口腔科护理概述

学习目标

1. 具有现代护理精神,理解口腔护理工作对疾病治疗的重要性。
2. 掌握口腔科疾病及护理的基本特征及口腔科感染的防控方法。
3. 熟悉口腔科常见护理诊断及口腔科常用检查方法。
4. 能运用所学知识有效地解决口腔科护理管理方面的问题。

工作情景与任务

导入情景:

小王等 3 位同学刚从卫校毕业,应聘到医院口腔科上班,护士长对新同事进行了岗前培训。

工作任务:

1. 说出口腔疾病的特征。
2. 做好口腔门诊开诊的准备工作。
3. 写出口腔科疾病的常见护理诊断。

第一节 口腔科疾病及护理的基本特征

一、口腔科疾病的基本特征

(一)易损伤性

口腔颌面部位于人体暴露部位,易受外界影响而损伤,损伤可表现出血、肿胀、张口受限、语言障碍、呼吸道梗阻、休克等。由于口腔颌面部与颅脑紧邻,故常合并颅脑损伤。

(二)易感染性

口腔环境与外界相通,颌面部手术特别是经口腔途径的手术由于伤口与口腔相通,手术后口腔自洁变差,口腔不洁加重,因此易造成口内伤口感染;同时口腔治疗多涉及血液和唾液,通过体液传播的疾病也易感染。

(三)病人分布广

口腔科疾病发病率高,病人分布广,在性别、年龄、职业上无明显差异。

（四）病人恐惧治病

病人面对治疗牙齿疾病的各种器械时,多存在恐惧心理,故会造成治疗中的配合不当,或是由于恐惧不愿就医而耽误疾病治疗,导致病情加重。

二、口腔科护理的基本特征

（一）具备急救意识与救护能力

由于口腔损伤常引起出血、肿胀、语言障碍、呼吸道梗阻、休克等,并且由于口腔颌面部与颅脑紧邻,故常合并颅脑损伤,因此要求护士应有急救意识及敏锐的观察、判断、解决问题的能力。

（二）注意预防感染

鉴于口腔环境的开放性,易造成伤口感染,故不论术前或术后,加强口腔护理都极为重要。可用抗生素加生理盐水或相应药物进行冲洗、擦拭和含漱,降低口腔创口的感染,预防并发症。对通过体液传播的疾病,医生护士也要做好自我防范。

（三）要重视口腔保健知识宣教

口腔疾病的发生与病人的口腔保健知识水平有密切关系。因此,要重视口腔宣教,想方设法提高人群口腔健康知识水平,减少口腔疾病发病率。

（四）做好心理辅导

面对病人对口腔疾病治疗的恐惧心理,应加强口腔病人的心理护理,做好心理辅导,完善相关解释工作。

 护理警示

口腔科医护人员自我防范

口腔科护士如何做好自身防护?

口腔科病人流动性大,传染性疾病较隐蔽,口腔治疗常接触到病人的唾液或血液,因此口腔科医护人员是高危易感人群,必须做好自我防护。

可采用七步洗手法严格洗手,操作时戴手套、口罩、防护眼镜,严格器械的使用及灭菌操作程序,每年常规体检,发现身体不适时及时治疗。

第二节　口腔科病人的护理评估

对口腔科病人进行护理评估是确定护理诊断、制订护理计划及措施的必要手段和重要依据。评估时,不仅要了解病人的身体健康状况,还要关心其心理状态、社会关系、文化及经济水平等因素,这样才能作出全面正确的评估。

一、健康史

1. 现病史　指本次的患病经过,包括诱发因素、起病情况、发病时间、主要症状及部位、性质、程度和有无缓解等,是否接受过治疗及治疗内容,病人发病后精神、食欲、体重、睡眠及大小便有无异常等情况。

2. 既往史及其他　病人既往有无全身系统性疾病,如老年人是否有高血压、动脉硬化、糖尿病等,是否有外伤史、手术史、传染病史、药物过敏史及重要药物应用史,是否有家族病史和遗传史。要了解病人的社会经历、职业及工作环境、口腔卫生状况、有无不良的生活习惯,如吸烟、酗酒、不按时刷牙、喜吃甜食等。

二、身心状况

(一)主要症状和体征

1. 牙痛 是口腔最常见症状及就诊的主要原因。引起牙痛的原因很多,可是牙齿疾病、牙周疾病、颌骨疾病,也可能是神经系统疾病或某些全身疾病,其中牙体疾病最多见。

不同的病因引起牙痛的表现不同,常见表现有自发剧痛、自发钝痛、激发痛和咬合痛。

2. 牙齿松动 正常情况下,牙齿仅有轻微的生理动度(除即将脱落的乳牙),约 0.2mm,只要超过生理动度即为病理性。常见原因有牙周病、外伤、急性根尖周炎、急性牙槽脓肿等。

3. 口臭 口腔、鼻和某些全身疾病均可引起,比如口腔不洁、牙石、牙垢过多、鼻咽化脓性上颌窦炎、萎缩性鼻炎、胃炎等都能引起口臭,常给病人造成较大的精神负担,要仔细检查分析病因。

4. 牙龈出血 常见原因有牙龈炎、牙周病、妊娠瘤、牙龈肿瘤、食物嵌塞及不良修复体的刺激等。一些全身疾病,如血液病、肝硬化、脾功能亢进、肾炎后期等亦可引起。

5. 牙齿着色和变色 牙齿着色是指牙齿表面有外来色素沉积,色素来源于饮食或环境中的有色物质。牙齿变色分个别牙变色和全口牙变色,前者常为局部原因,后者常为牙齿发育异常的表现。

6. 张口受限 正常张口度约 3.7cm,凡不能达到正常张口度者即为张口受限。常见原因有口腔颌面部炎症、颞下颌关节疾病、口腔颌面部外伤等。

7. 口腔黏膜病损 常见口腔黏膜红肿、溃疡、白斑、水疱、角化不良等,与炎症、病毒感染、免疫失调、内分泌紊乱等有关。

8. 咀嚼功能障碍 常见原因是牙列缺失、牙感染性疾病、口腔颌面部间隙感染、颞下颌关节脱位等。

9. 吞咽困难 口腔颌面部间隙感染,口底、舌根部肿物等都可引起吞咽困难。

10. 颌面部肿胀、疼痛 多为口腔颌面部炎症或牙及牙周组织感染而致。

(二)社会-心理状况

1. 延迟就医心理 因牙体、牙周疾病早期症状不明显,仅有轻度牙齿疼痛,病人常能忍受,不重视而延误治疗,发展到后期病情加重至牙齿脱落。

2. 钻牙恐惧心理 某些病人因害怕钻牙、拔牙等,不敢就医,直到牙痛剧烈、难以忍受甚至影响睡眠和进食时才来就诊。

3. 求治心切 对疾病急于治愈,对治疗效果期望过高,对治疗和护理不能理解和配合。害怕治疗效果不满意,心里焦虑不安,疑虑重。

4. 社会交往受阻 有些口腔疾病表现为面容不佳或畸形,易引起病人自卑,影响社交。

第三节 口腔科常用检查及护理配合

根据采集的病史,进行全面而有重点的口腔和颌面部检查,进一步了解疾病的发生、发展,为作出护理诊断和制订护理计划提供依据。

口腔是整个人体的一部分,某些口腔疾患可引起全身表现,而某些全身性疾病也可有口腔表征,因此,在口腔护理检查中必须具有整体观念,除检查牙齿、牙周组织等,必要时应进行全身检查。

一、常用检查器械

常用检查器械为口镜、镊子和探针(图 3-2-1)。还有一些辅助器械,如挖匙可清除龋洞内的龋坏组织,水枪用于冲洗,气枪用于吹干等。

1. 口镜 用于口腔检查时牵拉或拨压唇、颊、舌等软组织,口镜头为圆形带镜面,利用镜面的反光可检查视线不能直接达到的部位,口镜柄可做叩诊。使用时注意口镜边缘勿压迫牙龈,避免疼痛或不适。

2. 镊子 可探测牙齿、皮肤或黏膜的感觉功能。两侧工作端尖锐弯曲,可检查牙齿及松动度,使用时注意工作端紧贴牙面沿龈缘检查,避免损伤牙龈。镊子头尖细密合,便于夹持小块物品,镊柄可叩诊牙齿。

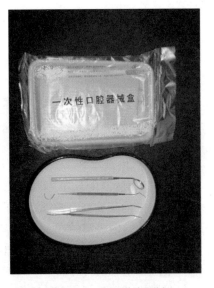

图 3-2-1 常用检查器械

3. 探针 工作头尖端可检查牙体点、隙、裂沟,可探测牙周袋是否有龈上、龈下结石、充填物的边缘密合度及瘘管的方向等。

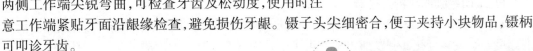

边学边练

实训 3-1 口腔科常用器械的认识及清洗消毒

二、检查前的准备

检查室要安静、整洁、定期消毒。室内光线充足,检查前调整好椅位,病人坐卧在治疗椅上,检查者位于治疗椅的右侧,治疗灯光线应投射至病人口腔,不能直射病人眼睛。检查上颌牙时,病人头部位于医生肩肘之间,并稍向后仰,使上颌牙𬌗面与地面成 45 度角;检查下颌牙时,病人头部与医生肘部平齐,下颌牙𬌗面与地面平行。检查前器械及材料要摆放合理,要既方便操作又不违反无菌操作原则。

三、基本检查

(一)一般检查

按由外向内的顺序进行。主要有问诊、视诊、探诊、叩诊、扪诊以及牙齿松动度的检查。

1. 问诊 通过询问全面了解疾病发生、发展的详细经过,以往检查和治疗的经过与疗效等。主要内容是一般项目、主诉、现病史、既往史、个人史、家族史等。

2. 视诊 通过观察获取与疾病有关的信息,如病人的表情、意识及精神状态、营养状况、身体及颌面部有无畸形、皮肤色泽等,牙齿的颜色、数目、形状、位置、牙周情况等。

3. 探诊 常用探针或镊子,采用握笔式,选好支点,可了解牙齿的病变部位、程度及牙髓的反应、牙龈是否出血、牙周袋的深度、龈下结石的分布等,探诊时动作轻柔,切不可用暴力。

4. 叩诊 利用口镜柄、牙用镊子柄从垂直或侧方轻轻叩击牙齿,应先叩击正常牙再叩患牙,主要了解牙根或牙周膜的情况。

5. 扣诊 利用手或手指进行扣诊,可检查牙周、唇、颊、舌、根尖周、口底、关节、涎腺、淋巴结等软硬组织。

对牙周组织进行扣诊,可单个示指也可双指合诊,常扣压龈缘,观察其形态、大小、质地、感觉,龈缘处是否有脓液溢出等。对根周可用手指扣压相当于根尖部的牙龈,检查是否有波动或压痛,检查淋巴结时头部偏向检查侧,使用双手扣诊,观察淋巴结的大小、完整性、对称性、压痛、范围、硬度、活动度、波动、数目、与周围组织关系。检查顺序为枕部→耳后→耳前→腮腺部→颊面部→下颌下→颏下→胸锁乳突肌前后缘→锁骨上窝。

6. 牙齿松动度的检查 牙齿松动度是衡量牙周膜和牙槽骨健康状况的重要指标。健康牙齿(除将脱落的乳牙)可以有 0.2mm 幅度的活动度,超出者视为病理性松动。

牙齿松动度检查方法:前牙用牙科镊子夹住牙冠做唇舌向摇动,后牙可将镊子尖并起后放于咬𬌗面的中央窝做颊舌(腭)向及近远中向摇动。临床上记录方法是:

Ⅰ度松动:颊舌(腭)或唇舌向松动。

Ⅱ度松动:颊舌向及近远中向松动。

Ⅲ度松动:颊舌(腭)向(唇舌向)、近远中向及垂直向均松动。

(二)口腔颌面部特殊检查

1. 牙髓活力检查 正常情况下牙髓对温度或电流刺激可有一定的耐受量,当牙髓病变时耐受量会发生变化,因此,通过检查可了解牙髓状态。常用温度测试法和电测试法。

2. 颞下颌关节检查 观察面部左右是否对称,关节区、下颌角、下颌支和下颌体的大小和长度是否正常,颏部中点是否居中,颜面下 1/3 高度有无明显增长或缩短,下颌进行开闭颌运动、前伸运动、侧方运动时,开口度和开口型是否一致,是否有弹响和杂音及关节绞锁,注意面部有无压痛和髁状突活动度的异常。

检查髁状突动度常用两种方法。①双手示指或中指分别置于两侧耳屏前(髁状突外侧),病人做张闭口运动时感触髁状突动度;②将两手小指伸入外耳道内,向前方触诊,感觉髁状突的活动及冲击感。

3. 咀嚼肌的检查 口外扣诊下颌角和太阳穴处可检查咬肌、颞肌,口内可按咀嚼肌的解剖部位,扣触翼外肌和翼内肌,观察触压时是否疼痛,两侧是否对称协调。

4. 涎腺检查 涎腺检查重点三对大涎腺,即腮腺、下颌下腺和舌下腺。但因某些涎腺疾病是系统性的,故不可忽视小涎腺的检查。检查的方法为视诊、触诊、探诊相结合。

四、口腔临床中的医护配合

口腔疾病的临床治疗过程复杂,使用器械及材料较多,良好的医护配合是保证治疗效果的必要条件,护士除要具备常见口腔疾病相关知识外,还要掌握医护配合操作技术,目前,四手操作技术是临床常用医护配合技术,其重要性已被大家认可。

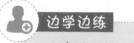

边学边练

实训 3-2 口腔科四手操作

边学边练

实训 3-3 口腔科常用材料的调拌

第四节 口腔科常用护理诊断

1. 急性疼痛 与慢性牙髓炎、根尖周炎急性发作、牙槽脓肿未引流或引流不畅等有关。

2. 慢性疼痛　与口腔黏膜病损、口腔内慢性炎症以及食物刺激等有关。

3. 牙齿异常:牙齿的形态、结构、数目等异常　与营养不良、妊娠期间疾病等有关。

4. 自我形象紊乱　与颌面部外伤或手术后颜面外形及功能改变有关。

5. 焦虑　与口腔疾病引起的心神不安或畏惧感等有关。

6. 口腔黏膜受损　与细菌感染、病毒感染、内分泌疾病、免疫异常、外伤等有关。

7. 清理呼吸道无效　与颌面外伤组织移位、术后包扎过紧、呼吸道误吸异物等有关。

8. 恶心　与局部治疗有关。

9. 进食自理缺陷　与口腔疾病引起口腔、咽结构功能缺陷和运动异常有关。

10. 社交孤立　与口臭、颌面部毁损、唇腭裂语音障碍等有关。

11. 有感染的危险　与颌面部损伤、口腔卫生差有关。

12. 睡眠不佳　与患病后疼痛有关。

13. 语言障碍　与疼痛、口腔敷料填塞及手术固定等有关。

14. 营养失调　与颌面部损伤、张口受限、咀嚼吞咽困难、缺乏营养知识等有关。

15. 体温过高　与口腔颌面部炎症感染有关。

16. 潜在并发症:出血　与手术、伤口感染等有关。

17. 知识缺乏:缺乏自我口腔保健及护理方面的知识。

第五节　口腔科手术病人的常规护理

一、手术前常规护理

1. 术前评估　评估病人身体状况,协助病人完成各项术前检查,为手术中可能出现的情况做好准备。

2. 术前心理护理　评估病人的心理状况,对于紧张、焦虑的病人,主动耐心与病人交流,解答病人关注的各种问题,消除病人的紧张心理,使病人配合手术顺利进行。

3. 术前专科护理　遵医嘱进行口腔清洁及术前适应性训练等。

4. 手术物品准备　根据手术内容遵医嘱准备好相关用品。

二、手术后常规护理

1. 一般护理　了解手术情况,做好交接工作,连接好各种引流管并保持通畅,安置好体位。

2. 饮食护理　根据情况合理安排病人饮食,不能进食者可适当补液以保持体内水、电解质平衡。每次进食后要漱口以保持口腔清洁。

3. 术后观察与处理　①严密监测病人生命体征的变化,如体温、血压、脉搏、呼吸、意识等。②密切观察创口状况:是否有裂开、出血或感染迹象;及时换药,保持切口清洁干燥。③每日 2~3 次口腔清洁护理,后期可指导病人学会自我护理,自行清洁。

第六节　口腔科护理管理

口腔科护理工作贯穿于病人就诊的全过程——导诊、分诊、助疗、健康指导以及整个诊疗过程中的交叉感染控制。在工作中不但要求医护配合协调、护理技能娴熟,同时也要求护士具备丰富的人文知识和心理护理知识,将传统的"医护配合"模式转到"以病人为中心"的护理模式上来,为病人提供全程优质护理服务,满足病人生理、心理、社会等多方面需要。

一、口腔科门诊护理管理

(一)口腔科门诊的特点

1. 口腔科复诊多,病人流动性大,治疗工作大多是在病人充满唾液、血液的口腔内完成,处置不当极易造成交叉感染,因此,院内感染防控应严格贯穿于门诊护理的全过程。

2. 口腔科病人除了要求解除痛苦外,对外形及美观的要求也较高。

3. 门诊护士与医生的配合多而紧密,护士要熟悉并良好配合治疗的全过程。

4. 口腔治疗所需卫生耗品种多、性质、形状各异,材料、器械精细、贵重,需要专门的保养与维护。

(二)口腔科门诊护理管理

1. 做好开诊准备,搞好卫生,整理台面、桌面,备齐必要的器具和药品。

2. 热情接待病人,并简单询问病史,根据病种进行有序、合理的分诊。

3. 指导病人舒适就位,调好灯光,根据治疗需要准备所需的物品和器械。

4. 治疗过程中及时调拌并传递材料和药品,随时观察病人变化。

5. 操作前洗手戴手套,严格执行消毒隔离制度,所用器械应分类消毒,避免交叉感染。

6. 治疗后整理治疗台,及时清点整理器械,补充各种消耗物品。交代诊后注意事项,预约时间,指导病人掌握自我护理方法。

7. 闭诊前做好诊室常用治疗器械、设备的维护与保养。

二、口腔科病房护理管理

1. 向病人及家属介绍医院的有关制度和病房环境,进行入院评估,了解病人的要求,使他们尽快适应环境。

2. 保持病房整洁、安静、舒适,为病人营造一个利于治疗和休息的场所。

3. 与病人及家属良好沟通,适时进行口腔健康宣教,提高病人自我健康维护能力。

4. 病房内物品和床位要摆放整齐有固定位置,精密贵重仪器有使用要求并专人保管,不得随意变动。

5. 对手术病人,术前应做好解释安慰工作,以消除病人的恐惧和焦虑;术后要告诉病人病情转归情况,使其安心休养。

6. 加强口腔专科护理,保持口腔清洁,预防口腔感染等并发症。

7. 重视病人的心理护理,对其治疗、生活、饮食等方面出现的问题,应尽力解决,并定时向病人征求意见,改进工作。

8. 病人出院时全面进行护理评价,并有针对性地进行健康指导。

9. 床位行终末处置,床以及床褥用品进行深层次消毒。

第七节 口腔诊治过程中的感染与控制

由于口腔疾病的普遍性和口腔临床工作的特殊性,在口腔诊治过程中,口腔设备、器械的使用既接触血液、又接触体液,同时又可以通过气雾飞沫传染,给疾病的传播提供了便利条件。例如可通过血液唾液传播的疾病有:肝炎、梅毒、白喉、麻疹、艾滋病等;通过气雾飞沫传染的疾病有:流感、百日咳、脑膜炎、腮腺炎、水痘、结核等疾病。因此口腔科工作人员在工作过程中,要严格操作规程,避免疾病的传播。

一、口腔科感染源

1. 病原携带者和急性传染性疾病恢复期的病人,大多数没有明显症状、不易发现。

2. 病原携带者的医护人员 医护人员的手污染是主要的感染源。

3. 口腔门诊污染的坏境 高速涡轮手机、超声波洁治机产生的水雾混合病人的血液、唾液及龈沟液,义齿打磨的粉尘等可造成空气污染。

4. 口腔医疗器械的污染 高速手机使用中有负压回吸动作,管道内易有污染物存留。车针、扩大针、石膏模型、光固化灯、水气枪等也容易被污染。

5. 用设备如牙椅、X线机、门把手等也是间接传染源。

二、传播途径

1. 接触传播 包括器械、设备及手直接接触,另外手机供水系统污染和吸唾器未彻底清洗也会形成以水为媒介的间接传播,是医院感染最常见的传播途径。

2. 空气传播 主要是以飞沫的形式进行传播,例如牙科治疗中高速手机、气水枪、超声波洁治机都会产生飞沫,并同时携带着病原微生物形成飞雾。

知识窗

七步洗手法

1. 洗手掌 流水湿润双手,涂抹洗手液(或肥皂),掌心相对,手指并拢相互揉搓。

2. 洗背侧指缝 手心对手背沿指缝相互揉搓,双手交换进行。

3. 洗掌侧指缝 掌心相对,双手交叉沿指缝相互揉搓。

4. 洗指背 弯曲各手指关节,半握拳把指背放在另一手掌心旋转揉搓,双手交换进行。

5. 洗拇指 一手握另一手大拇指旋转揉搓,双手交换进行。

6. 洗指尖 弯曲各手指关节,把指尖合拢在另一手掌心旋转揉搓,双手交换进行。

7. 洗手腕、手臂 揉搓手腕、手臂,双手交换进行。

注意:洗手前要摘取戒指、手表和其他装饰品,洗手全过程要认真揉搓双手15秒以上。

三、防护措施

1. 医护人员要进行免疫接种感染,比如乙型肝炎、结核等疫苗接种。

2. 所有临床操作都必须按照正确的洗手方法后戴医用手套,每个病人治疗结束后换手套。

3. 戴口罩和防护眼镜可防止或减少吸入牙科飞沫,治疗每个病人都应该使用新的口罩。

4. 工作服应每日更换,最好是长袖,医护人员离开诊疗区时应脱下工作服。

5. 配备良好的通风和强吸装置可以清除和减少飞沫,使感染的危险性降低。

6. 注意避免意外受伤 ①尖锐器械如车针等在应用和处理时必须引起高度重视,避免刺伤,一旦受伤,须立即采取正确的措施。②如果被污染的器械刺破,应该设法从伤口向外挤血,然后在流水下彻底冲洗伤口。③如果怀疑有被感染的可能,则应该向有关的专家咨询,采取必要的措施,如血液检查。

7. 要具备良好的无菌观念 ①有计划地准备器械,合理放置器械,将污染的器械放在固定区域,并加以覆盖。②难以消毒的器械或设备,如灯柄、椅位开关、头托等必须使用覆盖物,治疗完成后戴手套将覆盖物去除。③每个病人治疗后均需用对所用器械进行消毒。④治疗室应在每天工作结束后消毒和通风。

四、器械的消毒灭菌

消毒灭菌有三个步骤:灭菌前清洗、灭菌和无菌保存。

1. 灭菌前清洗 清洗牙科器械要用温水、清洗剂、长把刷子。清洗时要注意个人防护,戴厚的橡胶手套、围裙及护目镜。需干燥的器械清洗后应该干燥,使用高压蒸汽灭菌的器械都应该先包装后消毒。

2. 灭菌 口腔科常用的灭菌方法有高压蒸汽灭菌和化学灭菌两种。前者在口腔科最常用,要求配备抽真空的高压蒸汽炉。化学灭菌只用于无法采用常规方法进行灭菌的器械,用于灭菌的化学溶液多种多样,如8% 福尔马林、2% 戊二醛等,不同的消毒液有不同的浸泡时间、更换频率的要求,必须遵守化学品补充丢弃的规定。

3. 无菌保存 灭菌后,应该检查其包装是否完整,标记颜色是否改变。如要存放一段时间,则应该在包装上记下灭菌的日期。灭菌后的器械应放在有盖子的干燥容器内。

五、口腔科医院感染管理要求

1. 口腔科必须设器械清洗室和消毒室。

2. 保持室内清洁,每天操作结束后应进行终末消毒处理。

3. 对每位病人操作前后必须洗手,操作时必须戴口罩、帽子,必要时配戴防护镜。

4. 器械消毒灭菌应按照"去污染→清洗→消毒灭菌"的程序进行。

5. 凡接触病人伤口和血液的器械(如手机、车针、扩大针、拔牙钳、挺子、凿子、手术刀、牙周刮治器、洁牙器、敷料等)每人用后均应消毒灭菌。

6. 器械尽量采用物理灭菌法灭菌,有条件的医院可配备快速压力蒸汽灭菌器;如使用化学灭菌剂,每小时必须进行有效浓度的测定。

7. 修复技工室的印模、蜡块、石膏模型及各种修复体应使用中效以上消毒方法进行消毒。

8. X线检查室应严格控制拍片中的交叉感染。

9. 用过的敷料等医用垃圾的处理应按医院污物的管理要求进行。

(姜瑞中)

 思考题

1. 病人上颌后牙龋坏,经检查,需进行去腐备洞。

请问：

（1）如何进行治疗前准备？

（2）四手操作时如何进行位置安排？

（3）四手操作时护士需要做的工作是什么？

2. 凌晨三点医院来一个急诊病人，由于发生了交通事故，面部损伤严重，呼吸暂停处于休克状态，医生决定立即手术抢救。

请问：

（1）护士如何进行术前准备？

（2）术后如何进行常规护理？

第三章 口腔内科疾病病人的护理

学习目标

1. 理解和认同病人及家属对疾病所表现出的焦虑情绪,进行心理疏导,并对病人及家属进行健康指导。
2. 掌握龋病及牙周组织病的临床特征及健康指导要点。
3. 掌握牙髓病和根尖周病疼痛的特点及相关护理措施。
4. 熟悉口腔单纯疱疹和复发性口腔溃疡的临床特点及护理措施。
5. 了解本章口腔内科疾病的常见病因。
6. 通过正确评估病人状况,做出护理诊断,并制订相应护理计划,采取正确的护理措施。

第一节 牙体组织病病人的护理

工作情景与任务

导入情景:

　　病人李大姐,35岁,三天前起左侧上颌后牙剧烈疼痛,进食及夜间疼痛加剧。病人自述一年前曾患龋齿未治疗。检查发现:左上颌第一磨牙有穿髓深龋,探痛明显,冷热刺激疼痛加重。病人呈明显痛苦面容。

工作任务:

　　1. 写出该病人的护理诊断。
　　2. 对该病人做出正确的护理指导。
　　3. 为该病人制订健康教育计划。

一、龋病

　　龋病(dental caries)是在以细菌为主的多种因素影响下,牙体硬组织发生慢性进行性破坏的一种疾病。

　　【护理评估】

　　（一）健康史

　　目前把龋病的发生归结为细菌、食物、宿主、时间共同作用的结果。

1. 细菌 常见致龋菌是变形链球菌、乳酸杆菌等。

2. 食物 糖类食物易被致龋菌分解成酸,裂解牙体硬组织,引发龋病。

3. 宿主 ①牙齿的形态、结构、排列和成分均与龋病的发生有关,如牙齿窝、沟、颈部、排列不齐、错位、接触不良不易清洁,导致细菌、食物滞留,易发龋病。②唾液的量、性质和龋病的发生有关。

4. 时间 龋病的发生和发展是一个缓慢的过程,因此保持口腔卫生对龋病的预防有重要意义。

(二)身体状况

临床上为了便于诊断和治疗,根据龋坏程度分为浅龋、中龋及深龋(图 3-3-1)

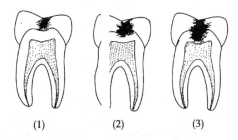

图 3-3-1 龋病的三个阶段
(1)浅龋;(2)中龋;(3)深龋

1. 浅龋 龋损局限于牙齿的牙釉质或牙骨质,初期表现为龋损部位色泽变黑,色素沉着区下方为龋白斑,呈白垩色改变,继之成为黄褐色或黑色。病人无自觉症状,探诊有粗糙感或有浅层龋洞形成。

2. 中龋 龋损已经进展到牙本质浅层,形成龋洞。病人对冷、热、酸、甜等刺激较为敏感,对冷刺激尤其明显,但去除外界刺激后,症状即可消失。

3. 深龋 龋损进展到牙本质深层时为深龋,临床上可看见较深的龋洞,由于深龋病变接近牙髓,所以对温度变化及化学刺激敏感,食物嵌入洞内压迫发生疼痛,探查龋洞时酸痛明显,但无自发性痛。

(三)辅助检查

1. 牙髓活力测试 通过冷热刺激或电刺激了解牙髓活力。

2. X 线检查 可检查有无邻面龋或颈部龋,了解龋洞的深度。

(四)心理 - 社会状况

由于龋病病程缓慢,早期症状不明显,因此不易受到病人的重视,常延误了治疗时机。当龋病发展至牙痛或发生牙髓炎、根尖周炎等并发症时才去就诊。病人普遍对治疗存在恐惧心理。

【治疗要点】

早期浅龋采用药物治疗的方法抑制龋病的发展,常用的药物有 75% 氟化钠甘油糊剂和 10% 硝酸银。方法是将其涂于患处,使病变终止或消除。当牙体组织破坏形成龋洞时,则采用充填术修复缺损。

【常见护理诊断 / 问题】

1. 牙齿异常 与疾病导致牙体龋洞有关。

2. 舒适受损:对冷、热、酸、甜刺激过度敏感 与牙齿龋坏造成牙本质外露有关。

3. 知识缺乏:缺乏龋病的防治相关知识。

4. 潜在并发症:牙髓炎、根尖周炎。

【护理措施】

(一)专科护理

1. 术前准备 ①评估病人全身状况,耐心向病人解释病情,介绍治疗方法,消除病人对治疗的恐惧心理,使其能积极地配合医生完成各项治疗。②依据病人情况选择合适器械及充填材料,如高速手机、各型车针、咬合纸、小棉球、银汞合金、复合树脂、玻璃离子粘固粉等。

2. 术中配合

（1）安排病人体位,根据治疗的需要调节椅位及光源。

（2）协助医生制备洞形,例如牵拉口角,用吸唾器及时吸净唾液及冷却液。

（3）遵医嘱调拌所需垫底材料及充填材料。

（4）清理用物,将所用车针、器械清洗消毒后备用。

3. 术后指导　依据病人情况交代其注意事项,例如银汞合金充填的牙齿 24 小时内不能咀嚼食物,以免充填物脱落。深龋充填后如有疼痛应及时到医院复诊。

（二）健康指导

1. 保持口腔卫生　指导病人采用正确的刷牙方法,养成早晚刷牙,饭后漱口的习惯。尤其是睡前刷牙更为重要,以减少菌斑及食物残渣的滞留时间。

2. 定期口腔检查　建议病人每半年到一年做一次口腔检查,以便早期发现龋病,及时治疗。

3. 合理饮食　少吃含糖类食物,鼓励多吃富含纤维的食物,如蔬菜等。喜好甜食者,可使用蔗糖代用品,如木糖醇、甘露醇等,防止和降低龋病的发生。

4. 采取特殊的防护措施　如使用含氟牙膏,对儿童进行牙齿窝沟封闭;中老年人可经常做牙龈按摩或叩齿运动,有利于牙齿的稳健。

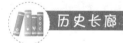 历史长廊

古代人拿什么补牙?

随着口腔医学科学的发展,各种充填材料相继问世并在临床得以应用。人们不禁好奇:在科学技术尚不发达的古代,古代人拿什么补牙? 公元 1 世纪,罗马的 Celsus 曾用棉绒、铅和其他物质充填大的龋洞,这可能是最早的龋洞充填材料。

在中国唐代,有用银膏补牙的记载。银膏的主要成分是银、汞、锡,与现代的银汞合金很相似。公元 1050—1122 年间,人们用研碎的乳香、明矾蜂蜜充填窝洞。大约在 1480 年,意大利人发明了用金箔充填龋洞。19 世纪中期,氧化锌丁香油酚水门汀和磷酸锌水门汀相继出现并沿用至今。

二、牙髓病

牙髓病（dental pulp disease）是指发生在牙髓组织的疾病。包括可复性牙髓炎、不可复性牙髓炎、牙髓坏死、牙内吸收和牙髓钙化。

【护理评估】

（一）健康史

1. 细菌感染　①龋洞内的细菌及毒素进入牙髓而引起牙髓炎。②牙周组织病,其细菌经根尖孔进入髓腔引起逆行感染。

2. 化学及物理因素如温度、电流刺激亦可引起牙髓炎。

（二）身体状况

1. 可复性牙髓炎　主要表现为患牙受冷、热、酸、甜刺激时,立即出现短暂的疼痛,尤其

对冷刺激尤为敏感,刺激去除疼痛随即缓解,无自发痛。

2. 不可复性牙髓炎

(1)急性牙髓炎:发病急,剧烈疼痛。疼痛的特点是:自发性、阵发性疼痛、夜间加剧、疼痛不能定位、温度刺激加剧。当牙髓化脓时对热刺激极为敏感,而遇冷刺激则能缓解疼痛,临床上常见病人口含冷水止痛。检查时可探及近髓的深龋,探痛明显。

(2)慢性牙髓炎:病人可有长期冷热刺激痛的病史,患牙常有咬合不适或轻度叩痛,且病人多能定位患牙。检查可见穿髓孔或牙髓息肉。

(3)牙髓坏死:病人一般无自觉症状,主要表现为牙冠变色,呈暗黄色或灰色,无光泽,牙髓活力试验无反应。

(4)牙内吸收与牙髓钙化:一般不引起临床症状。

(三)辅助检查

用电活力测试牙髓活力、温度试验及叩诊可帮助确定患牙;X线牙片有助于龋齿部位的检查。

(四)心理 - 社会状况

急性牙髓炎病人疼痛剧烈,常急诊就医,迫切要求医生立即为其解除痛苦,但又对钻牙有恐惧心理。

【治疗要点】

用药物或开髓减压的方法缓解疼痛。尽量保存活髓,如为年轻恒牙且炎症只波及冠髓或部分冠髓者,常采用盖髓术或活髓切断术;如不能保存活髓应尽量保存患牙,可行根管治疗术或牙髓塑化治疗等。

【常见护理诊断/问题】

1. 急性疼痛 与炎症引起血管扩张、牙髓腔压力增加,压迫神经所致有关。

2. 焦虑 与疼痛反复发作且干扰病人睡眠有关。

3. 恐惧 与病人惧怕疼痛或治疗有关。

4. 知识缺乏:缺乏本病的相关知识。

【护理措施】

(一)应急止痛治疗的护理

1. 开髓引流 是最有效的止痛方法。应先对病人进行心理安慰,稳定其情绪,并说明开髓的目的,消除恐惧心理,以取得病人的合作。协助医生用牙钻或探针迅速刺穿牙髓腔,使髓腔内的炎性渗出物得以引流,从而降低牙髓腔的压力,缓解疼痛。

2. 药物止痛 对于未开髓的病人,遵医嘱给予丁香油或樟脑酚棉球置于龋洞内暂时止痛,同时口服止痛药。

(二)专科护理

1. 保存活髓治疗的护理(以活髓切断术为例)

(1)术前准备:术前护士准备好各种无菌器械、局麻药剂、消毒剂及暂封材料。

(2)协助医生完成治疗:隔离唾液、清洗窝洞、调制氢氧化钙等盖髓剂。

(3)嘱病人2~4周复诊,无自觉症状后可作永久性充填。

2. 保存患牙治疗的护理(以根管治疗术为例)

(1)术前准备:除充填术使用的器械外,另备根管扩挫针、光滑髓针、拔髓针、根管充填器、根管充填材料、消毒棉捻和消毒用的药品等。

（2）术中配合医生完成治疗：①根管预备时冲洗根管。②根管消毒后暂封窝洞。③根管充填时调拌根充材料。

（三）健康指导

向病人讲解牙髓病的发病原因、治疗方法和目的，以及牙病早期治疗的重要性。

三、根尖周病

根尖周病（periapical diseases）是指牙齿根尖部及其周围组织病变的总称。根尖周围组织包括根尖部的牙骨质、牙周膜和牙槽骨。临床上分为急性根尖周炎和慢性根尖周炎，而以慢性根尖周炎最为常见。

【护理评估】

（一）健康史

1. 感染　根尖周炎多由感染的牙髓通过根尖孔刺激根尖周组织，引起急性感染。

2. 创伤　牙髓治疗时药物渗出根尖孔刺激根尖周围组织或者外力直接损伤根尖周围组织导致炎症。

（二）身体状况

1. 急性根尖周炎　大多数均为慢性根尖周炎急性发作所致。表现为自发性剧烈、持续的跳痛，牙齿有明显伸长感，咀嚼时疼痛加重，病人能指出患牙。若病情继续发展，脓肿达到骨膜及黏膜下时，颌面部相应区域肿胀，可扪及波动感。患牙更觉浮起，疼痛更加剧烈。可伴有体温升高，身体乏力等全身症状。

2. 慢性根尖周炎　一般无明显自觉症状，或症状较轻，常有反复肿胀疼痛的病史。口腔检查可发现患牙龋坏变色，牙髓坏死，无探痛但有轻微叩痛，根尖区牙龈可发现窦道孔。

（三）辅助检查

慢性根尖周炎由于牙髓坏死，牙髓活力测试无反应，X线片显示根尖区有稀疏阴影，或圆形透射区。

（四）心理 - 社会状况

急性根尖周炎病人患牙出现的剧烈疼痛，常常出现焦虑不安。而慢性根尖周炎病人因治疗疗程长，缺乏治疗耐心。

【治疗要点】

1. 急性根尖周炎应首先开髓引流，缓解疼痛，然后进行根管治疗或牙髓塑化治疗。

2. 慢性根尖周炎主要采用根管治疗或牙髓塑化治疗。病变严重保守治疗无效者，则应拔除患牙。

【常见护理诊断／问题】

1. 急性疼痛　与根尖周炎急性发作，牙槽脓肿未引流或引流不畅有关。

2. 体温升高　与根尖周组织急性感染有关。

3. 口腔黏膜改变　与慢性根尖周炎引起瘘管有关。

4. 焦虑　与咀嚼不适、牙体颜色改变有关。

5. 知识缺乏：缺乏根尖周病治疗及预防的相关知识。

【护理措施】

（一）一般护理

嘱病人注意适当休息，高热病人多饮水，进食流质及半流质食物，注意口腔卫生。

（二）治疗配合

1. 开髓引流的治疗配合 开髓引流是控制急性根尖周炎的首要措施。医生打开髓腔，拔除根髓。拔除根髓后，护士抽吸 3% 过氧化氢溶液及生理盐水，协助医生冲洗髓腔，吸净冲洗液，吹干髓腔及吸干根管，备消毒棉球供医生置入根管及髓腔内，防止食物嵌入。窝洞不封闭，以利引流。

2. 脓肿切开的治疗配合 对急性根尖周炎骨膜下或黏膜下已形成脓肿者，除根管引流外，同时切开排脓，才能有效控制炎症。切开脓肿前，护士遵医嘱准备麻醉药物，协助医生对术区进行清洁、消毒、隔湿准备。黏膜下脓肿表浅者可用 2% 丁卡因表面麻醉或氯乙烷冷冻麻醉，骨膜下脓肿多用阻滞麻醉。深部脓肿术后放置橡皮引流条。

（三）病情观察

密切观察病人，开髓引流后疼痛是否缓解；脓肿切开后症状是否缓解，体温是否恢复正常；牙髓塑化治疗术后是否疼痛及疼痛是否加剧等。

（四）心理护理

向病人解释治疗过程和可能出现的问题，及通过以上治疗后可以达到的预期效果，消除病人的焦虑情绪，使病人树立治疗疾病的信心。

（五）健康指导

使病人了解根尖周炎的发病原因，治疗过程及可能出现的问题。告知急性根尖周炎的病人开髓减压及脓肿切开仅为应急处理，当症状消退后，必须继续采用根除病源的治疗方法，即根管治疗或牙髓塑化治疗，才能达到消除病源的目的。嘱病人按医嘱准时复诊，保持治疗的连续性，以达到治疗的最佳效果。根管治疗后牙体组织变脆，嘱病人避免用患牙咬硬物，防止牙体崩裂。避免食用刺激性食物，注意口腔卫生。

第二节 牙周组织病病人的护理

 工作情景与任务

导入情景：

病人张大爷，58 岁，近半月来感觉咀嚼食物时不敢用力，咀嚼时伴有疼痛，因此就诊。检查发现：全口多数牙齿均有松动，左上颌第一磨牙达松动Ⅱ度，根分叉暴露，全口牙龈充血明显，牙石较多，询问其得知刷牙不规律，口腔卫生习惯差，且有吸烟饮酒不良嗜好。

工作任务：

1. 指导张大爷进行口腔清洁。
2. 为张大爷制订健康教育计划。

牙周组织病指牙齿支持组织，包括牙龈、牙周膜、牙槽骨及牙骨质发生的慢性、非特异性、感染性疾病。其中以牙龈炎和牙周炎最为常见。在口腔疾病中牙周病与龋病一样，是人类最常见的疾病之一，随着年龄的增长，患病率和严重程度也逐渐增高。

一、牙龈炎

牙龈炎（gingivitis）是指于龈乳头和龈缘的炎症，严重时可累及附着龈。牙龈炎的病变是可逆的，一旦病因去除，炎症消退，牙龈便可恢复正常；否则可发展成为牙周炎。

【护理评估】

（一）健康史

1. 局部因素　牙菌斑是最主要的病因，如口腔卫生不良，形成牙结石，以及其他因素如食物嵌塞、不良修复体及牙错位拥挤，均可促进菌斑的积聚，引发或加重牙龈的炎症。

2. 全身因素　内分泌紊乱、维生素缺乏、营养障碍或系统性疾病也可引起或加重牙龈炎。另外有口呼吸习惯的病人可因上前牙区的唇侧长期暴露在空气中而致该区发生牙龈肥大，妊娠期由于性激素水平的改变也可使原有的慢性牙龈炎加重。了解病人身体状况及口腔情况，有无口呼吸习惯。

（二）身体状况

1. 症状　一般无明显自觉症状，偶有牙龈发痒、发胀等不适感。多数病人常因牙龈受到机械刺激，如刷牙、咀嚼、吸吮等引起出血或口臭、口腔异味而就诊。

2. 体征　牙龈充血、红肿、呈暗红色，点彩消失，表面光滑发亮，质地松软，缺乏弹性，龈沟深度可达 3mm 以上，探诊易出血。

（三）心理 - 社会状况

牙龈炎一般无自觉症状，容易被病人忽视而得不到及时治疗，当出现牙龈出血、口臭影响人际交往时，病人易产生孤独、焦虑或自卑心理。

【治疗要点】

去除局部刺激因素，配合局部的药物治疗。洁治术是去除牙结石和菌斑的基本治疗手段，即使用特制的锐利器械或超声波洁牙机去除龈上、龈下牙石，消除结石和菌斑对牙龈的刺激，以利于牙龈炎愈合。

【常见护理诊断 / 问题】

1. 口腔黏膜改变　与炎症引起牙龈乳头充血、红肿、点彩消失有关。

2. 牙齿异常　与口腔卫生不良，牙结石过多有关。

3. 知识缺乏：缺失牙齿保健知识。

【护理措施】

（一）用药护理

抽吸 3% 过氧化氢液与生理盐水供医生交替冲洗龈沟，涂布碘甘油；病情严重者，遵医嘱指导病人服用抗生素及维生素。

（二）洁治术护理

1. 术前准备

（1）向病人说明治疗的目的及操作方法，取得病人合作。

（2）根据病人情况，必要时作相关血液检查，如有血液疾病或局部急性炎症，应停止手术。

（3）准备好消毒的洁治器械或超声波洁牙机。龈上洁治器包括镰形洁治器、锄形洁治器；龈下刮治器包括锄形刮治器、匙形刮治器、根面锉等。

（4）嘱病人用 0.1% 氯己定溶液含漱 1~3 分钟。

2. 术中配合

（1）调节椅位:治疗上颌牙时,使病人殆平面与地面呈 45°角;治疗下颌牙时,殆平面与地面平行,便于医生操作。

（2）根据洁治术的牙位及医生使用器械的习惯,摆放好所需的洁治器。

（3）术中协助牵拉口角,吸净冲洗液,若出血较多用 0.1% 肾上腺素棉球止血。

（4）牙石去除后,备橡皮杯蘸磨光粉或脱敏糊剂打磨牙面,龈下刮治则用锉形器磨光根面。

（5）冲洗上药:用 3% 过氧化氢液及生理盐水交替冲洗,拭干手术区,用镊子夹持碘甘油置于龈沟内。

（三）心理护理

告知病人治疗后牙龈炎的口臭等症状会很快消失,恢复病人的社交信心。

（四）健康指导

1. 开展卫生宣教,指导病人正确的刷牙方法及其他保持口腔卫生的措施,如牙线及牙签的正确使用。

2. 增强病人防病意识,积极治疗牙龈炎并定期复查,以巩固治疗效果。避免导致牙周炎而对口腔健康带来更大的危害。

二、牙周炎

牙周炎(periodontitis)是发生在牙周支持组织的慢性破坏性疾病,表现为牙龈、牙周膜、牙骨质及牙槽骨均发生改变。除有牙龈炎的症状外,牙周袋的形成是其主要临床特点。

【护理评估】

（一）健康史

1. 局部促进因素 牙石、食物嵌塞、不良修复体、牙排列拥挤等。

2. 全身因素 营养代谢障碍、内分泌紊乱、精神因素等。

（二）身体状况

1. 牙龈肿胀出血 组织水肿,颜色暗红,点彩消失,在刷牙、咀嚼时易出血。

2. 牙周袋形成 由于炎症刺激,牙周膜纤维破坏,牙槽骨逐渐吸收,牙龈与牙根面分离,使龈沟破坏加深到 3mm 以上,形成病理性牙周袋。

3. 牙周袋溢脓及牙周脓肿 由于牙周袋内细菌感染,出现慢性化脓性炎症。轻压牙周袋外壁,有脓液溢出,并伴有口臭。当机体抵抗力下降或牙周袋内的炎性渗出液排出不畅时,可出现急性炎症,形成牙周脓肿。表现为近龈缘处局部呈卵圆形突起,红肿疼痛,严重病例可出现全身不适,体温升高,常伴有区域性淋巴结肿大等症状。

4. 牙齿松动 随着牙周组织的破坏,出现牙齿松动,咀嚼功能下降或丧失。

（三）辅助检查

X 线片显示牙槽骨吸收,牙周间隙增宽,硬骨板模糊,骨小梁疏松等。

（四）心理 - 社会状况

牙周炎为慢性疾病,早期症状较轻,容易被忽视而得不到及时治疗,或由于惧怕口腔治疗而不愿到医院就诊。晚期由于牙周组织破坏严重,常影响咀嚼功能和面容,且疗效不佳,病人表现出苦恼、焦虑。

【治疗要点】

需采用综合治疗的方法,即控制菌斑、清除牙结石、去除牙周袋及药物治疗。病情控制后需要坚持定期复查,才能使疗效得到长期稳定的保持。

【常见护理诊断/问题】

1. 口腔黏膜改变　与牙龈炎症导致充血水肿有关。

2. 社交障碍　与口臭有关。

3. 知识缺乏:缺乏口腔卫生保健知识,对疾病早期治疗的重要性认识不足。

【护理措施】

1. 指导病人合理营养饮食,增加维生素 A、维生素 C 的摄入,禁烟酒。

2. 遵医嘱用药　让病人口服抗生素,用氯己定抗菌类漱口剂,局部用 3% 过氧化氢溶液冲洗,牙周袋内涂碘甘油或碘酚等药物,涂擦时应避免灼伤临近黏膜组织。

3. 协助医生进行洁治术　取出口腔内不良修复体,消除食物嵌塞等局部刺激因素。

(1)术前准备:术前准备好相应的器械、物品;嘱病人用 0.1% 氯己定溶液含漱 5 分钟,牙周手术时还需用 75% 乙醇消毒口周皮肤、铺消毒巾。

(2)术中配合:协助医生牵拉口角、口唇,止血,吸取冲洗液,保持术野清晰。

(3)术后护理:牙周手术后,嘱病人注意保护创口,24 小时内不要漱口、刷牙,进温软饮食,遵医嘱服抗生素以防止感染,术后 1 周拆线,术后 6 周勿探测牙周袋。

4. 健康指导　①向病人介绍牙周病的预防知识,消除病人的心理压力和思想顾虑,增强病人的治疗信心。②做好口腔卫生保健指导,养成饭后漱口及早晚刷牙的习惯。指导牙线和牙签的正确使用,牙龈按摩等。③牙周炎术后应定期复诊,以巩固疗效防止疾病的发展。

 知识窗

口臭的原因

1. 口腔卫生不良　长期不刷牙、不漱口,或刷牙马马虎虎,是最常见的口臭原因。

2. 义齿清洁不佳　有些佩戴义齿的人不注意义齿的清洁,口腔内也会有异味。

3. 口腔疾病　龋坏牙齿窝洞中的腐质,牙周疾病使牙龈长期处于炎症状态,有的脓肿出血,溃烂流脓,也易产生一种腐败的恶臭气味。

4. 全身性疾病　如消化不良、化脓性支气管炎、肺脓肿等,都会经呼吸道排出臭味,表现为口臭。此外,邻近器官的疾病,如鼻咽部疾病,也可导致口臭。

5. 特殊食物癖好　食用大蒜、大葱时,口、胃中都会有令人不快的气味。

6. 唾液流量不足令口腔干燥　唾液有清洁口腔的功能,唾液流量不足,口腔内的坏死细胞便会聚集在舌头、牙面及面颊部,发生腐坏而产生口臭。

第三节　口腔黏膜病病人的护理

 工作情景与任务

情景导入

病人张阿姨,40 岁,口腔反复发生溃疡 1 年余,每次发作持续一周左右,疼痛难忍,影响进食。溃疡多发生在颊黏膜及舌部,散在分布,每次发作大约有 2~4 个溃疡,直径约

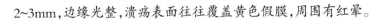

2~3mm,边缘光整,溃疡表面往往覆盖黄色假膜,周围有红晕。

工作任务:

1. 为张阿姨止痛。

2. 对张阿姨做健康指导。

一、复发性口腔溃疡

复发性口腔溃疡是一种常见的口腔黏膜溃疡性损害,发病率居口腔黏膜病之首,具有复发性与自限性。

【护理评估】

（一）健康史

本病的病因目前尚不明确,与免疫功能紊乱、感染（病毒或细菌）、胃肠功能紊乱、疲劳、精神刺激等因素有关,女性月经期或更年期也常伴发此病。

（二）身体状况

临床上将本病分为以下三种类型:

1. 轻型 多见于青少年,好发于唇、舌缘、颊、舌尖、前庭沟等处。初期仅有黏膜充血不适,出现单个或多个粟粒大小的红点,随之破溃形成圆形或椭圆形溃疡,直径约2~3mm,溃疡中央稍凹下,上面覆盖一层灰黄色假膜,四周黏膜充血形成红晕,疼痛明显,遇刺激疼痛加剧,影响病人说话与进食。约7~10天溃疡自愈,愈合后不留瘢痕。经过一段间歇期又在口腔另一部位复发。

2. 重型 发作时溃疡较大,直径可达10~20mm,可深达黏膜下层甚至肌层,边缘不规则且隆起,中央凹陷,疼痛剧烈,口腔黏膜各部位均可发生,尤其多发于舌、颊、软腭、扁桃体周围、咽旁等处,病程可长达数月,愈合后留有明显瘢痕（图3-3-2）。

3. 疱疹样溃疡 溃疡小而多,散在分布在黏膜任何部位,直径小于2mm,可达数十个之多。邻近溃疡可融合成片,黏膜充血,疼痛,可伴有头痛、低热、全身不适,局部淋巴结肿大。有自限性,不留瘢痕。

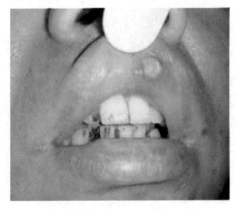

图3-3-2 口腔溃疡

（三）心理-社会状况

因溃疡反复发作,局部疼痛,且疗效不佳,病人痛苦、焦虑。因进食加剧疼痛,病人常惧怕进食,求治心切。

【治疗要点】

1. 全身治疗 ①针对病因治疗。②免疫抑制剂使用,如糖皮质激素。③对免疫功能减退者,可选用免疫增强剂如转移因子。④其他:补充维生素、微量元素等。

2. 局部治疗 消炎、止痛、预防感染及促进创面愈合。常用口腔溃疡药膜贴敷,一日数次;金霉素甘油糊剂涂布;中药养阴生肌散、西瓜霜等撒于患处。单个溃疡可用10%硝酸银或 50% 三氯醋酸等烧灼。

【常见护理诊断 / 问题】

1. 急性疼痛　与口腔黏膜受损有关。

2. 口腔黏膜改变　与口腔内溃疡形成有关。

3. 焦虑　与溃疡反复发作,难以根治有关。

【护理措施】

1. 嘱病人充分休息,给予全流、半流温凉易消化饮食,避免刺激性食物。疼痛剧烈的可在进食前用 0.5% 盐酸达克罗宁液涂布溃疡面。

2. 协助医生做好局部治疗:如 10% 硝酸银局部烧灼溃疡时,护士应协助隔离唾液、压舌,以防药液超出溃疡面,伤及周围正常黏膜。

3. 观察药效及有无毒副作用,密切观察溃疡面的愈合情况及有无继发感染。

4. 耐心解释病情,使其了解本病有自限性。对重型溃疡病人,帮助其止痛,减少痛苦,减轻其焦虑情绪,鼓励病人树立信心,积极配合治疗。

5. 健康指导　①均衡饮食,少食刺激性食物,多食新鲜的水果和蔬菜,避免和减少诱发因素,防止复发。②注意口腔卫生,餐后漱口,早晚刷牙。

二、口腔单纯疱疹

口腔单纯疱疹(oral herpes simplex)是口腔黏膜常见的急性传染性发疱性病变,在口腔黏膜处称为疱疹性口炎,单独发生在口周皮肤者称唇疱疹。

【护理评估】

(一) 健康史

1. 病原体　Ⅰ型单纯疱疹病毒。

2. 诱因　初次感染后,病毒潜伏于机体内,当机体抵抗力下降或存在局部刺激因素时,病毒可活跃繁殖,导致疱疹复发。传染途径为飞沫、唾液和接触疱疹液传染。

(二) 身体状况

1. 疱疹性口炎　好发于 6 岁以下的儿童,以 6 个月 ~2 岁的婴幼儿多见。初起时常有发热、头痛、乏力,甚至咽喉疼痛等急性症状,患儿烦躁哭闹、流涎、拒食。经过 1~2 天后,口腔黏膜广泛性充血水肿,继而成簇出现针尖大小透明水疱,并迅速破溃形成表浅小溃疡,小溃疡也可融合形成较大溃疡,表面凹陷,边缘不整齐,其上覆盖黄白色假膜。如无继发感染,十天左右溃疡可自行愈合,且不留瘢痕。

2. 唇疱疹　常见于成年人,好发于唇红黏膜与皮肤交界处。开始时局部有灼热感,发痒,继之发生多数小水疱,常成簇,疱疹破溃后结痂,1~2 周后,痂皮脱落,局部可留下色素沉着。

(三) 心理 - 社会状况

疱疹性口炎患儿无法用语言表达,常表现为躁动不安、哭闹拒食,家属多焦虑。

【治疗要点】

1. 全身支持治疗　加强营养,补充多种维生素,必要时补充水分与电解质。如有发热者对症治疗。

2. 抗病毒治疗　依据病情选用阿昔洛韦、利巴韦林、干扰素、聚肌胞等抗病毒药物局部或全身使用。

【常见护理诊断/问题】

1. 急性疼痛　与疱疹破溃形成溃疡有关。

2. 口腔黏膜改变　与黏膜充血、水肿、溃烂有关。

【护理措施】

1. 遵医嘱应用抗病毒药物局部与全身使用。如3%阿昔洛韦软膏涂抹。继发感染时，局部用抗生素膏。

2. 对病人及患儿家属耐心讲解疾病的发病原因及注意事项，解除其焦虑心理。

3. 告知病人与家属，本病可复发，注意增强机体抵抗力，减少复发。

三、手足口病

手足口病（hand-foot-and-mouth disease，HFMD）又称发疹性水泡口腔炎，是一种由多种肠道病毒引起的以发热和手、足、口腔等部位的皮疹或疱疹为主要特征的传染病。婴幼儿和儿童常见，3岁以下年龄组发病率最高。

【护理评估】

（一）健康史

1. 病原体　引发手足口病的肠道病毒有20多种（型），其中以柯萨奇病毒A16型和肠道病毒71型最为常见。

2. 传染方式　多种方式传播，以接触传播为主，包括直接接触和接触病毒污染的毛巾、玩具等物品的间接接触，也可通过空气飞沫传播。

（二）身体状况

1. 症状　发热、口痛、厌食、全身不适等。重症病例可有嗜睡、易惊、头痛、呕吐、谵妄甚至昏迷。

2. 口腔黏膜出现散在疼痛性疱疹或溃疡，位于舌、颊黏膜及硬腭等处为多，也可波及软腭、牙龈、扁桃体和咽部。手、足出现斑丘疹，后转为疱疹，圆形或椭圆形，如米粒大小，数量不等，周围有红晕。皮疹消退后不留瘢痕或色素沉着，如有继发感染使皮肤损害加重。一般在一周内痊愈，预后良好。少数病例（尤其是小于3岁者）病情进展迅速，在发病1~5天左右可出现脑膜炎、脑炎、脑脊髓炎、肺水肿、循环障碍等，极少数病例病情危重，可致死亡。

（三）辅助检查

血液检查单核细胞比例增高。疱疹液可分离出病毒。

（四）心理-社会状况

重症患儿表现为躁动不安、哭闹拒食，家属担心、焦虑。

【治疗要点】

一旦确诊，立即向上级部门报告，并转诊传染病科治疗。本病如无并发症，预后一般良好，多在一周内痊愈。①隔离患儿，接触者应注意消毒隔离，避免交叉感染。②对症治疗。③全身支持治疗：加强营养，补充多种维生素，必要时补充水分与电解质。④抗病毒治疗：依据病情局部或全身使用抗病毒药物。

【常见护理诊断/问题】

1. 体温过高　与病毒感染有关。

2. 口腔黏膜改变　与黏膜丘疹、疱疹有关。

3. 潜在并发症：脑炎、肺水肿、心力衰竭等。

207

【护理措施】

1. 做好患儿及病人的消毒、隔离工作。看护人接触儿童前、替幼童更换尿布、处理粪便后均要洗手,并妥善处理污物。告知病人与家属,衣服、被褥要清洁,衣着要舒适、柔软,经常更换。剪短宝宝的指甲,必要时包裹宝宝双手,防止抓破皮疹。

2. 遵医嘱应用抗病毒药物局部与全身使用。如利巴韦林、干扰素等。

3. 做好口腔护理。口腔内疱疹及溃疡严重者,用漱口液含漱或涂患处。臀部有皮疹的宝宝,应随时清理其大小便,保持臀部清洁干燥。

4. 密切监测病情变化,尤其是脑、肺、心等重要脏器功能,有异常及时报告医生,并配合处理。

5. 本病流行期间不宜带儿童到人群聚集、空气流通差的公共场所,注意保持家庭环境卫生,居室要经常通风,勤晒衣被。饭前便后、外出后要用肥皂或洗手液等给儿童洗手,不要让儿童喝生水、吃生冷食物,避免接触患病儿童。婴幼儿使用的奶瓶、奶嘴使用前后应充分清洗。

6. 托幼单位每日进行晨检,发现可疑患儿时,采取及时送诊、居家休息的措施;对患儿所用的物品要立即进行消毒处理。儿童出现相关症状要及时到医疗机构就诊,医疗机构要及时向卫生和教育部门报告。

四、口腔念珠菌病

口腔念珠菌病(oral candidosis)又称为雪口病或鹅口疮,是由念珠菌属感染引起的口腔黏膜病。

【护理评估】

(一)健康史

1. 病原菌 为白色念珠菌,此菌常存在于正常人的口腔、肠道、阴道、皮肤等处,一般不致病。

2. 诱因 ①机体抵抗力下降:如大量使用免疫抑制剂;②大量应用广谱抗生素导致菌群失调;③口腔不洁;④婴儿常在分娩过程中被阴道念珠菌感染或通过被念珠菌污染的哺乳器及母亲乳头感染而致病。

(二)身体状况

本病多见于婴幼儿,好发部位为唇、颊、舌、腭等黏膜。其特征是病区黏膜先出现充血、水肿,随即出现散在凝乳状柔软小斑点,之后融合成白色或蓝色丝绒状斑片,继而斑片相互融合成大的白色凝乳状假膜,边界清楚,不易拭去,勉强拭去时,可见潮红的糜烂面及轻度出血,不久再度形成白色假膜。患儿常烦躁不安、啼哭、拒食,偶有低热,但全身反应一般较轻。当病损波及喉部时可能出现呼吸、吞咽困难。

(三)心理 - 社会状况

患儿常表现为躁动不安,哭闹拒食,家属也表现出烦躁及焦虑情绪,求治心切。

(四)辅助检查

涂片或培养时,显微镜下可见真菌菌丝和孢子。

【治疗要点】

去除不良因素,抗真菌治疗,增强机体免疫力。

【常见护理诊断 / 问题】

1. 口腔黏膜改变 与真菌引起黏膜充血、皲裂有关。

2. 吞咽困难 与病损波及喉部有关。

3. 知识缺乏:缺乏婴幼儿的保健知识和真菌疾病的相关预防知识。

【护理措施】

（一）专科护理

1. 遵医嘱给予 2%~4% 碳酸氢钠液擦拭或漱洗,使口腔呈碱性环境以抑制念珠菌的生长繁殖。

2. 病区用消毒纱布清洗后,涂抹制霉菌素液,每日 3~4 次。

3. 重症病人遵医嘱给予抗真菌药物,如伊曲康唑,注意观察药物副作用。

（二）健康指导

①指导患儿家属用温开水清洗婴幼儿口腔,哺乳用具及母亲乳头要清洗消毒,保持清洁。②长期使用抗生素与免疫抑制剂者,应注意机会感染。

（吴雅楠）

 思考题

1. 简述急性牙髓炎的感染途径和护理措施。

2. 病人小李,男性,28 岁。口内多处溃疡,疼痛不能进食;双颊及舌背黏膜,可见小米粒大小的溃疡十余个,散在分布,周围黏膜广泛充血红肿。以往曾有多次类似发作病史。诊断为“口腔溃疡”。

请问:

（1）小李的护理问题有哪些?

（2）如何对病人进行健康教育?

第四章　口腔外科疾病病人的护理

第一节　口腔颌面部感染病人的护理

口腔颌面部感染是口腔常见病,可由口腔内或外部的细菌引起,前者多为牙源性感染,后者多与损伤有关,常见口腔颌面部感染有冠周炎、颌面部间隙感染等。

一、冠周炎

 工作情景与任务

导入情景:

病人张同学,男性,19 岁,左下后牙区一月前无明显诱因出现胀痛不适,曾自服抗生素治疗(阿莫西林胶囊),症状好转,3 天前左下后牙区胀痛不适加重,自服抗生素无效。

工作任务:

1. 找出张同学的护理问题。
2. 对该张同学进行护理指导。

冠周炎(pericoronitis)是指在牙齿萌出过程中,牙冠周围软组织发生的炎症,多发生在下颌第三磨牙周围,故又叫智齿冠周炎或下颌第三磨牙冠周炎。多见 18~25 岁的青年人。

【护理评估】

（一）健康史

1. 牙齿萌出受阻　多为第三磨牙萌出受阻,冠周牙龈形成盲袋,食物残渣滞留,引发感染。

2. 机体抵抗力下降　感冒、疲劳、营养不良时可引发此病。

3. 牙龈创伤 局部牙龈创伤可引发冠周炎。

(二) 身体状况

1. 症状 磨牙后区肿痛不适,进食、咀嚼、吞咽时疼痛加重,严重时局部可呈自发性跳痛或放射痛。感染侵及咀嚼肌时,可张口受限。全身可出现畏寒、发热、头痛、食欲下降等症状。

2. 体征 口腔卫生差,下颌第三磨牙萌出不全,部分牙冠被牙龈组织覆盖,形成龈袋,龈袋可溢脓有恶臭,软组织红肿、触痛明显。下颌下淋巴结肿大、压痛,重者可面部肿胀(图 3-4-1)。

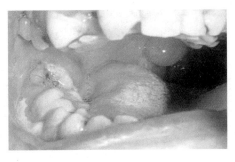

图 3-4-1 智齿冠周炎

(三) 辅助检查

血常规检查显示白细胞总数增多,中性粒细胞比例上升,核左移。X 线牙片可见第三磨牙形态及位置,常伴第三磨牙阻生。

(四) 心理 - 社会状况

发病初期,症状轻,病人易忽视,病情加重症状明显时,病人因疼痛剧烈而进食说话受阻,心理产生焦虑和紧张情绪,需拔牙者会产生恐惧感。

【治疗要点】

1. 急性期应以消炎、镇痛、切开引流、增强全身抵抗力的治疗为主。

2. 当炎症转入慢性期后,应尽早拔除阻生牙,以防感染再发。

【常见护理诊断 / 问题】

1. 急性疼痛 与冠周组织感染有关。

2. 吞咽张口障碍 与疼痛和牙龈肿胀有关。

3. 潜在并发症:颌面部间隙感染。

4. 知识缺乏:缺乏冠周炎疾病早期预防及治疗相关知识。

【护理措施】

(一) 一般护理

急性期注意休息,避免过度劳累。饮食宜清淡易消化、营养丰富,戒除烟酒。吞咽咀嚼困难者宜进流质或半流质食物。

(二) 专科护理

1. 协助医生进行局部治疗 ①炎症盲袋用 3% 过氧化氢溶液冲洗,清除袋内的食物残渣和脓液,蘸干后涂 2% 碘甘油或碘酚,每日 1~2 次。②脓肿成熟后切开引流。

2. 保持口腔清洁,用温盐水或含漱剂漱口,每天数次。

3. 全身支持疗法,遵医嘱应用足量抗生素,并观察其疗效和不良反应。

(三) 健康指导

讲解冠周炎的发病原因及早期治疗的重要性,普及口腔健康知识,对病灶牙要遵医嘱尽早拔除,防止复发。

二、口腔颌面部间隙感染

口腔颌面部解剖关系复杂,各层组织间存在大小不等而彼此连续的筋膜间隙,这些间隙由疏松结缔组织或脂肪组织填充,口内牙源性或涎源性感染严重时可沿这些阻力薄弱的结构扩散,形成口腔颌面部间隙感染,也叫颌周蜂窝织炎,多为需氧和厌氧菌引起的混合感染。

【护理评估】

（一）健康史

1. 感染 耳源性感染、冠周炎、根尖周炎等病情严重后均可引起颌面间隙感染。

2. 全身抵抗力差、免疫力低下。

（二）身体状况

1. 局部症状 红、肿、热、痛、功能障碍,浅层间隙的脓肿形成后可扪及波动感,深层间隙感染体征不明显,可表现为轻度肿胀、深压痛,脓肿不易自行溃破也不易触及波动感。

2. 口腔功能受损 当炎症侵及喉部、咽旁、口底等时,可出现张口受限和呼吸不畅。

3. 全身症状 感染在间隙之间可互相转移形成多间隙感染,常伴高烧,病情严重的可昏迷、休克。

（三）辅助检查

血液检查可见白细胞计数明显升高。

（四）心理 - 社会状况

口腔颌面部间隙感染因症状严重,病人担心预后,易产生焦虑、烦躁的心理。

【治疗要点】

1. 抗生素治疗,控制炎症。

2. 脓肿形成后,应及时切开引流。

3. 炎症控制后应处理相关病灶牙,确定骨髓炎的行死骨及病灶清除术。

4. 其他 局部物理疗法或外敷中药。

【常见的护理诊断及问题】

1. 急性疼痛 与炎症反应引起组织肿胀,神经受压有关。

2. 体温过高 与急性感染、体液不足有关。

3. 呼吸不畅 与组织肿胀挤压咽腔、气管有关。

4. 潜在并发症:海绵窦血栓静脉炎、脑脓肿、败血症等。

5. 知识缺乏:缺乏此疾病的早期预防及治疗的相关知识。

【护理目标】

1. 疼痛减轻或消失。

2. 体温恢复正常。

3. 病人呼吸困难症状缓解或消失。

4. 感染得到控制,无并发症发生。

5. 了解疾病相关知识,能配合治疗和护理。

【护理措施】

1. 生活护理 保证充足的休息,给高营养易消化的流质饮食,张口受限可用吸管进食。急性期应卧床休息,少说话,避免不良刺激。注意口腔护理,病情轻者,嘱其用温盐水或漱口液漱口,对重症病人可用 3% 过氧化氢液清洗。

2. 治疗配合 遵医嘱①应用抗生素并观察药物副作用。②症状严重的给予止痛剂、镇静剂。

3. 病情观察 观察脓肿大小、性状等变化。脓肿切开后,引流是否通畅。

4. 健康指导 普及口腔健康知识,叮嘱病人出院后注意事项。

【护理评价】

通过治疗和护理计划的实施,评价病人是否达到:①疼痛减轻或消失。②体温恢复正常。③病人呼吸顺畅。④无并发症发生。⑤了解疾病相关知识。

第二节　口腔颌面部损伤病人的护理

一、口腔颌面部损伤的特点和急救

1. 口腔颌面部血运丰富,伤后出血较多,应尽早采取措施止血。

2. 颌面损伤常累及牙,击碎的牙可向邻近组织内扩散,造成"二次弹片伤"。损伤可致牙列移位或咬合关系错乱,是诊断颌骨骨折的主要依据。另一方面,治疗牙、牙槽骨或颌骨损伤时,常需利用牙作为结扎固定的基牙来恢复正常的咬合关系。

3. 颌面部损伤时易伤及颅脑与颈部,伤后可出现昏迷、脑脊液漏、高位截瘫等。抢救时注意不要应用吗啡,以免抑制呼吸。

4. 口腔颌面部损伤时可因组织移位、肿胀、舌后坠、血凝块和分泌物的阻塞而影响呼吸或发生窒息。救治伤员时,应密切观察病人生命体征,防止窒息。

5. 口腔颌面部损伤后可影响张口、咀嚼、吞咽等功能,伤后需选用适当的饮食方法并注意口腔清洁。

6. 口腔颌面部腔窦多,如与创口相通,则易发生感染,应尽早清创缝合,应用抗生素。

7. 其他　颌面部受损后,常有不同程度的面部畸形,另外注意伤后有无涎瘘、面瘫等。

二、口腔颌面部损伤病人的护理

【护理评估】

(一)健康史

详细询问损伤的原因、时间、伤后症状、是否进行救治及救治情况。

(二)身体状况

1. 口腔颌面部软组织损伤　可分为闭合性损伤与开放性损伤。

(1)闭合性损伤:常见有挫伤,表现为疼痛、肿胀、皮肤变色、瘀血等。

(2)开放性损伤:常见有割伤、刺伤、撕裂伤、咬伤等,表现为皮肤破损、伤口出血疼痛,面颊软组织撕裂或缺损,骨面裸露,外形毁损和功能障碍等症状。

2. 牙与牙槽骨损伤

多在前牙区,常因碰撞、打击、跌倒或咀嚼硬物引起。轻则牙体松动,重则牙脱位、牙折断、牙槽骨折、咬合关系紊乱等。

3. 颌骨骨折

包括上颌骨骨折、下颌骨骨折及上下颌骨联合骨折。表现为局部疼痛、肿胀、出血、牙齿错位、殆关系紊乱、下唇麻木、张口受限,骨折片移位可引起面形改变。

(三)辅助检查

影像学检查帮助了解是否有骨折、异物等。

(四)心理 - 社会状况

病人因意外伤害可出现恐惧、惊慌,因担心面容毁损与疾病的预后而焦虑。

【治疗要点】

1. 有生命危险时,先抢救生命。

2. 软组织挫伤时,根据病情可冷敷或加压包扎止血;软组织开放伤,及时清创、复位缝合,缝合时注意尽量做到功能与面容的双重修复;舌损伤缝合时做纵向缝合,以便保留舌的长度和活动度;注意预防感染,注射破伤风抗毒素,动物咬伤的注射狂犬疫苗。

3. 牙轻度挫伤的调𬌗即可,严重的行结扎固定,如牙髓坏死,应行根管治疗。牙髓暴露者先做根管治疗,再修复牙冠。

4. 骨折者尽早复位与固定,合并软组织损伤的,先清创再行骨折固定。

【常见护理诊断 / 问题】

1. 急性疼痛　与外伤、骨折有关。

2. 窒息　与骨折后组织移位阻塞咽喉或是误吸血性分泌物入气管有关。

3. 牙齿异常:牙齿松动、脱落或咬合关系紊乱。

4. 口腔黏膜组织完整性受损　与外伤有关。

5. 有感染的危险　与开放性损伤有关。

6. 自我形象紊乱　与外伤后面部畸形、功能受损有关。

7. 恐惧、焦虑　与突然受到伤害,面部可能畸形有关。

【护理目标】

1. 病人疼痛减轻或消失。

2. 窒息现象解除,呼吸正常。

3. 牙齿功能恢复正常。

4. 受损的组织愈合,完整性恢复。

5. 无感染。

6. 尽量恢复正常面容或减少面部畸形。

7. 病人焦虑、恐惧消失,心态坦然。

【护理措施】

(一) 急救护理

1. 对急诊病人,应密切观察生命体征,准备好急救用品,做好手术准备。

2. 对有窒息的及时协助医生进行抢救,如气管切开;有急性出血的协助医生止血。

(二) 专科护理

1. 指导病人宜进清淡流质或半流质饮食,对腮腺损伤病人禁进辛辣刺激、酸甜食物,并在餐前半小时口服阿托品,抑制唾液分泌,防止腮瘘的形成。

2. 保持口腔清洁　根据情况选择合适的漱口液,刷牙时选用儿童牙刷轻轻刷洗。

3. 颌骨骨折病人的护理　协助医生行固定术,恢复正常的咬合关系,促使骨折愈合。

(三) 病情观察

1. 观察病人生命体征,如血压、呼吸、脉搏等,有异常情况及时告知医生。

2. 观察病人伤口是否有出血和感染迹象等。

3. 口内牙周固定的病人,应定期检查有无松脱移位,根据病情及时调整。

4. 观察腮腺损伤病人术后伤口及绷带包扎情况,绷带包扎太松病人易发生腮瘘,绷带包扎太紧影响病人的呼吸。

5. 面神经损伤病人应观察面神经各支的功能情况,遵医嘱给病人口服营养神经的药物。

（四）心理护理

安抚病人及家属的情绪，讲明可能出现的后果及处理方式，以便其正确对待伤情，配合治疗。

（五）健康指导

1. 颌间固定的病人注意口腔卫生，每次进食后都应进行口腔清洗。

2. 对颌骨骨折病人，应帮其掌握开口训练的时机与方法。

3. 全身状况较好的病人，应鼓励早下床并进行功能训练，促进康复，减少并发症。

【护理评价】

评价病人是否达到：①疼痛症状减轻或消失。②窒息现象解除，呼吸功能正常。③牙齿功能恢复正常，咬合关系良好。④受损的软组织愈合，完整性恢复。⑤无感染。⑥面部无畸形或容貌无大的改变。⑦病人焦虑恐惧减轻，心态坦然。

第三节 三叉神经痛病人的护理

三叉神经痛（trigeminal neuralgia，TN）是以一侧面部三叉神经分布区内反复发作的阵发性剧痛为主要特点的疾病，好发于 40 岁以上的中年女性。

【护理评估】

（一）健康史

三叉神经痛分为原发性和继发性两种。

1. 原发性 至今病因不明。

2. 继发性 与炎症、肿瘤、血管疾病等侵犯三叉神经有关。

（二）身体状况

1. 疼痛剧烈，呈电击样、针刺样、刀割样或撕裂样，可自发，也可诱发。

2. 病人口角、鼻翼、颊部或舌部为敏感区，轻触可诱发疼痛，称为扳机点或触发点。

3. 疼痛可持续数秒或 1~2 分钟，突发突止，病程呈周期性，发作可为数日、数周或数月不等，随着病程迁延发作次数将逐渐增多，发作时间延长，间歇期缩短，甚至为持续性发作，很少自愈。间歇期完全正常。

4. 严重病例可因疼痛出现面肌反射性抽搐。

（三）辅助检查

影像学检查、神经功能检查、寻找"扳机点"有助于诊断和治疗。

（四）心理 - 社会状况

因恐惧疼痛不敢洗脸、刷牙、进食，面部及口腔卫生差、面色憔悴、情绪低落，精神负担重。

【治疗要点】

1. 非手术治疗 ①镇静止痛：如卡马西平，苯妥英钠。②神经阻断治疗：局部注射利多卡因 + 硫酸镁，无水酒精。③其他：中医中药治疗、理疗等。

2. 手术治疗 如神经撕脱术。

【常见护理诊断 / 问题】

1. 急性疼痛 与口腔颌面部短暂、剧烈疼痛有关。

2. 焦虑 与疾病的突发引起病人的担心有关。

3. 语言沟通障碍 与疼痛造成语言困难或害怕引发疼痛不敢说话有关。

4. 知识缺乏:对疾病的早期发现和及时治疗认识不足。

【护理措施】

1. 针对病人疼痛遵医嘱给服止痛药,观察药物副作用。

2. 急性期宜卧床,避免吹风和寒冷刺激,避免强光直接照射及剧烈震动面部。

3. 鼓励病人进食,防止营养不良,采用神经分支阻滞疗法的应嘱病人进流食,少说话,避免饮用过热食物以防烫伤,不能进食的病人给予静脉补液维持水电解质平衡。

4. 做好口腔护理,保持卫生。预防诱发,减少说话,发作频繁的禁止说话,注意禁止碰及面部扳机点,以免触发。

5. 三叉神经痛病人易出现心情和行为的改变,护士应对病人热情,分析疾病可能的原因,解释治疗方案,耐心回答病人的问题,消除病人的焦虑、恐惧的心理,帮助病人树立战胜疾病的信心,告知病人稳定的情绪有益于疾病的恢复。

6. 鼓励病人写疼痛日记,以提供疼痛发作的准确信息。

7. 指导病人用音乐治疗法、分散注意力法等缓解疼痛。

第四节　先天性唇腭裂病人的护理

唇腭裂(cleft lip and palate)是口腔颌面部常见的先天性畸形。

【护理评估】

（一）健康史

1. 遗传因素 部分有唇腭裂家族史。

2. 环境因素 母亲在妊娠早期有病毒感染或服用某些药物比如维甲酸、抗惊厥剂,接触了放射性物质,营养失调、内分泌异常、创伤等。

3. 原因不明 许多散发病例无明显的遗传因素及环境因素。

（二）身体状况

可单独唇裂或单独腭裂,也可唇裂和腭裂同时发生。依据病变程度可影响病人进食、吸吮、发音、呼吸等功能。(图 3-4-2,图 3-4-3)

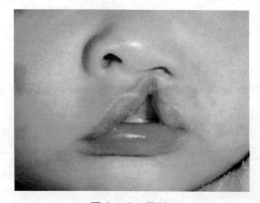

图 3-4-2　唇裂

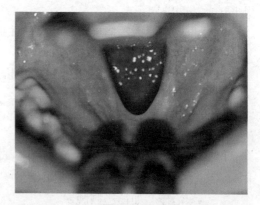

图 3-4-3　腭裂

（三）心理 - 社会状况

年龄稍大未得到及时治疗的患儿可表现为自卑、孤僻、胆小、社会退缩等心理。病人家属因担心手术效果和患儿的未来表现为紧张、焦虑。

【治疗要点】

均需要手术修复:单侧唇裂整复术一般在婴儿 3~6 个月时进行,双侧唇裂宜 6~12 个月施行手术。腭裂患儿需通过手术延长软腭,改善腭咽闭合。后期还需语言训练,同时进行心理辅导。

 知识拓展

"微笑列车"

"微笑列车"是美籍华人王嘉廉先生于 1999 年在美国发起并正式注册的非营利性慈善组织。这个组织的宗旨是为贫困的唇腭裂病人免费实施矫治手术。目前,此项工作已经发展成为一个集慈善、民政、医疗多部门大协作的全国性慈善项目。它的手术地区已经从最初的 4 个省的 4 家医院拓展到全国 30 个省、市、自治区的 140 多家医院,手术病人的年龄也从最初的贫困儿童扩大到 40 周岁的贫困成年病人,且已有数万余名贫困病人完成了唇腭裂的初期矫治。

【常见护理诊断/问题】

1. 吞咽困难 与腭裂造成的生理缺陷有关。

2. 语言沟通障碍 与说话不清有关。

3. 营养失调 与腭部畸形吸吮困难有关。

4. 社交孤立 与病人发音障碍、颌面部畸形有关。

5. 有感染的危险 与手术切口暴露有关。

6. 有窒息的危险 与全麻、术后呕吐、呼吸道分泌物增加有关。

【护理措施】

(一) 生活护理

1. 婴幼儿入院起停止母乳和奶瓶喂养,指导家属汤匙喂养。

2. 注意保暖,预防上呼吸道感染的发生。

(二) 专科护理

1. 全麻病人按全麻常规护理准备。

2. 术前做好口腔及皮肤黏膜准备。

3. 术后保持呼吸道通畅。

4. 保持安静,减少婴幼儿哭闹,以免增加创口张力,避免手部碰触唇弓及伤口。

5. 应用汤匙、滴管、小水壶等方法给予营养流质,保持口腔清洁,每次进食后应用含漱剂漱口,预防创口感染。

(三) 病情观察

术后应密切观察体温、伤口出血情况。若病人有连续吞咽动作应怀疑有活动性出血。遵医嘱使用药物,观察疗效及药物不良反应。

(四) 健康指导

对家长积极做好优生知识宣教,帮助家长学会正确的喂养方法和术后语言康复训练。

(姜瑞中)

思考题

1. 张同学,男性,19岁,左下后牙区胀痛不适,经检查诊断为冠周炎。

(1)冠周炎的疾病特征是什么?

(2)如何对此病展开护理工作?

(3)如何对病人进行此病相关的口腔宣教?

2. 病人发生交通事故,面部外伤严重,呼吸困难。

(1)可能引起病人呼吸困难的原因有什么?

(2)检查时发现病人耳道有液体流出,有可能是什么?

(3)如何进行休克抢救?

第五章　口腔常见治疗病人的护理及口腔预防保健

第一节　口腔常见治疗病人的护理

一、牙拔除术病人的护理

 情景导入与工作任务

导入情景：

病人，女性，25岁，欲拔除右下颌第三磨牙，麻醉后病人出现心悸、头晕、胸闷、面色苍白、全身冷汗、四肢厥冷无力，脉搏快而弱，血压下降。

工作任务：

评估病人状况，配合医生对病人实施急救。

牙拔除术（extraction of teeth）是口腔颌面外科最基本应用最广泛的手术，也是治疗某些牙病或由其引起的局部或全身疾病的手段。牙拔除术能够造成口内局部软硬组织不同程度的损伤，还会引起不同程度的体温、脉搏、血压的波动；同时，牙拔除术使病人对拔牙恐惧和产生紧张，因此，在牙拔除术整个治疗过程中，护士应主动做好与医生的配合和对病人的护理。

【牙拔除术的适应证及禁忌证】

（一）适应证

牙拔除术的适应证是相对的。首先应考虑牙的保存，以最大限度地保持功能及美观。

219

1. 牙体组织病损采用修复方法无法恢复和利用者。

2. 采用常规手术治疗已经无法治愈的牙周病患牙。

3. 牙外伤,牙根中 1/3 折断者。

4. 额外牙、埋伏牙、阻生牙、滞留乳牙。

5. 矫正治疗的需要。

6. 病灶牙。

7. 骨折累及的牙。

（二）禁忌证

1. 心脏病 以下心脏病情况为拔牙禁忌证或暂缓拔牙:①有近期心肌梗死病史;②近期心绞痛频繁发作;③病人有端坐呼吸、发绀、下肢水肿等症状;④心脏病合并高血压者,应控制血压后再拔牙;⑤三度或二度Ⅱ型房室传导阻滞,双束支阻滞、阿斯综合征病史者。

2. 高血压 血压控制后再拔牙,术中不可使用肾上腺素类药品。

3. 造血系统疾病 严重贫血者、白血病、恶性淋巴瘤、出血性疾病等病人。

4. 糖尿病 血糖未控制者暂缓拔牙。

5. 甲状腺功能亢进者。

6. 肾脏疾病。

7. 急性肝炎暂缓拔牙。

8. 妊娠及月经期应暂缓拔牙。

9. 牙源性感染急性期。

10. 恶性肿瘤。

11. 长期使用抗凝药物或肾上腺皮质激素治疗的病人禁止拔牙。

12. 神经精神疾患不易拔牙。

【护理评估】

（一）健康史

询问病人有无拔牙禁忌证中所含疾病或症状,有无晕针病史。

（二）身体状况

1. 病人一般身体状况的评估,如血压、脉搏、体温是否在正常范围。

2. 病人所患疾病属于拔牙禁忌证者,着重评估其相关身体指标。

3. 待拔除患牙的一般情况的评估 牙体组织是否完整、牙周及口腔卫生状况、牙齿松动情况。

4. 牙拔除术过程中部分病人因紧张、疼痛刺激等可出现心悸、头晕、胸闷、面色苍白、全身冷汗、四肢厥冷无力等症状。

（三）心理 - 社会状况

任何年龄或性别的病人均会对拔牙产生不同程度的恐惧,可通过询问拔牙前一晚的睡眠状况或等待过程中的表现以及同病人的交谈了解其心理状况。

【常见护理诊断 / 问题】

1. 焦虑、恐惧 与病人对疼痛的担心以及对预后未知有关。

2. 舒适受损 与拔牙创伤有关。

3. 潜在并发症:晕厥、术区出血、术后感染等。

【护理目标】

1. 病人焦虑、恐惧程度减轻,积极配合治疗及护理。

2. 病人无不适感或不适减轻。

3. 术后无并发症发生或并发症得到及时治疗与处理。

【护理措施】

（一）术前护理

1. 心理护理　①热情接待病人,解释拔牙术的手术方式、注意事项。②鼓励病人表达自身感受。③教会病人自我放松的方法。④针对个体情况进行针对性的心理护理。

2. 术前常规准备　①询问病人病史。②必要时术前进行麻醉药物或抗生素过敏皮试试验。③协助完善相关术前检查,如拍牙片、血常规检查等。④签手术同意书,向病人及家属介绍术中可能发生的情况,取得病人及家属的合作。⑤协助病人采取正确的治疗体位。⑥术区准备:检查病人口腔情况、有无义齿等,并协助病人用漱口液漱口,消毒术区,准备麻醉药物。⑦根据拔牙的位置准备相应的拔牙器械。⑧调整光源,使之集中在手术视野。

（二）术中护理

1. 护士严格遵守和执行无菌操作技术标准,准确传递器械,配合医生手术,协助劈牙和保护颞颌关节,并及时抽吸唾液、血液。

2. 密切观察病人拔牙中的变化,如病人的意识、呼吸、面色等,如果发现异常,及时报告医生,并配合处理。

（三）术后护理

1. 病情观察　观察拔牙区有无出血、病人有无不适等症状。

2. 心理护理和健康宣教　介绍拔牙后注意事项、饮食注意及可能出现的并发症及处理方法等。

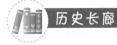 历史长廊

牙医发展史

牙医的开始早在中世纪的欧洲医学,那时的外科和牙科手术,一般都是由受过教育的僧侣实行。理发师经常协助僧侣手术,因为理发师去寺庙替僧侣剃头用的工具有利于手术。在1130—1163年,教皇法令禁止僧侣从事任何类型的手术和拔牙。1400年皇家法令禁止在法国理发师练习所有外科手术以及拔牙。1530年由Artzney Buchlein编写的《各种牙齿疾病大全》,是历史上第一本完全用于牙科的书,并在德国出版。而中国早在700年医疗文案就提及使用一种叫"银浆"的混合物治疗牙科疾病。在古代拔牙,由于没有麻醉剂,病人承受了不少痛苦,直到1844年美国一名牙科医生荷瑞斯·威尔斯将氧化亚氮吸入用于拔牙术,获得良好的效果,从而减轻了病人的痛苦。

二、牙种植术病人的护理

牙种植术(dental implants surgery)是在口内缺牙区的牙槽骨内植入种植体(人工牙根),待种植体骨结合后,再在其上端制作修复体的一种牙体缺失治疗方法。它能显著地提高病人的咀嚼功能,且不损伤邻牙,舒适度好,许多常规义齿难以解决的疑难病例通过种植义齿可得到满意效果。

种植系统通常由植入体、基台、上部结构三部分组成,植入体是植入骨内的部分,基台是种植体穿过软组织的部分,通常用螺丝将它固定在种植体上,上部结构指修复体通常为冠、桥、支架、附着体等结构(图 3-5-1,图 3-5-2)。

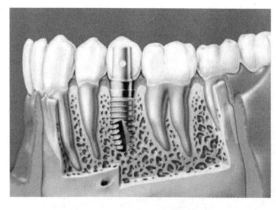

图 3-5-1 种植义齿示意图

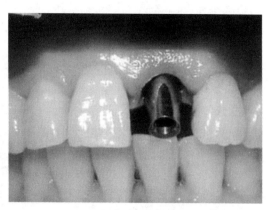

图 3-5-2 种植义齿基台

【牙种植术的适应证及禁忌证】

(一)适应证

1. 种植区有足够高度和宽度的健康骨质。

2. 口腔黏膜健康。

(二)禁忌证

1. 全身状况同拔牙禁忌证。

2. 对钛金属过敏者。

3. 其他 颌骨疾病、牙周病活动期、严重错𬌗、夜磨牙症等。

知识窗

人类的第三副牙齿

人的一生只有乳牙、恒牙两副牙齿。恒牙掉一颗则少一颗,不能再生。现代医学虽不能让人类再生一副新牙,但利用仿生学的方法研制成功了人工种植牙这种仿生器官,将其植入牙床后,不仅形态逼真、美观、感觉像真牙一样,而且能和真牙一样咀嚼食物。该种植技术能修复恒牙缺失,重建咀嚼功能,提高人类生存质量。因此说人工种植牙是科学技术进步为人类提供的第三副牙齿。

【护理评估】

(一)健康史

了解病人全身状况,有无药物过敏史,有无牙种植禁忌证。

(二)身体状况

了解牙缺失部位的情况及病人有无口腔黏膜疾病等。

(三)辅助检查

通过牙片、曲面断层片等影像学检查,了解牙槽骨的密度、骨量、邻近解剖结构及邻牙的情况。

（四）心理 - 社会状况

病人对牙种植手术的认识情况,是否了解手术过程,对手术效果的期望如何,对手术是否存在紧张、恐惧心理,经济情况如何。

【常见护理诊断 / 问题】

1. 知识缺乏:缺乏口腔种植手术相关知识。

2. 紧张、恐惧　与害怕手术疼痛、担心手术失败有关。

3. 自我形象紊乱　与牙齿缺失有关。

【护理措施】

（一）一般护理

评估病人身体状况,协助病人做好术前检查,向病人讲解手术过程及手术注意事项,以便术中配合。

（二）专科护理

1. 一期手术护理

（1）术前准备:①协助医生制取研究模型、X 线检查、化验检查、制作外科模板等,准备好手术室及所有物品、器械、药物准备,选择合适种植体。②核对病人信息,讲述手术步骤及注意事项,手术室可播放轻音乐,消除病人紧张心理。③调节病人椅位及光源,病人口腔含漱,进行口周及颌面皮肤消毒。

（2）术中护理:密切观察病人的生命体征,准确无误地向医生传递器械,协助医生暴露术野,及时吸出口腔涎液,窝洞制备完毕后,认真核对种植体后使用。

（3）术后护理:擦净病人口周血迹,检查清点器械数目并分类处理;登记手术信息,以备术后随访;观察病人生命体征和全身情况;术后立即拍 X 线片,了解种植体在牙槽骨的位置,观察有无出血;嘱 2 小时后可进温凉的流质饮食或软食,术后避免辛辣等刺激性食物,注意保持口腔卫生。

2. 二期手术的护理

（1）术前准备:拍摄 X 线片,确定种植体位置及与周围骨的结合情况,并检查口腔黏膜。

（2）手术用物及器械准备:一般手术用物同一期,特殊器械需准备牙龈成型基台、环形切刀、种植体修复螺丝刀等。

（3）术中护理配合:嘱病人用 1/5000 氯己定溶液漱口;协助医生确定种植体的位置,选择配套的牙龈成型基台,用螺丝刀将其固定于种植体上,7~10 天后再行修复。

3. 修复体制作过程的护理

（1）用物准备:特制的开孔托盘、硅橡胶印模材料、超硬石膏模型材料、调拌工具、人工牙龈材料、取模桩、种植体代型、种植螺丝刀等。

（2）护理配合:协助医生将中央螺丝固定于口内种植体上,调拌印模材料,协助医生制取准确印模,进行模型灌注,然后送技工室进行义齿制作。

（3）种植义齿的试戴与黏固:准备好咬合纸、黏固剂、去冠器、棉卷等。向病人介绍试戴过程及其注意事项,试戴完经病人认可后进行粘结。结束后,分类处理使用过的器械。

（三）健康指导

1. 一期手术后向病人及家属讲解种植体植入 1~3 个月是种植体与牙槽骨结合的关键时期,平时

边学边练

实训 3-4　取印模和灌模型技术

注意事项,与病人约定二期手术时间,一般为术后 3~6 个月,嘱按时复诊。

2. 种植术后向病人讲解种植义齿使用的注意事项,进行口腔健康知识宣教。嘱按时复诊,平时注意观察牙周情况,发现问题及时处理。

三、牙齿冷光美白病人的护理

牙冠色泽正常情况下为乳白色略黄,但随着年龄增长、饮茶、吸烟等因素会使牙冠色泽逐渐加深,影响美观,因此,牙齿美白需求在口腔临床越来越多。冷光美白是利用冷光与化学美白剂去除牙齿表面及深层附着的色素,从而达到美白的效果,是目前较先进的牙齿美白技术。

冷光美白使用的仪器称为冷光美白仪(图 3-5-3)。牙齿冷光美白技术,可提高牙齿色泽 5~14 个 Vita 色阶,操作过程仅需三十分钟,无副作用,美白效果可维持两年以上,因此,冷光美白技术亦逐渐被大家接受,成为牙齿美白首选方法。

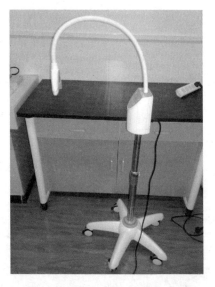

图 3-5-3   冷光美白仪

 知识窗

Vita 色阶

口腔修复临床制作烤瓷牙时色泽的选择是非常重要的,目前,临床常用选色标准是由德国 Vita 公司研发的 3D-vita 比色系统,3D 比色板共有 26 个牙色,分 5 组,各组分别有 2,7,7,7,3 个比色片,排列成 3 行。1~5 组为明度从最高到最低。1~3 行为彩度从最低到最高,中间者为 2 号,彩度居中,另外还有 1.5,2.5 两个彩度级别。色相有 3 种类型:L,M,R。L 代表偏黄色的色调,M 代表偏黄红色的色调,R 代表偏红色的色调。

【冷光美白术的适应证及禁忌证】

(一) 适应证

四环素牙,增龄性变色牙,氟斑牙,茶渍牙及其他变色牙。

(二) 禁忌证

死髓牙、严重的牙周病;重度釉质发育不良;16 岁以下、孕妇。

【护理评估】

1. 健康史   询问病人身体健康状况,有无吸烟、喝茶习惯,有无口腔疾病。

2. 身体状况   增龄性变色牙、氟斑牙、茶渍牙、四环素牙及其他变色牙。

3. 心理 - 社会状况   由于对美观要求高,心里多焦急,对治疗期望高。

【常见护理诊断／问题】

1. 焦虑   与病人担心治疗效果有关。

2. 自我形象紊乱   与牙齿色泽影响美观有关。

【护理措施】

1. 为保护病人隐私设独立的治疗室,室内自然光线良好。

2. 操作前向病人讲明操作过程及治疗时可能出现的不适及处理方法,例如操作中可能会有牙齿酸痛,在治疗后 2 天内多可缓解并消失。客观的告知病人治疗的预期效果。

3. 为降低牙体敏感的发生,术前对龋齿、楔缺和可能疼痛的牙齿进行止痛处理。

4. 术前比色,做记录、照相存档,术中密切观察病人表情,及时询问其感受。

5. 手术护理 与医生要密切配合及时交流,准确及时传递各种药物,适时启动、关闭美白仪,掌握美白剂留置时间。操作中病人如体位改变,应及时调整冷光灯头,使其始终保持与牙面呈 90° 角;指导病人治疗过程中用鼻子呼吸,口腔若有少量唾液可自行咽下,但对唾液分泌较多,渗到前庭沟的唾液应及时吸出,以免唾液接触到美白剂,造成黏膜损伤。

6. 术后协助病人做好术后整理,告知病人 24h 内不要吃刺激和着色较重的食物,以免引起牙齿不适和影响治疗效果,并交代病人生活中要注意少吸烟或不吸烟、少接触咖啡、浓茶、可乐等,避免使牙齿着色,24 小时后电话回访询问病人治疗后感受,解决病人的疑问,鼓励指导病人坚持做好牙齿美白的维护,保证美白的远期效果。

第二节 口腔预防保健

掌握一定的口腔健康知识、养成良好口腔卫生习惯可有效地提高防治口腔常见疾病。

一、口腔疾病的三级预防原则

1. 一级预防 开展口腔健康教育,控制和消除危险因素,合理使用预防措施,如氟化物防龋、窝沟封闭防龋、预防性充填和非创伤性充填技术等。

2. 二级预防 早期诊断和早期充填,对早期龋及牙周病及时干预治疗。

3. 三级预防 防止并发症,进行相应治疗,以保存患牙,防止功能障碍,并通过随访和口腔健康维护,达到巩固疗效、防止复发的目的。

二、口腔常见疾病的预防方法

(一)龋病的预防

1. 控制菌斑 通过控制菌斑数量、滞留时间、致龋菌毒性作用等,来达到预防龋病的目的。

2. 应用氟化物 氟水漱口、氟化物牙膏、局部涂氟等。

3. 窝沟封闭 是指不磨除牙体组织,在牙表面涂布窝沟封闭剂达到预防龋病发生的一种方法。采用窝沟封闭法来防止窝沟龋的发生是龋病预防措施的重要进展。

4. 预防性充填 即去除窝沟处的表浅病变牙釉质或牙本质,根据龋损的大小,采用酸蚀技术和树脂材料充填早期的窝沟龋。

5. 改良糖类食品 用糖代用品来减少糖的摄入量,控制食糖频率,吃糖后及时清洁口腔。

6. 增强宿主的抗龋能力 注意口腔卫生保健和全身健康及营养。

(二)牙周病的预防

主要是对牙菌斑进行控制。

1. 机械性措施 刷牙、牙线、牙签、牙间隙刷及橡胶按摩器的使用,预防性清洁术和洁牙术等。

2. 化学方法　临床上通常使用氯己定,对革兰阳性、阴性菌和真菌有效。

3. 生物学方法　用抗菌剂和抗菌斑附着剂,主要是抑制致龋菌和抑制细菌吸附及解除吸附作用。

4. 相关局部因素　改善食物嵌塞、去除不良习惯,预防矫治错𬌗畸形、制作良好的修复体。

(三) 刷牙术

正确的刷牙方法可以去除菌斑和软垢,按摩牙龈,增进牙龈组织的血液循环和上皮组织的角化程度,提高牙周组织的防御能力,维护牙龈的健康。

1. 牙刷的选择　牙刷是最常用,也是最重要的口腔卫生用品,应根据成人或儿童、口腔的大小、牙周组织的健康程度的差异来挑选牙刷。常见牙刷有普通牙刷、电动牙刷、牙间隙刷、指套牙刷,指套式牙刷主要是为婴儿刷牙时使用。

2. 牙膏的选择　根据不同需要选用不同牙膏,常用有氟化物牙膏、防龋非氟化物牙膏、牙周药物牙膏、脱敏牙膏等。

3. 刷牙方法　常用 3 种方法。

(1) 旋转法:刷毛约与牙面呈 45° 角,刷毛指向牙龈,上颌牙向上,下颌牙向下。轻压使刷毛屈曲,手腕稍作转动,在牙面上缓慢旋转牙刷,刷毛仍保持屈曲,部分刷毛可到达牙间隙。重新放置牙刷在不同位置,反复转动 3 次以上。

(2) 巴斯法:要选用软毛刷,使用时将刷毛与牙长轴呈 45° 角,刷毛尖伸入龈沟,水平位颤动(幅度 2~3mm)不少于 10 次,然后再顺牙间隙刷。刷咬合面时,刷毛紧压牙面,使毛端深入沟裂点隙做短距离前后向颤动。本方法因刷洗力较强,可以清除牙颈部和龈沟内菌斑,适合于牙周疾病病人的刷牙,使用时注意用力的大小合适。

(3) 圆弧法:是一种青少年容易学习和掌握的刷牙方法。具体操作是在牙咬合状态下,牙刷进入颊间隙,用很小的压力将刷毛接触上腭最后一颗磨牙的牙龈区,用较快较宽的圆弧动作从上颌牙龈拖拉至下颌牙龈,前牙的上下牙切端对齐接触做圆弧形颤动。

三、口腔健康教育

(一) 妇幼口腔保健

1. 妊娠期妇女的口腔保健　①保持口腔清洁卫生的重要性,掌握正确的口腔保健方法;②定期口腔健康检查;③建立良好的生活习惯,尽量避免有害因素影响胎儿的正常生长发育;④产前咨询教育:指导孕妇如何维护自身及儿童的口腔健康,并回答她们的疑问。

2. 婴儿时期的口腔保健　婴儿应在 6~12 个月内安排第一次口腔检查,以后每隔半年定期进行一次口腔健康检查。注意观察乳牙的萌出情况,牙列和咬合情况,龋患与软组织状况等。

3. 幼儿期口腔保健　对幼儿及家长应强调预防龋病,维护乳牙列完整的重要性,做好口腔清洁指导。2 岁以后的儿童应培养其自己刷牙,使用含氟牙膏应适量和慎重,避免幼儿吞食牙膏。

4. 学龄前儿童的口腔保健　培养学龄前儿童独立的口腔保健能力,建立良好口腔卫生和饮食习惯。加强龋病预防措施,特别注意对六龄齿的龋病预防,六龄齿萌出后应尽早做窝沟封闭。

(二) 中小学生口腔保健

给学生传授基本的口腔卫生知识和技能,培养其良好的口腔卫生习惯,加强牙颌生长发育知识和口腔健康观念的行为指导,使之建立和养成良好的生活和口腔卫生习惯,定期进行口腔检查,早期矫正。

(三) 老年人口腔保健

对老年人提供具体口腔卫生技术指导;定期口腔检查、推荐口腔保健用品、适当地安排治疗与功能康复,以促进老年人群口腔预防、治疗、修复与康复保健水平的提高。

（吴雅楠　姜瑞中）

 思考题

1. 老张,男性,49 岁,左上后牙三度松动,拔除后建议做种植牙。

（1）种植手术时病人体位如何调整?

（2）种植手术前病人需进行哪些准备?

（3）种植术中如何进行护理配合?

（4）种植一期术后如何进行健康指导?

（5）种植义齿使用的注意事项有哪些?

2. 关于龋病的预防。

（1）现已知的龋病的致病因素有哪些?

（2）什么是龋病的三级预防?

3. 如何教育病人正确刷牙?

第六章　口腔科常用护理技术操作

学习目标

1. 具有现代护理意识,明白护理配合在治疗工作中的重要性。
2. 掌握口腔常用器械的使用方法及四手操作技术。
3. 熟悉取印模及灌模形技术的操作步骤。
4. 学会口腔常用材料的调拌及石膏灌注的方法。

工作情景与思考

情景导入

护士小王来口腔科门诊上班不久,今天的任务是协助医生给一名"乙肝"病人拔牙。

请思考:

1. 口腔科交叉感染的途径有哪些?
2. 在配合医生给病人拔牙过程中,小王有哪些注意事项?

实训 3-1　口腔科常用器械的认识及清洗消毒

【操作目的】

1. 认识口腔科常用器械并学会使用。
2. 学会口腔科常用器械的清洗和消毒方法。
3. 培养口腔科无菌意识。

【操作准备】

口腔科常用器械,干燥箱,高压蒸汽消毒柜,封口机,清洗用具。

【操作步骤】

（一）认识口腔常用检查和治疗器械

口腔常用检查器械有口镜、探针、镊子,详见第二章。以下为口腔常用治疗器械。

1. 车针(图 3-6-1)　分高速和低速及打磨车针,有各种型号,用于开髓、去龋、备洞、调磨修复体、打磨抛光等。

2. 挖器(图 3-6-2)　工作端形似小匙,边缘为刃口。用于剔除腐质、除去多余充填物。使用时注意保持清洁及刃口锋锐。

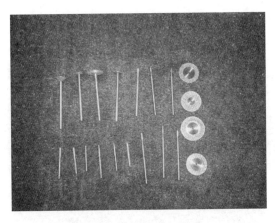

图 3-6-1 各类车针、砂片

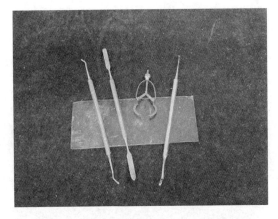

图 3-6-2 挖匙、调拌刀、充填器、成形片

3. 黏固粉调拌刀(参见图3-6-2) 工作端光滑扁平、上窄下宽。有金属或塑料两种材质,可高温高压消毒,用于调拌充填材料。使用时注意保持工作头光滑干净。

4. 黏固粉充填器(参见图3-6-2) 一端扁平,用于取材料;另一端倒锥状,用于窝洞垫底。注意保持工作端光滑,以免材料送进窝洞时随器械带出。

5. 成形片(参见图3-6-2) 薄片状,供充填时作为临时洞壁使用,可固定在成形片夹上。使用时注意避免损伤牙龈及其他软组织。

6. 拔髓针(图3-6-3) 工作端有许多倒刺,便于拔出牙髓。注意保持工作端清洁和功能,受压扭曲时易折断。

7. 光滑髓针(参见图3-6-3) 探针细长,光滑有弹性。用于探查根管口或探测根管,卷棉捻吸干根管,根管封药,根管充填。

8. 根管扩大针和根管锉(图3-6-4) 用于根管预备。工作端为螺纹状,可旋入根管,头部尖锐,用于探测根管口。注意保持工作端螺纹相连,如螺纹异常应及时丢弃,防止治疗中折断在牙根内。

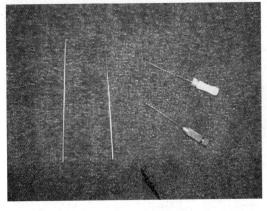

图 3-6-3 拔髓针、光滑髓针

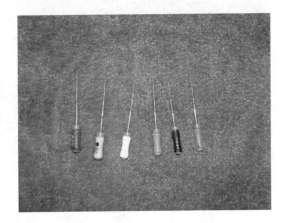

图 3-6-4 根管扩大针和根管锉

9. 根尖定位仪(图3-6-5) 由主机、唇钩、管线及测量夹组成。用于测定根管长度。属精密仪器,注意避免强烈冲撞及跌落。

10. 牙周洁治器 含手用(图3-6-6)和机用两种。前者用于手工洁治,后者需配合超声波洁牙机使用。可清除牙石和菌斑,去除袋壁的变性、坏死组织等。

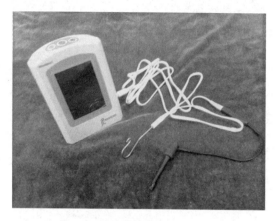

图 3-6-5　根尖定位仪

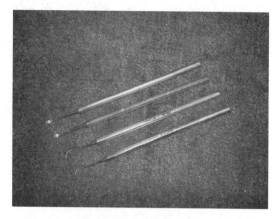

图 3-6-6　手用牙周洁治器

11. 牙周探针(图 3-6-7)　似牙周洁治器,钝头,工作端有以毫米(mm)为单位的刻度。用于测量牙周袋深度、宽度、形态和位置。

12. 技工钳(图 3-6-8,图 3-6-9)　是制作可摘局部义齿及各类矫治器的主要工具。临床常用的有切断钳、三头钳、日月钳等。

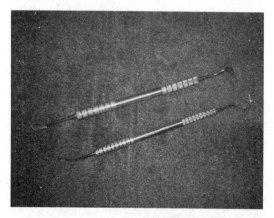

图 3-6-7　牙周探针、牙周手术刀

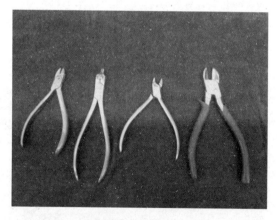

图 3-6-8　各类技工钳

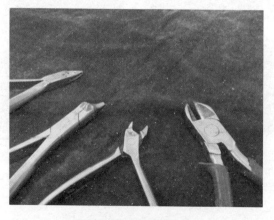

图 3-6-9　各类技工钳

13. 去冠器(图3-6-10) 又称脱冠器,用来脱掉冠桥或难以取下的义齿。

14. 托盘(图3-6-11) 用于盛装印模材料,放入病人口内采集印模。常用的托盘按范围分有全口托盘和局部托盘,按底部是否有孔分为有孔和无孔托盘。

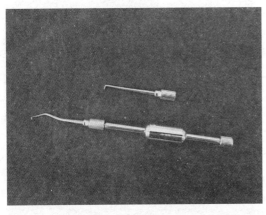

图3-6-10 去冠器

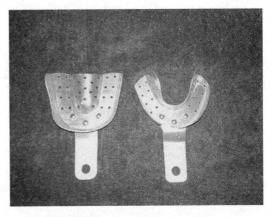

图3-6-11 有孔全口托盘

15. 雕刻刀、蜡刀(图3-6-12) 用于切割蜡片及雕刻蜡型、制作殆堤、排列人工牙等。

16. 橡皮碗、调拌刀(图3-6-13) 用于调拌各类印模材料及模型材料。

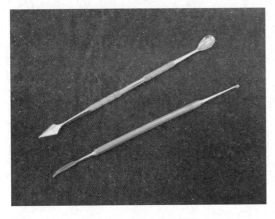

图3-6-12 雕刻刀、蜡刀

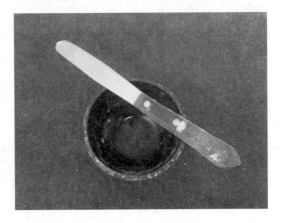

图3-6-13 橡皮碗、调拌刀

17. 殆架 是一种模拟人颌骨功能的机械装置。能固定上、下颌模型,并能保持上、下颌模型的颌间高度和颌位关系,帮助完成人工牙的排列、雕刻及义齿其他部件的制作。根据殆架的结构和模仿下颌运动的程度,可分为简单殆架(图3-6-14)和可调节殆架。

18. 拔牙器械(图3-6-15) 各类牙钳、牙铤、根铤等。

(二) 口腔常用器械的清洗消毒

1. 根管器械消毒

放入浸泡液(2%戊二醛)浸泡10个小时

放入超声波震荡器中浸泡15分钟后震荡5分钟

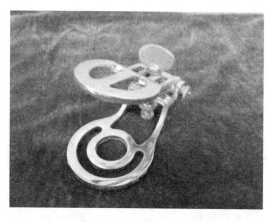

图 3-6-14　简单𬌗架

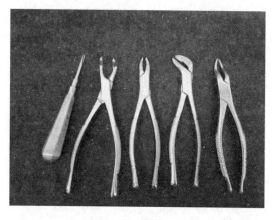

图 3-6-15　拔牙器械

用流水清洗

↓

干燥箱内烘干

↓

放入高压蒸气收纳盒中

↓

高压蒸气炉中消毒灭菌 45 分钟,完成

2. 手机的消毒

75% 的酒精棉球擦拭

↓

放入手机清洗加油机中清洗加油 3 分钟

↓

烘干

↓

装入含有消毒指示卡的密封袋中,标明消毒的时间和登记人

↓

高压消毒设备中消毒 45 分钟

↓

完成后按日期的先后顺序放入无菌柜中待用

3. 拔牙器械的消毒

用清水刷洗器械

↓

放入震荡器中浸泡 15 分钟后震荡 5 分钟

↓

流水清洗

↓

擦干器械

↓

放入含有消毒指示卡的密封袋中,标明消毒的时间和登记人

↓

高压消毒设备中消毒 45 分钟

↓

完成后放入无菌柜中待用

【注意事项】

1. 认识器械时应联系口腔疾病的临床治疗过程。

2. 接触器械时要注意动作标准,以免刺伤,刺伤后及时正确处理。

3. 消毒器械时要严格按照程序进行,不能遗漏。

实训 3-2 口腔科四手操作

口腔科四手操作是指在口腔治疗的过程中,医生、护士、病人均处于合适体位,护士根据治疗需要平稳而迅速的传递器械、药品及材料给医生,辅助医生进行口腔疾病的治疗。医护各有分工,密切配合。

【操作准备】

1. 设备准备

(1)牙科综合治疗椅:是口腔诊治工作的基本设备(图 3-6-16)。椅面软硬适度,曲度、高低等都可调节,助手侧应设有吸引器、排唾器和三用喷枪;医生侧应设有可移动的综合治疗台、高低速涡轮机、三用喷枪、洁治器和可调式治疗灯。

(2)座椅:是保持医生和护士正常操作姿势与体位的重要保证,椅位能上下调节,坐垫柔软适当,座椅的高度以使医生大腿与地面平行,下肢自然下垂为宜。护士椅位较医生高 10~15cm,底盘宽大稳定。

(3)固定柜:用于储存不常用的器具设备,柜面可作写字台面,也可安置汞合金调拌机、洗涤槽等设备。

(4)活动器械柜:可滑动,顶部为工作台,台面放置治疗常用的器械和材料,下面柜内存放常用的各种小器械、材料和药物等。

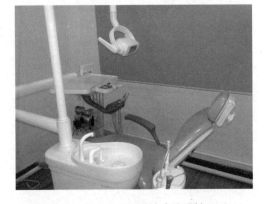

图 3-6-16 牙科综合治疗椅

2. 位置准备 实施四手操作时,医生、护士各自有互不干扰的工作区域。如将医生、护士、病人的位置关系假想成一个钟面,可以病人为中心周围分为四个时区(图 3-6-17)。

(1)医生区:位于 7~12 点,此区不能放置物品,以免影响医生操作。

(2)静态区:位于 12~2 点,此区可放置治疗车或活动柜。

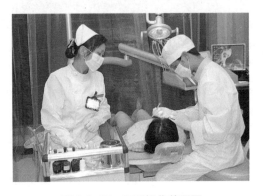

图 3-6-17 四手操作位置图

（3）护士区：位于2~4点，既接近传递区，又接近治疗车的静态区。

（4）传递区：位于4~7点，是医生和护士传递器械和材料区域。

3. 护士准备　口腔四手操作技术要求护士掌握口腔常用器械及材料的使用、注意事项等；具有高度的责任感和同情心；熟悉本专业常见病多发病的表现、病因、诊断、治疗和预防等；了解常见病治疗的规范化操作程序。

【操作步骤】

1. 治疗前

（1）保持治疗区域的整洁，按规定摆放整齐常用器械，做好接诊准备。

（2）病人进入诊室后，辅助病人处于舒适体位，调节合适光源。

（3）指导病人口腔含漱，为病人围好胸巾，戴好护目镜，做好就诊准备。

2. 治疗中

（1）协助医生牵拉病人口腔软组织，保持诊疗部位清晰，及时吸去病人口腔内的唾液、冲洗液、碎屑等。吸引器应放置在手术牙的邻近部位，切勿接触病人咽部，动作应轻柔，以免引起病人不适。

（2）密切配合医生，根据治疗程序传递和交换器械：护士用左手的拇指、示指和中指握住新的器械的末端，平行传递于医生右手中，用小指和无名指夹住用过的器械，放回到器械盘内原先的位置。

（3）根据治疗进展调拌并传递材料，调拌方法详见实训3-3。

（4）观察病人表现，发现问题及时向医生反映。

3. 治疗后

（1）向病人交代注意事项，预约复诊时间。

（2）对治疗中使用的医疗用品，按规定消毒灭菌处理。对治疗椅及治疗台，使用后可使用含氯消毒剂进行擦拭。手机使用后及时清洗及润滑保养。

【注意事项】

1. 器械的传递要求时间准确，位置恰当，器械无误。

2. 禁止在病人头面部传递，以确保病人安全。

3. 应提前了解病情及治疗程序，及时、准确地交换医生所需器械。

4. 在器械交换过程中，已用器械和待用器械始终保持平衡及距离，以保证器械交换无污染，无碰撞。

实训3-3　口腔科常用材料的调拌

【操作目的】

1. 学会口腔科常用材料的调拌方法。

2. 熟悉口腔科临床常见治疗所需材料的准备。

【操作准备】

1. 材料准备　磷酸锌黏固剂（粉、液）、氧化锌粉剂、丁香油、玻璃离子黏固剂（粉、液）、聚羧酸锌黏合剂、碘仿、牙周塞治剂、藻酸盐印模材料、自凝树脂（粉、液）、熟石膏。

2. 用具准备　玻璃板、充填调拌刀、塑料调拌刀、调拌纸、75%酒精棉球、橡皮碗及调拌刀、小瓷杯。

【操作步骤】

（一）磷酸锌黏固剂调制法

1. 分别取适量的粉剂和液体置于玻璃板的两端,两者相距约 3~4cm。粉液比例约为（1.2~1.5g）：0.5ml。

2. 用调拌刀将粉剂分成数份。

3. 一手固定玻璃板,另一手持调拌刀,将粉剂逐份加入液体中,用旋转推开法将粉液充分混合后,用折叠法将材料收集在一起。调拌时间为 1 分钟左右。

4. 调拌后及时用清水清洗调拌用具,消毒备用。

（二）氧化锌丁香油黏固剂调制法

1. 取适量的氧化锌粉和丁香油放在玻璃板上,两者相距约 3~4cm,粉液比例为（1.5~1.8g）：0.5ml。

2. 用调拌刀将粉末分为三份,首份为 1/2,第二份为 1/4,第三份为剩余的 1/4。

3. 调拌时将粉剂逐次加入丁香油中,同一方向旋转调和,粉液充分调匀至所需稠度。调拌时间约 1 分钟左右。

4. 调拌后用 75% 酒精棉球清洁调拌用具。

（三）玻璃离子粘固粉调制法

1. 取适量的粉剂和液体置于调拌纸的两端,粉液重量比为 2.5：1;体积比为 1 匙粉：1 滴液。

2. 一手固定调拌纸,另一手持调拌刀,将粉剂分次加入液体中,旋转推开法将粉液充分混匀,调拌成糊状或面团状,调拌时间为 1 分钟左右。

3. 调拌完成后,撕下用过的调拌纸,用密封袋将剩余调拌纸包装保存,以防污染。

4. 操作完毕用酒精棉球擦拭塑料调拌刀,消毒备用。

（四）聚羧酸锌黏合剂调拌术

1. 按比例取适量聚羧酸锌粉和液,置于玻璃板或专用调和纸两端。

2. 在 30~40 秒内将粉逐步加入液剂中,迅速调匀。

3. 及时清洗调和用具。

（五）根管充填糊剂调拌术（碘仿氧化锌糊剂）

1. 取适量的碘仿、氧化锌粉和丁香油在玻璃板上,一般为 1：3：3,或遵医嘱视病情调整碘仿与氧化锌的比例。

2. 将粉剂分为 3 等份逐次加入丁香油中,充分调拌成稀糊状,调拌时间为 1 分钟。

3. 及时清洗调和用具。

（六）牙周塞治剂调拌术

1. 取适量的牙周塞治剂和丁香油在玻璃板上,粉液比例为 3：1。

2. 将粉剂分为 3 等份逐次加入丁香油中,调拌 1~2 分钟,并形成与手术创口相似的条状,用于治疗中方便送入创面,湿棉球稍加压成形,形成厚薄均匀、宽窄适宜、表面光滑的敷料。

（七）自凝树脂的调拌方法

1. 根据需要按比例先加牙托水后加自凝树脂粉于杯内,调和后加盖放置。

2. 根据临床需要,选择在不同的聚合期进行使用。

【注意事项】

1. 材料调拌的环境应在23℃左右。调拌时要将粉剂逐次加入液体中,而不能加液体于粉剂中。

2. 应根据用途将材料调制到最适宜的稠度,比如磷酸锌用于窝洞垫底时调成面团状;作暂时封洞时调成稠糊状;用于修复体粘固时,调成拉丝状。

3. 合理掌握调拌时间,操作时间过长或过短都将影响材料的性能。

4. 黏固剂取用后要立即拧紧瓶盖,以免材料受潮。

5. 氧化锌丁香油黏固剂使用后不可用清水清洗,因为丁香油为油剂,不溶于水,必须用酒精擦拭。

6. 调拌自凝塑料时注意避免接触到手,以免刺激或过敏。

实训3-4 取印模及灌模形技术

【操作目的】

1. 掌握常用印模材料、普通石膏的调拌方法。

2. 熟悉取印模、灌模形技术的方法及步骤。

【操作准备】

1. 材料准备 藻酸盐印模材料、熟石膏、超硬石膏、清水。

2. 用具准备 托盘、橡皮碗、调拌刀、震荡器、玻璃板。

【操作步骤】

1. 认识藻酸盐印模材料、熟石膏、超硬石膏。

2. 根据治疗要求选择合适托盘。

3. 取印模

(1)取适量藻酸盐粉剂于橡皮碗内。

(2)按水粉比例加清水并调拌,调拌刀与橡皮碗内壁平面接触,速度由慢到快,同时转动橡皮碗,30秒左右完成。

(3)将调好的印模材料置于托盘,配合医生完成印模制取。

4. 灌注模型

(1)用清水冲洗印模。

(2)调拌模型材料:先加适量水于橡皮碗内,向水内逐步加入石膏粉,待没有多余的水且所有石膏粉均被浸湿,一个方向均速调拌,时间约为30秒,调拌至呈均匀糊状,震荡排出气泡立即灌模使用。

(3)石膏灌注完成后至于玻璃板上凝固待用。

【注意事项】

1. 合理掌握调拌时间,操作时间过长或过短都将影响材料的性能。

2. 严格粉液比例,调拌石膏时注意同一方向调拌,以免影响石膏性能。

3. 调拌前注意检查用具是否清洁,调拌后及时清洗用具。

4. 取材要适宜,不浪费,养成严谨工作精神。

（姜瑞中）

思考题

1. 老张,男性,49岁,左下后牙咬合痛,经检查诊断为根尖炎,需进行根管治疗。
（1）进行根管治疗需准备的器械有什么？
（2）临床根管充填常用的常用根充糊剂有什么？
2. 老张刚完成了口腔根管治疗,如何整理清洗刚使用过的器械呢？请详述步骤。

教 学 大 纲

一、课程性质

五官科护理是中等职业教育护理、助产专业的一门重要的专业选修课程。本课程的主要内容包括眼科护理,耳鼻喉科护理和口腔科护理。本课程的任务是使学生树立以"人的健康为中心"的护理理念,掌握五官科护理的基本理论、基本知识和基本技能。能够用护理程序对五官科常见病、多发病进行常规护理,对于本科急症病人可以采取应急护理措施,能配合医师正确地进行五官科主要护理技术操作,能运用五官科疾病预防保健知识和人际沟通技巧对个体、家庭、社区进行保健指导和健康教育,成为德智体美全面发展的技能型卫生专业人才。本课程的先修课程包括解剖学基础、生理学基础、药理学基础和护理学基础。同步课程包括内、外科护理学与急救护理技术等。

二、课程目标

通过本课程的学习,学生能够达到下列要求:

(一) 职业素养目标

1. 具有良好的职业道德,重视护理伦理,自觉尊重护理对象的人格,保护护理对象的隐私。

2. 具有良好的法律意识和医疗安全意识,自觉遵守有关医疗卫生的法律法规,依法实施护理任务。

3. 具有良好的人文精神,珍视生命,关爱护理对象,减轻痛苦,维护健康。

4. 具有良好的护患交流和医护团队合作能力。

5. 尊重护理对象的信仰,理解护理对象人文背景与文化价值观。

6. 具有从事护理工作的健康体质、健全人格,良好的心理素质和社会适应能力。

(二) 专业知识和技能目标

1. 掌握五官护理专业基础医学知识、护理理论知识和护理操作技能。

2. 掌握五官科常见疾病护理评估、护理诊断和护理措施。

3. 熟悉五官科常见病的处理原则,危急症病人的初步应急救护及护理配合。

4. 了解五官科有关疾病的概念及五官护理学护理新进展。

5. 熟练掌握用护理程序收集本科病人的资料,进行护理评估,做出护理诊断,制订护理计划和护理措施,提出预期的护理目标,进行护理评价。

6. 学会眼科、耳鼻咽喉科、口腔科的常用护理操作技能。

7. 学会对五官科常见病人的病情变化和治疗反应进行观察、分析和处理。

8. 学会对个体、家庭及社区进行五官科健康教育,提供预防保健服务。

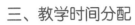

三、教学时间分配

教学内容	学时分配		
	理论	实训	合计
第一篇　眼科护理			
第一章　眼的应用解剖及生理		2	2
第二章　眼科护理概述		2.5	2.5
第三章　眼睑及泪器疾病病人的护理	2		2
第四章　结膜病与角膜病病人的护理	3		3
第五章　青光眼与白内障病人的护理	2		2
第六章　葡萄膜及视网膜疾病病人的护理	2.5		2.5
第七章　屈光不正、斜视与弱视病人的护理	2		2
第八章　眼外伤病人及角膜接触镜配戴者的护理	2		2
第九章　眼科激光治疗病人的护理及盲与低视力病人的康复与护理	2		2
第十章　眼科常用护理技术操作		2	2
第二篇　耳鼻咽喉科护理			
第一章　耳鼻咽喉的应用解剖及生理		3.5	3.5
第二章　耳鼻咽喉科护理概述		2.5	2.5
第三章　耳科疾病病人的护理	2		2
第四章　鼻科疾病病人的护理	2		2
第五章　咽科疾病病人的护理	2		2
第六章　喉科疾病病人的护理	2		2
第七章　喉、气管、支气管及食管异物病人的护理	2		2
第八章　耳鼻咽喉科常用护理技术操作		2	2
第三篇　口腔科护理			
第一章　口腔颌面部应用解剖及生理		2	2
第二章　口腔科护理概述		2	2
第三章　口腔内科疾病病人的护理	3		3
第四章　口腔外科疾病病人的护理	2		2
第五章　口腔常见治疗病人的护理及口腔预防保健		2	2
第六章　口腔科常用护理技术操作		3	3
总计	30.5	23.5	54

四、课程内容和要求

单元	教学内容	教学要求	教学活动参考	参考学时	
				理论	实践
第一篇　眼科护理					
一、眼的应用解剖及生理	（一）眼球的应用解剖及生理 1. 眼球壁 2. 眼内容物 （二）视路 （三）眼附属器的应用解剖及生理 1. 眼睑 2. 结膜 3. 泪器 4. 眼外肌 5. 眼眶	掌握 了解 熟悉	理论讲授 模型、多媒体演示 自学讨论 重点点拨		2
二、眼科护理概述	（一）眼科疾病与护理的基本特征 1. 眼科疾病的基本特征 2. 眼科护理的基本特征 （二）眼科病人的护理评估 1. 健康史 2. 身心状况 （三）眼科常用检查及护理配合 1. 视功能检查 2. 眼部检查 3. 眼科特殊检查 （四）眼科病人常用护理诊断 （五）眼科手术病人的常规护理 1. 手术前常规护理 2. 手术后常规护理 （六）眼科护理管理 1. 眼科门诊护理管理 2. 眼科暗室护理管理 3. 眼科治疗室护理管理 4. 眼科激光室护理管理 5. 眼科病房护理管理	 会做 会做 会做 熟练掌握 熟练掌握 会做 会做 熟练掌握 熟练掌握 会做 熟练掌握 会做 会做 会做 会做	理论讲授 教学录像 操作示教 多媒体演示 技能实践		2.5
三、眼睑及泪器疾病病人的护理	（一）眼睑病病人的护理 1. 睑腺炎 2. 睑板腺囊肿 3. 睑内翻与倒睫 4. 睑闭合不全 5. 上睑下垂 （二）泪囊炎病人的护理	 掌握 了解 掌握 熟悉 了解 掌握	案例教学 教学录像 多媒体演示 情境教学 自学讨论	2	
四、结膜病与角膜病病人的护理	（一）结膜病病人的护理 1. 急性细菌性结膜炎 2. 病毒性结膜炎	 掌握 掌握	案例教学 教学录像 多媒体演示	3	

续表

单元	教学内容	教学要求	教学活动参考	参考学时	
				理论	实践
	3. 沙眼	掌握	情境教学		
	4. 免疫性结膜炎	熟悉	自学讨论		
	5. 翼状胬肉	熟悉			
	6. 干眼症	掌握			
	（二）角膜病病人的护理				
	1. 细菌性角膜炎	掌握			
	2. 单纯疱疹病毒性角膜炎	掌握			
	3. 真菌性角膜炎	掌握			
五、青光眼与白内障病人的护理	（一）青光眼病人的护理		案例教学	2	
	1. 原发性急性闭角型青光眼	掌握	教学录像		
	2. 原发性开角型青光眼	掌握	多媒体演示		
	3. 先天性青光眼	熟悉	情境教学		
	（二）白内障病人的护理		自学讨论		
	1. 年龄相关性白内障	掌握			
	2. 先天性白内障	熟悉			
	3. 糖尿病性白内障	了解			
六、葡萄膜及视网膜疾病病人的护理	（一）葡萄膜炎病人的护理	熟悉	案例教学	2.5	
	（二）视网膜疾病病人的护理		教学录像		
	1. 视网膜中央动脉阻塞	掌握	多媒体演示		
	2. 视网膜静脉阻塞	掌握	情境教学		
	3. 糖尿病性视网膜病变	掌握	自学讨论		
	4. 中心性浆液性脉络膜视网膜病变	熟悉			
	5. 年龄相关性黄斑变性	熟悉			
	6. 视网膜脱离	了解			
七、屈光不正、斜视与弱视病人的护理	（一）屈光不正病人的护理		案例教学	2	
	1. 近视	掌握	教学录像		
	2. 远视	熟悉	多媒体演示		
	3. 散光	熟悉	情境教学		
	（二）斜视病人的护理	熟悉	自学讨论		
	（三）弱视病人的护理	掌握			
八、眼外伤病人及角膜接触镜配戴者的护理	（一）眼外伤病人的护理		案例教学	2	
	1. 眼钝挫伤	熟悉	教学录像		
	2. 眼球穿通伤	了解	多媒体演示		
	3. 眼异物伤	掌握	情境教学		
	4. 眼化学伤	掌握	自学讨论		
	5. 辐射性眼外伤	熟悉			
	（二）角膜接触镜配戴者的护理	掌握			
九、眼科激光治疗病人的护理及盲与低视力病人的康复与护理	（一）眼科激光治疗病人的护理	熟悉	案例教学	2	
	（二）盲与低视力病人的康复与护理	了解	多媒体演示		
			情境教学		
			自学讨论		

单元	教学内容	教学要求	教学活动参考	参考学时 理论	参考学时 实践
十、眼科常用护理技术操作	实训1-1 视力检查 实训1-2 眼局部用药 实训1-3 泪道冲洗法 实训1-4 结膜囊冲洗法 实训1-5 泪液分泌试验 实训1-6 眼部换药与眼包扎法	熟练掌握 熟练掌握 会做 熟练掌握 会做 熟练掌握	多媒体演示、示教、操作		2
第二篇 耳鼻咽喉科护理					
一、耳鼻咽喉的应用解剖及生理	（一）耳的应用解剖及生理 1. 耳的应用解剖 2. 耳的生理 （二）鼻的应用解剖及生理 1. 鼻的应用解剖 2. 鼻的生理 （三）咽的应用解剖及生理 1. 咽的应用解剖 2. 咽的生理 （四）喉的应用解剖及生理 1. 喉的应用解剖 2. 喉的生理 （五）气管、支气管及食管的应用解剖及生理 1. 气管、支气管的解剖及生理 2. 食管的解剖及生理	 熟悉 掌握 熟悉 掌握 熟悉 熟悉 了解 熟悉 掌握 熟悉	理论讲授 模型、多媒体示教、 自学讨论		3.5
二、耳鼻咽喉科护理概述	（一）耳鼻咽喉科疾病与护理的基本特征 1. 耳鼻咽喉科疾病的基本特征 2. 耳鼻咽喉科护理的基本特征 （二）耳鼻咽喉科病人的护理评估 1. 健康史 2. 身心状况 （三）耳鼻咽喉科常用检查及护理配合 1. 检查设备 2. 常用检查及护理配合 （四）耳鼻咽喉科常用护理诊断 （五）耳鼻咽喉科手术病人的常规护理 1. 手术前常规护理 2. 手术后常规护理 3. 专科手术护理 （六）耳鼻咽喉科护理管理 1. 耳鼻咽喉科门诊护理管理 2. 耳鼻咽喉科隔音室护理管理	 熟练掌握 熟练掌握 会做 会做 会做 熟练掌握 会做 会做 熟练掌握 熟练掌握 会做	理论讲授 教学录像 操作示范 多媒体演示 技能实践		2.5

续表

单元	教学内容	教学要求	教学活动参考	参考学时	
				理论	实践
	3. 耳鼻咽喉科内镜检查室护理管理	会做			
	4. 耳鼻咽喉科治疗室护理管理	会做			
	5. 耳鼻咽喉科病房护理管理	会做			
三、耳科疾病病人的护理	（一）外耳疾病病人的护理	掌握	案例教学	2	
	（二）鼓膜外伤病人的护理	熟悉	教学录像		
	（三）中耳疾病病人的护理		多媒体演示		
	1. 分泌性中耳炎	掌握	情境教学		
	2. 急性化脓性中耳炎	掌握	自学讨论		
	3. 慢性化脓性中耳炎	熟悉			
	（四）梅尼埃病病人的护理	熟悉			
	（五）耳聋的防治与康复	了解			
四、鼻科疾病病人的护理	（一）外鼻及鼻腔炎症病人的护理		案例教学	2	
	1. 鼻疖	掌握	教学录像		
	2. 慢性鼻炎	掌握	多媒体演示		
	3. 变应性鼻炎	熟悉	情境教学		
	（二）鼻窦炎病人的护理		自学讨论		
	1. 急性鼻窦炎	了解			
	2. 慢性鼻窦炎	掌握			
	（三）鼻出血病人的护理	掌握			
五、咽科疾病病人的护理	（一）慢性咽炎病人的护理	熟悉	案例教学	2	
	（二）扁桃体炎病人的护理		教学录像		
	1. 急性扁桃体炎	掌握	多媒体演示		
	2. 慢性扁桃体炎	掌握	情境教学		
	（三）阻塞性睡眠呼吸暂停低通气综合征病人的护理	熟悉	自学讨论		
六、喉科疾病病人的护理	（一）喉部炎症病人的护理		案例教学	2	
	1. 急性会厌炎	熟悉	教学录像		
	2. 急性喉炎	掌握	多媒体演示		
	（二）喉阻塞病人的护理	掌握	情境教学		
	（三）嗓音病变护理及嗓音保健	熟悉			
七、喉、气管、支气管及食管异物病人的护理	（一）喉、气管、支气管异物病人的护理	掌握	案例教学	2	
	（二）食管异物病人的护理	掌握	教学录像		
			多媒体演示		
			情境教学		
			自学讨论		
八、耳鼻咽喉科常用护理技术操作	实训 2-1　额镜及头灯的使用法	熟练掌握	示教		2
	实训 2-2　咽鼓管功能检查	熟练掌握	教学录像		
	实训 2-3　听觉功能检查——音叉试验	会做	多媒体演示		
	实训 2-4　外耳道清洁、冲洗法	熟练掌握	实训操作		
	实训 2-5　外耳道滴药法	熟练掌握			

续表

单元	教学内容	教学要求	教学活动参考	参考学时 理论	实践
	实训 2-6 鼻腔冲洗法	会做			
	实训 2-7 鼻腔滴药和喷雾法	会做			
	实训 2-8 咽部涂药及喷雾法	会做			
	实训 2-9 雾化吸入法	熟练掌握			
	实训 2-10 喉部喷药法	会做			
第三篇 口腔科护理					
一、口腔颌面部应用解剖及生理	（一）口腔局部解剖及生理 1. 口腔前庭 2. 固有口腔 （二）牙体及牙周组织的应用解剖及生理 1. 牙齿 2. 牙周组织 （三）颌面部应用解剖及生理 1. 颌骨 2. 肌肉 3. 淋巴 4. 血管 5. 神经	掌握 熟悉 掌握 熟悉 熟悉	模型讲解 教学录像 多媒体演示 实训操作		2
二、口腔科护理概述	（一）口腔科疾病与护理的基本特征 1. 口腔科疾病的基本特征 2. 口腔科护理的基本体征 （二）口腔科病人的护理评估 1. 健康史 2. 身心状况 （三）口腔科常用检查及护理配合 1. 常用检查器械 2. 检查前的准备 3. 基本检查 4. 口腔临床中的医护配合 （四）口腔科常用护理诊断 （五）口腔科手术病人的常规护理 1. 手术前常规护理 2. 手术后常规护理 （六）口腔科护理管理 1. 口腔科门诊护理管理 2. 口腔科病房护理管理 （七）口腔诊治过程中的感染与控制 1. 口腔科感染源 2. 传播途径 3. 防护措施 4. 器械的消毒灭菌 5. 口腔科医院感染管理要求	掌握 熟悉 掌握 掌握 会做 熟悉 会做 会做 掌握 会做 会做 熟练掌握 会做 掌握 掌握 掌握 会做 熟悉	示教操作 教学录像 多媒体演示 实训操作		2

续表

单元	教学内容	教学要求	教学活动参考	参考学时 理论	参考学时 实践
三、口腔内科疾病病人的护理	（一）牙体组织病病人的护理 1. 龋病 2. 牙髓病 3. 根尖周病 （二）牙周组织病病人的护理 1. 牙龈炎 2. 牙周炎 （三）口腔黏膜病病人的护理 1. 复发性口腔溃疡 2. 口腔单纯疱疹 3. 手足口病 4. 口腔念珠菌病	掌握 了解 熟悉 熟悉 了解 熟悉 熟悉 了解 掌握	案例教学 教学录像 多媒体演示 情境教学 自学讨论	3	
四、口腔外科疾病病人的护理	（一）口腔颌面部感染病人的护理 1. 冠周炎 2. 口腔颌面部间隙感染 （二）口腔颌面部损伤病人的护理 1. 口腔颌面部损伤的特点与急救 2. 口腔颌面部损伤病人的护理 （三）三叉神经痛病人的护理 （四）先天性唇腭裂病人的护理	掌握 了解 掌握 熟悉 掌握 熟悉	案例教学 多媒体演示 情境教学 自学讨论	2	
五、口腔常见治疗病人的护理及口腔预防保健	（一）口腔常见治疗病人的护理 1. 牙拔除术病人的护理 2. 牙种植术病人的护理 3. 牙齿冷光美白病人的护理 （二）口腔预防保健 1. 口腔疾病的三级预防原则 2. 口腔常见疾病的预防方法 3. 口腔健康教育	熟练掌握 会做 会做 熟练掌握 熟悉 熟练掌握	案例教学 教学录像 多媒体演示 情境教学 自学讨论		2
六、口腔科常用护理技术操作	实训3-1　口腔科常用器械的认识及清洗消毒 实训3-2　口腔科四手操作 实训3-3　口腔科常用材料的调拌 实训3-4　取印模及灌模形技术	熟练掌握 会做 会做 会做	示教 教学录像 多媒体演示 实训操作		3

五、说明

（一）教学安排

本教学大纲主要供中等卫生职业教育护理、助产专业教学使用,第4学期开设,总学时为54学时,其中理论教学为30.5学时,实训教学为23.5学时。学分为3学分。

（二）教学要求

1. 本课程对理论部分要求分为掌握、熟悉和了解3个层次。掌握:对五官科基本知识、

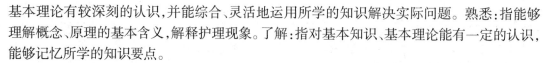

基本理论有较深刻的认识,并能综合、灵活地运用所学的知识解决实际问题。熟悉:指能够理解概念、原理的基本含义,解释护理现象。了解:指对基本知识、基本理论能有一定的认识,能够记忆所学的知识要点。

2. 本课程重点突出以岗位胜任力为导向的教学理念,在实训技能方面分为熟练掌握和学会2个层次。熟练掌握:指能独立、规范地解决五官科常用检查及操作。学会:指在教师地指导下能初步实施五官科技术操作。

(三)教学建议

1. 本课程以五官科护理岗位的工作任务、职业能力作为教学导向,强化理论实训一体化,突出"做中学、做中教"的职业教育特色,根据培养目标、教学内容和学生的学习特点以及职业资格考核要求,提倡项目教学、案例教学、角色扮演、情境教学等方法,利用校内外实训基地,将学生的自主学习、合作学习和教师引导教学等教学组织形式有机结合。

2. 教学过程中,可通过测验、观察记录、技能考核和理论考试等多种形式对学生的职业素养、专业知识和技能进行综合考评。应体现评价主题的多元化,评价过程的多元化,评价方式的多元化。评价内容不仅关注学生对知识的理解和技能的掌握,更关注知识在实训中运用和解决实际问题的能力水平,重视五官科护理职业素质的形成。

中英文名词对照索引

主要参考文献

1. 李敏 . 五官科护理 . 第 2 版 . 北京 : 人民卫生出版社 , 2008.

2. 席淑新 . 眼耳鼻咽喉口腔科护理学 . 第 3 版 . 北京 : 人民卫生出版社 , 2013.

3. 陈燕燕 . 眼耳鼻咽喉口腔科护理学 . 第 3 版 . 北京 : 人民卫生出版社 , 2014.

4. 赵堪兴 , 杨培增 . 眼科学 . 第 8 版 . 北京 : 人民卫生出版社 , 2013.

5. 田勇泉 . 耳鼻咽喉头颈外科学 . 第 8 版 . 北京 : 人民卫生出版社 , 2013.

6. 葛嫄丰 . 口腔临床护理 . 北京 : 人民卫生出版社 , 2008.

7. 张志愿 . 口腔颌面外科学 . 第 7 版 . 北京 : 人民卫生出版社 , 2012.

8. 郑艳 . 口腔内科学 . 第 2 版 . 北京 : 人民卫生出版社 , 2009.

9. 赵佛容 . 口腔护理学 . 第 2 版 . 上海 : 复旦大学出版社 , 2009.

10. 全国护士执业资格考试用书编写专家委员会 . 全国护士执业资格考试指导 : 同步练习题集 . 北京 : 人民卫生出版社 , 2014.